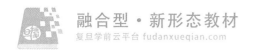

普通高等学校学前教育专业系列教材

学前营养学

主　编　陈津津
副主编　冯　一　吴　江　杨　帆
编　委　陈津津　上海交通大学医学院附属儿童医院
　　　　冯　一　上海交通大学医学院附属新华医院
　　　　吴　江　复旦大学附属华东医院
　　　　赵艳君　上海交通大学医学院附属儿童医院
　　　　杨　帆　上海交通大学医学院附属儿童医院
　　　　霍言言　上海交通大学医学院附属儿童医院
　　　　马晨欢　上海交通大学医学院附属儿童医院
　　　　徐丹凤　复旦大学附属华东医院
　　　　段星宇　复旦大学附属华东医院
　　　　牛　杨　上海交通大学医学院附属新华医院
　　　　吴　丹　上海交通大学医学院附属儿童医院
　　　　马　玲　上海交通大学医学院附属儿童医院

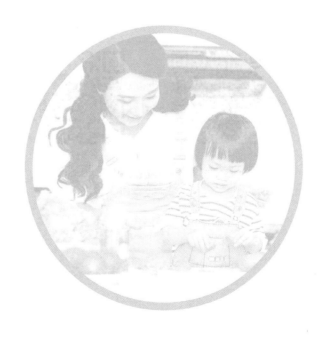

复旦大學 出版社

内容提要

适宜的营养、科学合理的喂养，关系到每一名儿童的健康成长。本书由知名儿科专家团队倾力撰写，结合了近年来学前儿童营养保健的新需求与新理论，尤其是中国营养学会2022年最新发布的《中国婴幼儿喂养指南（2022）》。全书从学前儿童的生长发育特点、营养需要、科学喂养、食物与儿童脑肠轴功能、常见营养性疾病和营养状况评估等方面进行了系统梳理。本书理实一体，内容简明扼要、重点突出，并设计了多样化的学习栏目，如"模块导读""学习目标""案例思考""思考与练习"等，有助于学习者"学、思、练"相结合。

书中配套资源丰富，包括PPT教学课件、拓展阅读、练习题及答案解析等，可登录复旦学前云平台（www.fudanxueqian.com）查看、获取。每章后配套的在线测试题，可以辅助学习者及时检验学习情况。

本书可作为学前教育、早期教育、婴幼儿托育以及营养与保健等专业的专用教材，也可作为幼儿教师的培训教材，还可供学前儿童营养相关工作人员和家长参考与学习。

PPT教学课件

习题测试

复旦学前云平台
数字化教学支持说明

为提高教学服务水平，促进课程立体化建设，复旦大学出版社学前教育分社建设了"复旦学前云平台"，以为师生提供丰富的课程配套资源，可通过"电脑端"和"手机端"查看、获取。

【电脑端】

电脑端资源包括 PPT 课件、电子教案、习题答案、课程大纲、音频、视频等内容。可登录"复旦学前云平台"www.fudanxueqian.com 浏览、下载。

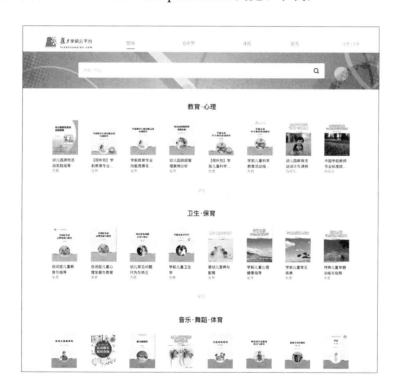

Step 1 登录网站"复旦学前云平台"www.fudanxueqian.com，点击右上角"登录 / 注册"，使用手机号注册。

Step 2 在"搜索"栏输入相关书名，找到该书，点击进入。

Step 3 点击【配套资源】中的"下载"（首次使用需输入教师信息），即可下载。音频、视频内容可通过搜索该书【视听包】在线浏览。

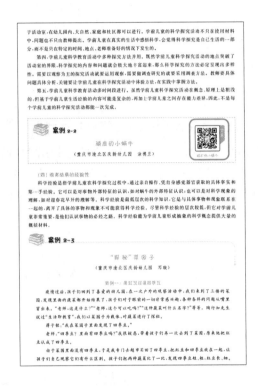

【手机端】

PPT 课件、音视频、阅读材料：用微信扫描书中二维码即可浏览。

扫码浏览 ➡️

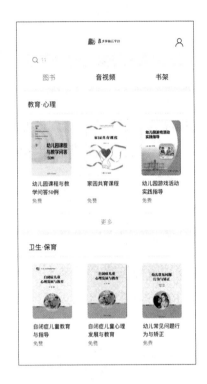

【更多相关资源】

更多资源，如专家文章、活动设计案例、绘本阅读、环境创设、图书信息等，可关注"幼师宝"微信公众号，搜索、查阅。

平台技术支持热线：029-68518879。

"幼师宝"微信公众号

【本书配套资源说明】

1. 刮开书后封底二维码的遮盖涂层。

2. 使用手机微信扫描二维码，根据提示注册登录后，完成本书配套在线资源激活。

3. 本书配套的资源可以在手机端使用，也可以在电脑端用刮码激活时绑定的手机号登录使用。

4. 如您的身份是教师，需要对学生使用本书的配套资料情况进行后台数据查看、监督学生学习情况，我们提供配套教师端服务，有需要的老师请登录复旦学前云平台官方网址：www.fudanxueqian.com，进入"教师监控端申请入口"提交相关资料后申请开通。

前 言

为适应我国学前教育专业、早期教育专业及婴幼儿托育专业改革和发展的需要，满足院校对儿童营养与保健专业教材的需求，本教材结合了近十年来学前儿童营养保健的新需求、新变化以及新理论进行编写。例如，系统梳理与呈现了脑肠轴的相关知识与新近研究；依据中国营养学会 2022 年最新发布的《中国居民膳食指南（2022）》《中国婴幼儿喂养指南（2022）》进行相关内容的梳理与呈现。本书在编写中，坚持科学性、思想性、系统性、实用性、时代性的原则，力求体现营养与保健专业人才的培养目标和培养要求。

本书共分六章，即学前儿童生长发育特点、学前儿童营养需要、学前儿童科学喂养、食物与学前儿童脑肠轴功能、学前儿童常见营养性疾病、学前儿童营养状况评估。在内容构成上不仅包含了食物成分表的使用方法、膳食中营养素的计算和评价、膳食宝塔的应用、食谱的编制等营养学常用的工作方法，而且包含了与学前儿童营养状况密切相关的饮食行为、学前营养与脑功能以及生长发育的测量与评估等内容。为了学习者更好地理解基本知识以及增强本书的实践指导性，各章节呈现了丰富的案例。

本书由上海市专业的儿童医院医生、教授共同编写，各章节编写分工如下：绪论由上海交通大学医学院附属儿童医院陈津津编写；第一章由上海交通大学医学院附属儿童医院赵艳君编写；第二章由上海交通大学医学院附属新华医院冯一编写；第三章第一至第五节由复旦大学附属华东医院吴江、牛杨、段星宇、徐丹凤编写，第六节由上海交通大学医学院附属儿童医院霍言言编写；第四章由上海交通大学医学院附属儿童医院陈津津、吴丹、马玲编写；第五章由上海交通大学医学院附属儿童医院杨帆、霍言言、马晨欢编写；第六章由上海交通大学医学院附属儿童医院杨帆编写。

本书在编写过程中，参考、借鉴、引用了相关文献和参考资料，在此向所参考图书和论文的作者表示感谢与敬意！同时，若书中有不妥之处，也敬请各位专家、同行及广大读者予以指正，以期进一步修改完善。

陈津津

教授　博士生导师

上海市儿童医院、上海交通大学医学院附属儿童医院

目 录

第六章　　　　学前儿童营养状况评估 152

教学课件　152

绪　论

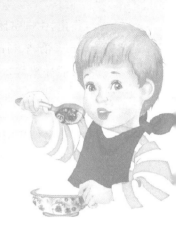

教学课件

　　儿童是国家的未来,是社会可持续发展的基础。儿童处于生长发育的关键时期,充足的营养摄入是儿童维持机体生存和生长发育的基本要素。儿童的营养环境不佳不仅影响儿童近期和远期体格生长、智力发育,还可能增加成年期慢性代谢疾病的发生风险,增加个人社会经济负担。因此,为儿童提供优质营养的食物、培养儿童养成健康的生活方式和饮食习惯尤为重要。

一、我国学前儿童营养现状

　　改革开放 40 年,是我国儿童健康发展的 40 年。1975—2015 年,我国儿童身高、体重、体重与身高比均有明显增长,且郊区增长高于城区[1]。儿童微量元素缺乏的现状也有极大改善。《中国儿童发展纲要(2011—2020 年)》统计年鉴检测报告指出,5 岁以下儿童贫血患病率为 4.78%,较 2010 年明显下降[2]。营养性佝偻病患病率也较 20 世纪 80 年代大幅下降[3]。虽然我国儿童营养状况已有了明显的改善,但仍有一些比较突出的营养问题亟需关注,营养风险依然存在,具体表现在以下四个方面。

(一) 纯母乳喂养率不高

　　虽然我国婴儿 6 月龄内纯母乳喂养率已高于全球的 40%[4],但城市居民和汉族居民纯母乳喂养率分别低于农民居民和少数民族。同时受到母亲学历、工作、情绪、家庭环境、母乳喂养过程中婴儿出现皮疹或大便血丝等问题,以及对辅食添加时机认识不足等影响[5],纯母乳喂养率仍不高。

(二) 营养不良仍存在

　　营养不良是学龄前儿童的常见问题。《柳叶刀》母婴营养系列文章估计,2011 年全球 45% 的 5 岁以下儿童死亡可归因于营养不良[6]。2021 年 6 月,《柳叶刀》发布的《中国妇女儿童发展状况重大报告》

　　① 首都儿科研究所,九市儿童体格发育调查协作组. 2016 年中国九城市七岁以下儿童单纯性肥胖流行病学调查[J]. 中华儿科杂志,2018,56(10):745—752.

　　② 中华人民共和国统计局.《中国儿童发展纲要(2011—2020 年)》终期统计监测报告[EB/OL]. (2021-12-21)[2022-9-30]. http://www.gov.cn/xinwen/2021-12-21/content_5663694.htm.

　　③ 毛萌. 儿童营养与健康:成就、问题分析与思考[J]. 中国儿童保健杂志,2022,30(1):4—6.

　　④ Victora CG, Bahl R, Barros AJ, et al. Lancet Breastfeeding Series G: Breastfeeding in the 21st century: epidemiology, mechanisms, and lifelong effect[J]. Lancet, 2016, 387(10017): 475—490.

　　⑤ 李玲,王小青,魏满荣,等. 中国 6 个月内婴儿纯母乳喂养影响因素 Meta 分析[J]. 中国妇幼保健,2021,36(22):5359—5363.

　　⑥ Black RE, Victora CG, Walker SP, et al. Maternal and child undernutrition and overweight in low-income and middle-income countries[J]. Lancet, 2013, 382(9890): 427—451.

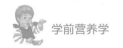

指出,中国贫困地区生长迟缓问题依然严重①。贫困地区儿童生长迟缓率、低体重率、贫血率为城市的4～5倍、农村的1～2倍。现代儿童获得关注度较高,隔代养育多,挑食、偏食、哄喂等问题频发,这些都可能导致营养不良的发生。

(三) 儿童超重和肥胖发生率上升

虽然我国目前仍处于发展中国家行列,但随着人民生活水平的提高和居民生活方式的转变,我国儿童青少年超重和肥胖患病率呈现快速上升趋势。自1985年至2016年,我国大城市7岁以下儿童肥胖检出率增长至4.2%。2017年发布的首部《中国儿童肥胖报告》指出,截至2014年,我国7岁以上学龄儿童超重率为12.2%,肥胖率为7.3%,两者加在一起共有3 496万人。形势严峻,不容忽视。

(四) 对营养认识不足

提供营养物质和掌握喂养方式,是促进儿童早期发展的核心要素。经济收入水平低、健康营养知识不足、资源分配不均等,均有可能导致儿童营养环境异常。儿童年龄较小,自主抵抗力弱,体育锻炼时间少,加上家长的溺爱,部分儿童会养成不良的饮食习惯,挑食、厌食,喜欢高油、高糖、高脂类食物(如蛋糕、薯片等)。儿童营养从业人员水平参差不齐,非医学、非营养专业人员占据儿科营养阵地,也是造成儿童营养问题发生的重要原因。

二、营养的基本概念

(一) 营养学

中国营养学包括传统营养学和现代营养学两大部分,前者是由祖国千年医学实践而来,古籍中早有食疗和养生的记载,后者则产生于18世纪中叶文艺复兴后,从自然科学中由化学、生物学衍生而来。营养学是生物化学的主要内容之一,包括食物营养学、临床营养学和公共营养学。

学前营养是公共营养学中妇幼营养分支,是学前教育专业的一门重要专业课,可为该专业学生将来从事幼儿教育工作提供专业的卫生保健与营养指导知识和技能,以促进学前儿童的健康成长。

(二) 营养素

营养素是维持机体一切生命活动的基础,它需要从外界环境摄取。根据其化学性质和生理作用,营养素可分为七大类,即蛋白质、脂类、碳水化合物、矿物质、膳食纤维、维生素和水。其中,碳水化合物、脂类和蛋白质为宏量营养素,而微量营养素是指膳食成分中的维生素和矿物质②。儿童对微量营养素的需求较高,早期补充微量元素有助于维持其在代谢过程中的作用③。

(三) 营养与食物

食物是提供营养的物质,多样的食物能够提供儿童生长发育所需的各种营养素。平衡膳食模式是保障人体营养和健康的基础。食物主要包括谷薯类、畜禽鱼蛋奶类、蔬菜水果类、大豆坚果类和油脂类。除了6月龄内的婴儿外,没有一种食物可以提供人体所需的所有营养素。我国居民平衡膳食需每

① Qiao J, Wang Y, Li X, et al. A Lancet Commission on 70 years of women's reproductive, maternal, newborn, child, and adolescent health in China[J]. Lancet, 2021, 397(10293): 2497-2536.

② 梁恩琳,何洋,张萌,唐军,等.《儿童微量营养素肠外给药:国际专家共识》解读[J].中华实用儿科临床杂志,2021,36(20):1529—1533.

③ Bronsky J, Campoy C, Braegger C, nutrition EEECwgopp. ESPGHAN/ESPEN/ESPR/CSPEN guidelines on pediatric parenteral nutrition: Vitamins[J]. Clin Nutr, 2018 (37): 2366-2378.

天摄入 12 种以上食物，每周要有 25 种以上食物。食物多样、谷物为主是平衡膳食模式的重要特征①。

（四）食物、营养与健康

健康是指一个人在身体、精神和社会等方面都处于良好的状态。膳食模式的形成受人口、食品加工、食物流通、饮食习惯、文化传统等诸多因素的影响。过去，我国居民的膳食结构以植物性食物和谷类为主，低脂高膳食纤维饮食是我国传统膳食模式的特点。但是随着经济发展和食品工业的演变，我国的膳食结构也发生了较大改变，城市居民能量来源中谷物的比例减少、来源于动物性食物的比例增高、高油高脂高糖食物摄入增多、食品加工过程中营养物质流失等因素，都对我国居民健康造成了一定程度的威胁。

中国营养学会 2022 年发布的《中国居民膳食指南（2022）》提出了一般人群（2 岁以上）健康饮食的 8 条核心条目：食物多样，合理搭配；吃动平衡，健康体重；多吃蔬菜、奶类、全谷、大豆；适量吃鱼、禽、蛋、瘦肉；少盐少油，控糖限酒；规律进餐，足量饮水；会烹会选，会看标签；公筷公餐，杜绝浪费。

三、学前营养学的重要性和研究重点

目前，学前教育专业越来越受到社会的重视，幼师培养也成为重中之重，多数学校的学前教育专业课程多着重于声乐、美术、舞蹈等，对学前营养学却未有相应的重视。营养学是指导人们通过合理摄取食物获得营养素、增进健康、预防疾病的一门重要学科。合理的营养摄入可以增强学前儿童的健康水平，促进生长发育，以提高儿童身体免疫力，让儿童得到更好的发展。

学前儿童是国家未来的建设者，关系着国家的命运和前途。培养拥有学前营养学相关知识的幼师队伍，使其了解学前儿童的生长发育特点，明白儿童膳食需求，重视儿童饮食行为培养，早期识别儿童常见营养性疾病，必将有利于儿童的健康成长。

---

① 杨月欣，张环美.《中国居民膳食指南（2016）》简介［J］. 营养学报，2016，38（3）：209—217.

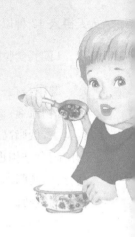

第一章
学前儿童生长发育特点

教学课件

章节导读

　　生长和发育贯穿于人类生命全周期。儿童体格生长发育是儿科学的基础；各系统的发育可从不同方面反映儿童生长状况；儿童的全面发展离不开心理行为发育，涉及运动、认知、语言、注意、记忆、思维及情绪等诸多方面。本章节将详细从体格生长发育、各系统发育、心理行为发育三方面着重介绍学前儿童生长发育的特点。

学习目标

1. 掌握学前儿童体格发育特点。
2. 掌握学前儿童各系统发育特点。
3. 掌握学前儿童心理行为发展特点。

内容结构

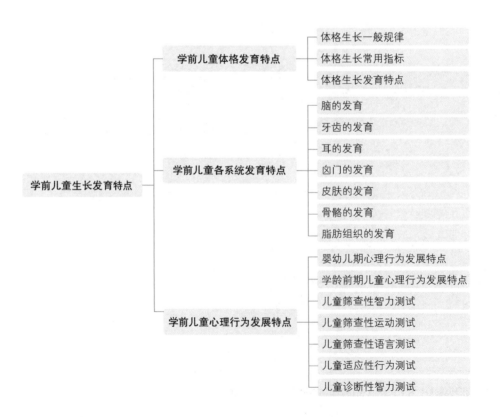

第一节 学前儿童体格发育特点

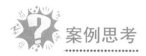 案例思考

　　程程是一个男孩子,今年1岁,母乳喂养,每日总奶量700 mL,按顺序添加辅食,胃纳可,大便1次/日,睡眠尚安,维生素D 400 IU/日,户外活动时间2小时/日。既往史:G1P1(第一胎第一产),孕周39周,顺产,出生体重3 175 g,否认窒息抢救史,否认重要疾病史,孕期无异常,否认药物、食物过敏史。按时按计划预防接种。家族史:父母体健,否认有家族性遗传病史。生长发育史:大运动——6个月会坐,8个月会爬,10个月会扶站;精细运动——与同龄人相当。体格检查:神清,精神反应可,囟门1.0 cm×1.0 cm,无隆起和凹陷。咽部正常,无双侧扁桃体肿大,双肺呼吸音清,未闻及干湿啰音。心律齐,腹部软,无压痛。四肢肌张力正常,生理反射存在,病理反射未引出,分髋试验阴性,臀纹线对称,无皮疹。体格检查:身高76 cm(P20～P50)、体重11 kg(P20～P50)、身高/体重百分位为P20～P50、胸围47 cm(正常范围)、头围47.5 cm(正常范围)。经医生全面检查,程程为健康正常儿童。医生建议继续母乳喂养,并进一步指导辅食添加,保证定期测量体格指标,监测生长发育情况,加强神经心理发育指导,增加运动及语言的锻炼。最后告知家长须注意定期医院随访,观察儿童生长发育情况。

　　请思考:学前儿童的生长发育有哪些规律与特点呢?

一、体格生长一般规律

(一) 连续性、阶段性

　　儿童的体格生长从受精卵到成人在不断进行,呈现一个连续的过程。不同年龄阶段的生长速度并非匀速,出生后第一年是儿童生长最快的时期,为体格生长和发育的第一个高峰期,幼儿期后儿童生长速度逐渐减慢,青春期为出生后生长发育的第二个高峰期。

(二) 程序性

　　儿童身体各部分形态发育遵循躯干先于四肢,下肢先于上肢,近端先于远端的规律。胎儿期和婴幼儿期头颅发育快,胎儿2月龄时头部占总身长的$\frac{1}{2}$,出生时头部占总身长的$\frac{1}{4}$,以后四肢发育速度快于躯干,胸围增加速度快于头围,成人期头长仅占总身高的$\frac{1}{8}$。

(三) 不平衡性

　　身体各器官系统发育的先后顺序和速度快慢并不完全相同。神经系统发育早,在出生后两年内生

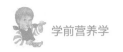

长发育速度最快。淋巴系统生长迅速,青春期前达顶峰,而后逐渐降到成人水平。生殖系统在青春期前处于静止状态,青春期快速发育。

(四) 个体性

儿童体格生长存在个体性差异,受到遗传因素和环境因素的影响,每个儿童会形成各自的生长轨迹,即使是同卵双生子,生长水平、速度也并不完全相同。因此,连续观察儿童的生长发育非常重要。

二、体格生长常用指标

(一) 体重

体重是身体各部分、各种组织重量的总和,包括肌肉、骨骼、内脏、体液和体脂等。体重构成成分中,体液和体脂变化最活跃,致使体重易于波动,可呈双向变化。体重是儿童生长发育最为重要的指标之一,测量方便,灵敏性高,可有效反映儿童体格生长和近期营养状况与趋势[①]。

体重测量应空腹时进行,嘱儿童尽量排空大小便,脱去衣服(或穿背心、短裤),避免接触其他物体,以保证测量的准确性。1～3岁采用坐位,3岁以上可站位。婴儿采用载重15 kg的盘式杠杆秤,误差不超过0.01 kg;幼儿采用载重20～30 kg的坐式杠杆秤,误差不超过0.05 kg;学龄前儿童采用载重50 kg的立式杠杆秤,误差不超过0.1 kg;7岁以上学龄儿童采用最大载重100 kg的立式杠杆秤,误差不超过0.1 kg。测量前应校正秤的"零点",放置砝码的数量可参考孩子体重接近的范围,迅速调整游锤至杠杆正中水平,读数以千克为单位,精确至小数点后两位。

(二) 身长(高)

身长(高)是指头部、脊柱和下肢的总长度,短期内不易波动,是反映儿童长期营养状况及骨骼发育的重要指标。身高受遗传、种族、营养、运动和内分泌等多种因素影响,个体差异大。增长速度过缓需要考虑长期的、严重的营养问题或器质性疾病。

身长(高)测量应脱去帽、鞋、袜。3岁以内婴幼儿采用卧位测量法,被测者仰卧于量床底板中线上,助手将头扶正,使头顶接触头板,测量者位于婴幼儿右侧,左手握住其双膝,使腿部保持伸直位,右手移动足板使其紧贴两足跟部。读数时注意量床两侧读数应一致,误差不超过0.1 cm。对于双下肢不等长者,则分别测量。3岁以上儿童测量时取立正姿势,两眼正视前方,挺起胸部,微收腹部,手臂自然下垂,足跟并拢,脚尖分开约60°,应注意脚跟、臀部和肩胛同时靠着立柱。读数时应保持目光与刻度数处于同一水平,误差不超过0.1 cm。立位身高与仰卧位身高测量值相差0.7～1 cm。

(三) 头围

头围指自眉弓上缘经枕骨粗隆最高点绕头一周的围度,反映了脑与颅骨的发育状况。

测量时采用校正过的无伸缩性软尺,取坐位、立位或仰卧位。测量者自儿童的前方或右方,用软尺从头部右侧眉弓上缘经枕骨粗隆,再从左侧眉弓上缘回至零点。测量时应紧贴头部,女童如有辫子,则将辫子分开。读取与零点交叉的刻度,误差不超过0.1 cm。

(四) 胸围

胸围反映了胸廓和肺部发育状况,代表了胸廓、胸部骨骼、胸背肌肉、脂肪层及肺的发育,是衡量儿

---

① 胡燕. 体格生长评价——体重与身材测量的临床意义[J]. 中国实用儿科杂志,2019,34(10):823—825.

童发育程度的重要指标。

测量 3 岁以下儿童取卧位或立位,3 岁以上取立位。胸围测量时被测者双手自然下垂,双眼平视[1],采用校正过的软尺测量,测量者立于前方或右方,左手拇指固定软尺零点于被测者胸前乳头下缘,右手持软尺经肩胛下角下缘、对侧乳头回至零点。读取与零点交叉的刻度,取平静呼吸气时的平均值,误差不超过 0.1 cm。

(五) 腹围

腹围反映腹部发育状况。腹围测量值易受多种因素的影响,因此,一般不测量腹围。

测量时采用校正后的无伸缩性软尺,使受测者取仰卧位,以脐部为中心,绕腹一周。

(六) 指距

指距代表上肢长骨的发育状况,双上肢水平伸展时左右手中指指尖之间的距离。

测量时采用无伸缩性的软尺,取立位,两手伸平,手掌向前,左右两侧自然伸平直,双上臂长轴与地面平直,与身体中线垂直,测量两中指指尖距离,读数数值精确至 0.1 cm。

(七) 上臂围

上臂围反映了上臂骨骼、肌肉、皮下组织和皮肤的综合发育,可用于反映儿童的营养状况。

测量时采用校正后的无伸缩性软尺,被测者取立位,两手自然下垂。测量者位于被测者左侧,软尺零点置于左侧肩峰至尺骨鹰嘴连线的中点,紧贴皮肤绕臂一周,取与零点交叉的读数,误差不超过 0.1 cm。

(八) 皮脂(褶)厚度

皮脂(褶)厚度是反映营养状况和肥胖程度的重要指标之一,可判断人的胖瘦情况及反映皮下脂肪的分布情况。

测量时采用皮褶卡钳(钳头面积 0.6 cm×1.5 cm),常可选取上臂中部、腋中线、肩胛下角及腹壁等处。测量者左手拇指、食指捏起测量部位的皮肤和皮下脂肪,两指距离为 3 cm,应避免捏起脂肪下的肌肉,右手握钳,然后测量皮褶厚度,读数精确至 0.5 cm。上臂中部测量时,被测者左上肢自然放松下垂,取上臂肩峰点与尺骨鹰嘴点连线的中点,皮褶方向与上臂长轴方向平行。肩胛下角测量取左肩肩胛骨角下稍偏外侧处,从下向上与脊柱呈 45°角捏测皮褶。进行腹壁测量时,取锁骨中线上平脐处,皮褶方向与躯体长轴平行。

三、体格生长发育特点

(一) 体重

1. 新生儿期

新生儿出生体重与其性别、胎龄、胎次和宫内营养状况等有关。我国 2015 年的九市城区调查数据显示,足月男婴平均出生体重为 3.83 kg±0.40 kg,女婴为 3.26 kg±0.40 kg,与世界卫生组织 2006 年的参考值相近(男婴 3.3 kg,女婴 3.2 kg)。新生儿出生后 2~3 天,由于胎粪的排出、水分丧失较多以及摄入奶量少,可出现暂时性的体重下降,体重减轻可达出生体重的 6%~9%,称为生理性体重下降。

---

① 刘湘云、陈荣华、赵正言. 儿童保健学(第 4 版)[M]. 南京:江苏凤凰科学技术出版社,2011.

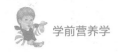

7～10天后可恢复至出生体重。若下降超过出生体重的10%，或出生后第10天仍未回升到出生时水平，则须警惕病理状态，应及时分析原因，尽早干预[①]。

2. 婴儿期

出生后最初3个月婴儿的增长速度最快，之后随月龄增长速度逐渐减慢。3月龄时婴儿体重可达出生体重的2倍，12月龄时约为出生体重的3倍。体重计算公式为：1～6月龄体重（kg）＝出生体重（kg）＋月龄×0.7（kg）；7～12月龄体重（kg）＝出生体重（kg）＋6×0.7（kg）＋（月龄－6）×0.3（kg）。另外一种计算方式为：3～12月龄婴儿体重（kg）＝[年龄（月）＋9]/2。婴儿期体格生长呈现非匀速过程，前3个月的增长值与后9个月几乎相等，因此，熟悉各年龄段生长速率特点有助于尽早发现生长偏离儿童，并进行早期干预。

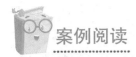 案例阅读

亮亮是个男童，8个月大，因为1个月体重无增长，所以来儿童保健科就诊。家长反映亮亮目前人工喂养，每日总奶量600 mL，每日规律服用维生素D 400 IU，户外活动时间可。7个月时添加辅食，每日1次，添加米粉、菜泥，未添加荤菜，胃纳欠佳，挑食，二便正常，睡眠欠佳，无发热，无咳嗽，无呕吐，无腹泻。既往史：G1P1，出生体重2.5 kg，母孕期无异常，否认家族性疾病史或遗传病史，否认药物、食物过敏史。按时按计划接种疫苗。7个月时曾发生腹泻。家族史：父亲身高175 cm，体重70 kg；母亲身高163 cm，体重55 kg。生长发育史：大运动——4个月会翻身，6个月会独坐；精细运动——与同龄人相当。医生进行体格检查：神志清，精神可，体重7.8 kg，身高69.3 cm，头围45 cm，前囟2 cm×2 cm，乳牙尚未萌出，心肺听诊正常，腹平软，四肢肌张力正常。皮肤偏苍白，巩膜无黄染。辅助检查：血常规——血红蛋白100 g/L，平均红细胞体积76 fl，平均红细胞血红蛋白量25 pg，平均红细胞血红蛋白浓度30%。丹佛发育筛查测试：正常。医生初步诊断亮亮有贫血和营养不良情况。医生建议家长进一步关注亮亮近期饮食和健康情况，治疗原发病（腹泻），去除病因；对亮亮家长进行喂养指导，建议家长循序渐进增加能量和蛋白质的摄入；另外，亮亮需要补充铁剂，口服铁剂的剂量为元素铁每日4.5～6 mg/kg，分3次，餐间服，加服维生素C；铁剂治疗3～4周后，血红蛋白一般恢复正常，建议继续服用铁剂6～8周，补充储存铁；建议按需适量补充维生素和微量元素。医生进一步对家长进行健康宣教，提倡母乳喂养和指导添加辅食的时间、种类、原则；添加含铁丰富的食品，如铁强化米粉、蛋黄、肝泥、动物血泥等，鼓励进食含维生素C丰富的蔬菜和水果，促进铁的吸收；预防腹泻和其他肠道传染性疾病；定期监测身高、体重和血红蛋白，及早发现体重等变化，预防营养不良和贫血的发生。

3. 儿童期

幼儿期体重增长速度减慢，12～24月龄体重增加约为2.5 kg～3 kg，是出生体重的4倍左右。2岁至青春期前体重增长较幼儿期减慢，一般每年体重增长约为2 kg，速度趋于平稳。此期体重计算公式如下：2岁至青春期前体重（kg）＝年龄（岁）×2＋8。或为：1～6岁儿童体重（kg）＝年龄（岁）×2＋8；7～12岁儿童体重（kg）＝[年龄（岁）×7－5]/2，或年龄（岁）×3＋2。

4. 青春期

青春期是童年到成人的过渡期，也是体重的第二生长高峰。一般男孩体重增长值大于女孩，每年

---

① 毛萌.儿童保健与发育行为诊疗规范(第1版)[M].北京:人民卫生出版社,2015.

约 5 kg,女孩约每年 4 kg,持续约 2～3 年。另外,体重增长的规律可用生长曲线表示,这是监测儿童生长发育是否正常的重要途径,且简便易行。

（二）身长(高)

1. 婴儿期

身长(高)增长规律与体重相似,身长的增长为非等速增加,年龄越小增长速度越快,呈现第一个生长高峰。出生时,婴儿平均身长为 50 cm,出生后第一年身长增长最快,约为 25 cm。正常足月婴儿出生后前 3 个月,平均每月增长 4 cm,3 月龄时身长可达 62 cm;3～6 月龄,平均每月增长 2 cm;7～12 月龄每月增长 1 cm,至 12 月龄时身长约 75 cm。可见,前 3 个月的身长增长约等于后 9 个月的增长值。

2. 儿童期

12～24 月龄,增长速度减慢,平均增长 10～12 cm,2 周岁时身长约为 87 cm。2 岁至青春前期平均每年增长 6～7 cm。常用的身高估算公式:2～12 岁的身高(cm)＝年龄(岁)×7＋77(cm)。2 岁以后每年身高增长低于 5 cm,可视为儿童生长速度缓慢。

3. 青春期

因受性激素影响,青春期儿童体格生长增长迅速,出现生长的第二个高峰,身高增加值约占最终身高的 15%,女孩身高增长高峰约早于男孩 2 年,男孩的身高增长值比女孩大,具有明显的性别差异。青春期以男童的睾丸增大(11～13 岁)和女童的乳房增大(9～11 岁)为标志。身高突然增加时间一般约为 3 年。男童每年平均增加 10 cm(7～12 cm),整个青春期平均长高 28 cm;女孩每年平均增加 9 cm(6～11 cm),整个青春期平均长高 25 cm。女童约于 18 岁,男童约于 20 岁时身高停止增长。因生长期相同(7～10 年),故身高突增提前儿童,身高发育停止的时间也提前,身高突增延后的儿童,身高发育较慢,但最终身高仍可达到正常范围。男孩骨龄 15 岁、女孩骨龄 13 岁时,为最终身高的 95%。影响身高的主要因素包括遗传、种族、内分泌、环境和营养健康状况等,身高受营养的短期影响不明显,但与长期营养状况有关。此期儿童体形随之改变,男孩出现肩部增宽,肌肉增强,下肢变长,女童耻骨与髂骨下部的生长与脂肪堆积使臀围增加,呈现男女童不同的体形特点。

（三）头围

胎儿期脑部生长处于全身各系统之首,婴儿出生头围平均为 34 cm。出生后 3 个月头围增长约 6 cm,约等于后 9 个月增长值之和,至 12 月龄时头围约 46 cm。出生后第 2 年头围增长速度减慢,增长约 2 cm,2 岁时头围约 48 cm,5 岁时头围约 50 cm,至 15 岁时接近成人水平(54～58 cm)。头围增长代表了脑发育状况,连续追踪测量 2 岁内的头围具有重要临床价值。

（四）胸围

出生后婴儿期胸廓呈圆筒状,前后左右径相等。出生时胸围平均约为 32 cm,比头围小 1～2 cm;至 1 周岁时,胸围约等于头围,平均为 46 cm,形成了头胸围交叉;1 岁后胸围逐渐增大,至 2 岁时增加 3 cm,约为 49 cm;3～12 岁胸围平均每年增加 1 cm,至青春期后增长又加速。2 岁后胸围大于头围,其差数约等于儿童的岁数。婴儿时期营养良好的儿童,其头胸围交叉时间出现较早。儿童胸廓生长与营养、体格锻炼的活动质量有关。

（五）腹围

新生儿期由于肠管相对较长,且腹壁肌肉薄弱,腹部多饱满,以后逐渐变平。2 岁前腹围与胸围相等,随着年龄增长,腹围逐渐小于胸围,腹围在正常范围内伸缩性很大,如果出现腹水、巨结肠时,要及

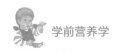

时测量腹围。若腹围过小,不利于肝脏发育。

(六) 指距

正常儿童指距小于身高。在不同年龄段,头部、脊柱、上肢和下肢的增长速度及所占身高的比例不同,出生后头部生长最快,脊柱次之,至青春期时下肢最快。2月龄的胎儿头长为身长的一半,随着胎龄增长,所占比例逐渐缩小,至出生时约为 $\frac{1}{4}$,6 岁时为 $\frac{1}{6}$,成人为 $\frac{1}{8}$。新生儿的上部量与下部量比例为 6:4,身长的中点在脐上,至 1 岁时中点在脐下,6 岁时中点则下移到脐与耻骨联合之间,12 岁左右上下部量相等,中点恰在耻骨联合上缘。生长成熟时,头部、脊柱、上肢和下肢的增长分别是出生时的 2、3、4、5 倍。若指距大于身高 1~2 cm,对诊断长骨的异常生长有一定参考价值。

(七) 上臂围

出生后上臂围增长较快,第一年从 11 cm 增长至 16 cm,1~5 岁间增长 1~2 cm。上臂围特别适合筛查 5 岁以下儿童营养状况,1~5 岁上臂围大于 13.5 cm 为营养良好,12.5~13.5 cm 为营养中等,小于 12.5 cm 则为营养不良。

第二节 学前儿童各系统发育特点

一、脑的发育

(一) 脑的结构

脑在颅腔内,由大脑、间脑、中脑、脑桥、延髓和小脑六部分组成。

1. 大脑

大脑是中枢神经系统最高级的部分,包括左右两个大脑半球。

大脑皮质为覆盖在大脑半球表面的一层灰质,大脑皮质神经元细胞体的总数为 140 亿左右。大脑半球以 3 个沟裂(中央沟、大脑外侧裂、顶枕裂)分成 4 个叶和 1 个脑岛。中央沟的前方是额叶,中央沟后方至顶枕裂间为顶叶,顶枕裂后较小部分是枕叶,大脑外侧裂下方为颞叶,脑岛在大脑外侧裂内。

2. 间脑

间脑位于中脑与大脑半球之间,大部分被两侧大脑半球覆盖,其外侧部与大脑半球的实质融合。间脑中央有第三脑室,下接中脑水管,上经两侧室间孔通向两侧大脑半球间的侧脑室。

3. 脑干

脑干包括中脑、脑桥和延髓,其下界平齐枕骨大孔,与脊髓相连,上界以视束与间脑毗邻。脑干呈前后略扁的扁圆柱形,中脑部较为缩窄,脑桥的腹面及两侧膨隆,并明显向外侧扩展。

4. 小脑

小脑位于延髓和脑桥背侧,两侧膨隆部位为小脑半球,中间较窄部为小脑蚓部。小脑表面被覆一层灰质为小脑皮质,内部为白质,称小脑髓质,髓质内有灰质核团。小脑通过一些纤维与脑干相连,并进一步与大脑、脊髓发生联系。

(二) 脑的发育特点

脑的发育较早,出生时新生儿脑重为成人脑重的 $\frac{1}{4}$,随着年龄由快到慢地增长。出生后第一年增重最快,2.5～3 岁时脑重为成人的 $\frac{3}{4}$,而后速度减慢,至 6～7 岁接近成人水平,占成人脑重的 90%,到 20 岁时停止增长。脑重的增加主要是由于神经细胞结构的复杂化和神经纤维的伸长,并非脑神经细胞的增殖。

1. 新生儿的脑发育

新生儿大脑皮质表面光滑,沟回浅,之后神经细胞突触数量和长度增加,细胞体积增大,神经纤维逐渐延伸至不同方向,深入到皮质各层。同时,神经纤维的髓鞘化逐渐完成,髓鞘化是脑内部成熟的重要标志,保证神经兴奋沿一定路线逐渐传导。髓鞘形成时间在神经系统各部分并不一致,脊髓前后柱的神经纤维在胚胎 4～5 个月已开始形成,锥体和锥体外系小脑神经纤维及周围神经,分别于出生前后、1～3 岁后基本形成。新生儿的脊髓、脑干已开始髓鞘化,至 6 岁末几乎所有的皮质传导通路均已髓鞘化,神经传导也就更加准确、迅速。

2. 学前儿童的脑发育

学前儿童脑组织对氧的需要量较大,因此,儿童脑组织对缺氧十分敏感,对缺氧的耐受力较差。保证儿童生活在空气清新的环境对神经系统的正常发育和良好功能状态的维持具有重要意义。此外,学前儿童的脑对血液中葡萄糖的变化十分敏感,血糖过低可造成脑功能活动紊乱,所以,应保障学前儿童合理膳食,保证体内血糖稳定。

二、牙齿的发育

牙齿发育是牙齿萌出和更换的过程,虽与骨骼生长有一定关系,但由于胚胎来源不完全相同,两者发育并不完全平行。牙是由外胚层与外胚间叶发育而来,从胚胎第 6 周开始至 25 岁左右,共有乳牙和恒牙两套牙,因此,牙齿的发育是长期、复杂的过程。

(一) 乳牙

新生儿出生时无牙,但乳牙已骨化完成,乳牙牙胚被牙龈覆盖,隐藏在颌骨中。乳牙萌出的时间和出牙顺序有较大的个体性差异(见图 1-2-1)[1],与遗传、内分泌和食物性状等相关,早的可于 4 个月出牙,晚的可至 10～12 个月,待两岁半乳牙出齐。乳牙的萌出顺序一般为下颌先于上颌,由前向后生长。首先下颌 2 个中切牙萌出,然后上颌 2 个中切牙及侧切牙萌出,继而萌出第一乳磨牙、尖牙和第二乳磨牙。2 岁内儿童乳牙总数目约等于月龄减 4 或 6。临床上通常将 12 月龄乳牙未萌出者称为出牙延迟。

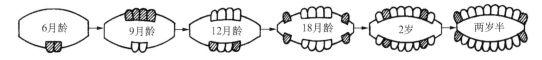

图 1-2-1　乳牙萌出时间和顺序

---

① 黎海芪.实用儿童保健学(第 1 版)[M].北京:人民卫生出版社,2016.

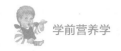

（二）恒牙

乳牙胚发育时,颌骨内乳牙胚的舌侧开始构筑恒牙胚,之后发育成恒牙。乳牙脱落顺序与萌出顺序基本一致。6 岁萌出第一颗恒牙,即第一磨牙,12 岁萌出第二恒磨牙,17～18 岁后萌出第三恒磨牙,即智齿,亦有部分人智齿终生不萌出。恒牙共计 32 个,一般 20～30 岁出齐。恒牙萌出时间见表 1-2-1。

表 1-2-1 恒牙萌出时间

牙齿	萌出年龄（岁）	
	上颌	下颌
第一磨牙	6～7	6～7
中切牙	7～8	6～7
侧切牙	8～9	7～8
第一前磨牙	10～11	10～12
尖牙	11～12	9～11
第二前磨牙	10～12	11～13
第二磨牙	12～13	12～13
第三磨牙	17～22	17～22

牙齿的健康发育需要以健康的身体、甲状腺激素以及多种营养素为保障,包括蛋白质、钙、磷、维生素 C 与维生素 D 等。食物的咀嚼有助于牙齿发育。牙齿发育异常可见于甲状腺功能减退症、佝偻病及严重营养不良等疾病。

三、耳的发育

（一）耳的结构

耳由外耳、中耳和内耳构成,其中外耳和中耳是传音结构,内耳为感音结构。婴幼儿的耳结构基本同成人。新生儿咽鼓管长,约为成人的一半。婴幼儿咽鼓管短而平,鼓口与咽口水平接近,咽部感染、溢奶或呕吐物进入鼓室可致中耳炎。

1. 外耳

外耳包括耳廓和外耳道。外耳能收集声波至外耳道,提高声压作用,辨别声源方向和保护耳朵深部免受损伤。

2. 中耳

中耳经咽鼓管与鼻咽部相通,包括鼓室、咽鼓管、鼓窦和乳突。咽鼓管可保持中耳内外压平衡,具有引流、防声和防止逆流性感染的生理功能。

3. 内耳

内耳又称迷路,由三个半规管和耳蜗组成,有传音、感音和平衡的作用。内耳包括听觉感受器和前庭感受器,又称平衡听觉器,具有听觉和感受位置变动的生理功能。

（二）耳外观形态

每个人耳朵的大小、形态和位置并不完全相同,右耳在高度和宽度上略大于左耳。耳廓位于头颅两侧,左右基本对称,耳廓异常突出或凹陷常与耳后肌肉异常相关,如招风耳主要是耳上肌的异常导致。

(三) 听觉发育特点

婴幼儿听觉器官在出生后已基本发育完善,但是与大脑皮层的纤维联系少,需要长时间的发育才可达到成人的听觉能力。刚出生的婴儿,因耳内羊水未清除干净,听觉尚不灵敏,1周龄后羊水完全排出,听觉得到显著改善。随着年龄增长,儿童的听觉能力逐步提高,逐渐能区分声源和语音,表现出各种具有年龄特征的听觉行为。听觉是儿童语言发育的必要条件之一,通过儿童语言情况可协助判断其听觉发育水平(见表1-2-2)。

表 1-2-2　儿童听觉发育里程碑

年龄	听觉发育里程碑
新生儿	听到声响出现惊跳反射、眼睑反射或觉醒反射
1 月龄	睡觉时听到突然的声响会觉醒或哭泣;哭泣或活动时,一打招呼就会停止哭泣或活动
2 月龄	打招呼时会高兴地发出"啊"或"哦"声
3~4 月龄	将脸转向声源,对不同的声音表示不安、喜悦或厌恶
5~6 月龄	对各种新奇的声音都很好奇,会定位声源,和外来的声音互动
7~8 月龄	倾听自己发出的声音和别人发出的声音,能把声音和声音的内容建立联系,模仿发音
9 月龄	对细小的声音敏感,对重的语气也有反应;会表演一些幼儿游戏;弄响隔壁房间的物品或在远处叫他,会爬过去
10~11 月龄	模仿别人说"妈妈""奶奶"等
12 月龄	能听懂几个简单指令并做出表示,表达单词
15 月龄	能听从简单指令,指认五官
18 月龄	用单词或短语表达自己的需要
2 岁	更好地理解指令,会说一些简单句
3 岁	此阶段语言发展迅速,词汇丰富起来,能够学会一些复合句,能哼唱儿歌,叙述简单事情
4~5 岁	能辨别语音的微小差别
6 岁	熟练辨别本民族语言所包括的各种语音

四、囟门的发育

(一) 囟门结构

颅骨的顶骨、颞骨、额骨、筛骨、蝶骨、枕骨等各骨间由具有弹性、较宽的膜性连结纤维组织连接。骨缝为颅骨间的小缝隙,包括额缝、冠状缝、矢状缝和人字缝。囟门为大的缝隙,新生儿有 6 个囟门,包括前囟、后囟、蝶囟(2 个)和乳突囟(2 个)。

(二) 骨缝

新生儿出生后可扪及骨缝,2 年内额缝骨性闭合,其余骨缝多在 20 岁左右闭合。

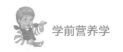

（三）后囟

后囟是由两块枕骨和顶骨形成的三角形间隙,横径约 2.5 cm,一般在出生后 2～3 个月闭合。

（四）前囟

前囟是由两块额骨和两块顶骨形成的间隙,近似菱形,是颅骨最大的缝隙。出生时前囟大小呈个体差异,平均大小为 1.5～2.0 cm。囟门大小与大脑发育、骨缝的发育、硬脑膜的附着程度以及骨的生长有关。胎儿分娩时通过产道,骨缝稍有重叠,出生后 2～3 个月颅骨重叠消失,前囟随之增大,而后逐渐骨化缩小直至闭合。前囟大小不受性别、身长、体重及头围发育影响。单一的前囟大小无任何临床意义,需结合头围、行为发育等情况综合判断。

前囟闭合年龄的个体差异较大。临床上,正常儿童前囟可在 4～26 月龄间闭合,平均约为 13.8 月龄,24 月龄时大部分儿童的前囟已闭合。3 岁后闭合为前囟闭合延迟,单一的前囟闭合年龄没有临床意义。

五、皮肤的发育

皮肤由表皮、真皮、皮下组织以及皮肤附属器组成,有丰富的血管、淋巴管及神经分布,是人体的第一道防线。婴儿皮肤相对面积较成人大,屏障功能发育不成熟,易导致药物经皮吸收和体温调节紊乱。

（一）皮肤的结构和功能

1. 表皮层

表皮层位于皮肤的最外层,表皮 95% 以上的细胞为角质形成细胞。表皮最重要的功能是作为皮肤屏障,对外界环境、机械、理化因素及微生物的侵袭有阻挡作用,能维持体温,防止体内各种营养物质、水和电解质的丢失。表皮的第二大类细胞为树枝状细胞,其中黑素细胞的功能是产生黑色素,保护身体免受紫外线辐射。黑素细胞的代谢如果受到破坏或抑制,可发生黑色素细胞瘤。

2. 真皮层

真皮层位于表皮的下方,通过基底膜带和表皮相连。真皮中含有成纤维细胞、肥大细胞、皮肤的附属器、血管、淋巴管和神经。真皮层可起到体温调节作用,并与营养、防御功能有关。

3. 皮下组织

皮下组织位于真皮的下方,又称为皮下脂肪层或脂膜,具有弹性,能缓冲皮肤的机械冲击,储存能量。

（二）儿童皮肤的特点

1. 面积大

婴儿皮肤面积与体重比为成人的 2.5～3 倍,经皮肤吸收与散热面积大。

2. 真皮层控温差

婴儿真皮层薄,体温调节中枢发育不成熟,环境温度低时真皮层血管收缩反应弱,易丢失热量。

3. 皮肤屏障发育不成熟

婴儿皮肤角质层细胞含水量高、结构松散、皮肤通透性高。早产儿皮肤角质层细胞层数和厚度更薄,通透性更高。小分子量化学物质易经皮吸收引起中毒,临床用药时须考虑。

4. 散热差

足月儿有分泌功能的汗腺比例低,诱导出汗的温度阈值高,因此热性出汗能力差。早产儿出生后最初几日因神经调节功能不成熟,热性出汗少,至2周龄后开始有出汗能力,但汗量少,刺激出汗的温度阈值高于足月儿。儿童满2~3岁后,小汗腺的神经调节发育成熟,功能性出汗同成人相似。

5. 皮脂分泌少

胎儿出生前因受母体雄激素的影响,皮脂腺增生,出生后1月龄皮脂分泌量和成人相似,这也是足月新生儿发生痤疮常见的原因。婴儿3~4月龄时,皮脂腺活跃度下降,儿童时期仅分泌少量皮脂,进入相对静止阶段,直到青春期受雄激素刺激再次活跃。

6. 酸性环境易受损

正常人体皮肤表面pH 5.0~5.5,呈弱酸性。新生儿皮肤表面pH 6.2~7.5,呈中性—碱性,1周龄后pH开始下降,至1月龄达到正常水平。儿童期皮脂分泌少,频繁使用洗浴用品可致皮肤表面的酸性环境受损。

六、骨骼的发育

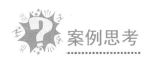

案例思考

轩轩是个男童,11个月大,因为睡眠不安来儿童保健科就诊。家长反映轩轩约1个月前起出现睡眠不安,摇头,出汗,易惊醒,经常夜间醒来哭闹。白天患儿烦躁、不易安慰。无纳差,无发热,二便如常。既往史:无特殊。出生史:第1胎第1产,足月自然分娩,出生体重为3.2 kg。生活史:出生后母乳喂养,按时添加辅食,未补充维生素D和钙,户外晒太阳少。医生进行体格检查:体重9.2 kg,身长73 cm,神志清楚,精神可,前囟2.5 cm×2.5 cm,牙齿4枚。心肺听诊无异常,可见肋膈沟,腹膨略膨隆,轻度"O"型腿,四肢肌张力正常。辅助检查:25羟维生素D_3降低,血清钙稍低,血磷降低,碱性磷酸酶增高。腕骨X线检查:干骺端临时钙化带模糊或消失,呈毛刷样,并有杯口状改变。医生初步诊断轩轩为营养性维生素D缺乏性佝偻病。医生建议药物治疗:①口服维生素D,每日2 000 IU,视临床和X线检查改善情况于4周后改为维生素D每日400 IU;②强调同时补钙,维生素D和钙联合治疗的效果高于单独应用维生素D治疗。医生进一步对家长进行健康宣教:①多晒太阳,主动接受阳光照射,这是防治佝偻病的简便有效措施,强调每日平均户外活动时间应在1~2小时;②食物强化,提倡儿童天然食物补钙,及时添加含钙食物,乳品是最好钙源;③不管喂养方式如何,均需持续补充预防剂量维生素D。

请思考:儿童的骨骼发育有哪些规律与特点呢?

骨骼发育包括两个过程,即骨骼的骨化与生长,受甲状腺素、性激素及生长激素的影响。婴儿骨骼柔软,主要由软骨组成。出生后矿物质逐渐沉积骨骼,使骨骼变硬。骨化过程始于出生前,持续至青少年时期。骨化分两种形式:一种是膜化骨,包括颅盖诸骨及面骨,是由间充质细胞演变为成纤维细胞,形成结缔组织膜,膜的一定部位开始骨化,形成骨化中心并逐渐扩大至发育完全;另一种是软骨内化骨,包括颅底骨、躯干骨和四肢骨等,由间充质细胞演变为软骨原基,成骨细胞的骨化活动形成原始骨化中心,进一步出现继发骨化中心。随着骨化中心的扩大,原始和继发骨化中心愈合,四肢骨和躯干增长,骨骼发育完成。

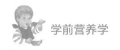

（一）脊柱

脊柱的发育反映脊椎骨的生长过程，出生后第一年脊柱增长快于四肢，以后逐渐落后于四肢。新生儿脊柱是直的，随着动作的发育脊柱呈现弯曲。出生后2～3个月，随着婴儿学会抬头，颈部脊柱前凸出现第一个弯曲；至6个月大能坐后，胸部脊柱后弯，出现第二个弯曲；到1岁能走后，则出现腰部脊柱前凸，即第三个弯曲。脊柱的自然弯曲到6～7岁时被韧带固定，若坐立、背包、写字姿势异常可致脊柱发育异常。青春后期的脊柱还会增长，但主要是椎间垫的持续形成。脊柱的生理弯曲有助于加强脊柱弹性，利于直立行走，减少活动对脑部的震荡。

（二）长骨

长骨的生长主要由长骨干骺端的软骨骨化，骨膜下成骨，使长骨增长、增粗，骨骺与骨干的融合意味着长骨发育成熟。临床可通过X线检查长骨骨骺端的骨化中心，依据骨化中心出现的时间、数目、形态及其融合时间来判断长骨的成熟程度。正常儿童的骨化中心随年龄增长按一定时间和顺序先后出现，该年龄称为骨龄。骨龄常选腕部摄片，出生时由于腕部无骨化中心，而股骨远端和胫骨近端已有骨化中心，因此小婴儿及骨发育明显延迟的儿童应增加膝部摄片，此为判断儿童早期骨骼发育延迟的重要部位。儿童4～6月龄时腕部出现头状骨及钩状骨，2～3岁三角骨出现，4～5岁出现月状骨、舟状骨及大、小多角骨，6～8岁则出现尺骨远端的骨化中心，9～13岁出现豆状骨（见图1-2-2）。6～8岁前腕部骨化中心数目约为"年龄（岁）＋1"，女孩的骨化速度快于男孩，黑种人比白种人快。骨发育受甲状腺素、性激素和生长激素的影响，正常骨化中心出现的年龄差异较大，在诊断骨龄延迟时需对身高、体重等指标进行综合评价。

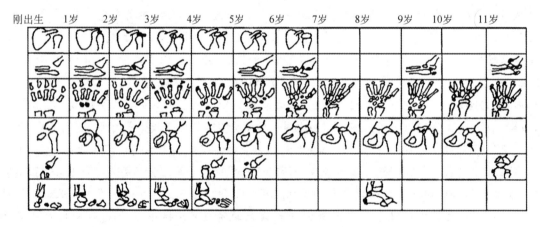

图1-2-2　骨化中心出现顺序

（三）长肢

身高的增长主要与长骨的生长，尤其是下肢骨的生长有关。婴幼儿四肢较躯干短，随着年龄增长，四肢增长较躯干增长迅速。正常发育过程中，可见下肢旋转，下肢力线排列有自然变化过程。婴儿期下肢有约15°的膝内翻（"O"型腿），18月龄左右改善，2～3岁可出现约15°的膝外翻（"X"型腿），7～8岁后儿童下肢线性排列发育接近正常成人水平，故在特定时期出现一定程度的膝内翻或膝外翻多为生理性过程，不需特殊处理。

七、脂肪组织的发育

脂肪细胞起源于中胚层的多能干细胞,棕色脂肪细胞可能来自肌源性细胞的分化。

(一)脂肪组织的结构和功能

人类脂肪组织包括白色脂肪组织和棕色脂肪组织。白色脂肪组织主要分布于人体皮下和内脏,是身体中最大的能量储存和转运的器官,具有调节能量平衡、内分泌、免疫和机械保护等功能。棕色脂肪组织主要分布在主动脉、肾周、颈部及纵膈等部位,一定条件下白色脂肪细胞可转变为棕色脂肪细胞,棕色脂肪细胞主要作用为产热。

(二)脂肪组织的发育特点

脂肪组织的生长发育表现为细胞数目的增加和细胞体积的增大,细胞数目的增加具有不可逆性。婴儿6月龄内以脂肪细胞容量增大为主,之后以脂肪细胞数目增多为主。胎儿30周龄至出生后18月龄是脂肪组织生长发育的第一个活跃期,青春期开始进入脂肪组织发育的第二个活跃期。出生时脂肪组织占体重的16%,1岁时为22%,以后逐渐下降,5岁时为12%~15%。脂肪细胞在成年期保持相对稳定,每年约有10%的脂肪细胞死亡,同时又有相应比例的脂肪细胞再生,可见白色脂肪组织具有动态演变能力。脂肪组织的生长发育受营养状况影响,生后脂肪总量和分布也与儿童年龄、性别相关。目前认为MRI(磁共振成像)和CT(计算机X线断层扫描)是确定腹部皮下和内脏脂肪组织含量的有效手段。

第三节　学前儿童心理行为发展特点

学前阶段是儿童发育的关键时期,涉及运动、认知、语言和言语、注意、记忆、思维、想象及情绪的发育。

一、婴幼儿期心理行为发展特点

(一)运动发展

运动发展包括大运动技能和精细运动技能的发展。大运动技能使儿童能在周围环境中进行日常活动、运动和游戏。精细运动技能主要是通过手及手指等,在感知觉、注意等多方面心理活动配合下完成特定任务的能力,增加精细运动的锻炼,有助于促进大脑的发育。

1. 运动的发展规律

运动发展与大脑形态、功能发育部位、神经纤维髓鞘化有关。

(1)整体到分化动作

最初的动作发展是全身性的、笼统的,以后逐渐分化为局部性的、准确的动作。

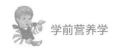

（2）自上而下

运动发展从上部开始，其次是躯干动作，最后是下部动作，如抬头—翻身—坐—立—走，是按照自上而下的顺序发育成熟的。

（3）大肌肉到小肌肉动作

躯干大肌肉动作首先发展，逐渐发展到手部小肌肉灵巧动作。

（4）由近到远

动作发展先从身体中央部分开始，由近到远，最后是手的精细动作。

（5）无意向有意发展

婴儿动作发育与心理发育相关，从无意向有意发展，随年龄增长越来越多受意识支配。

2. 精细运动发育

精细运动的发育与上肢正中神经、尺神经、桡神经自上而下的髓鞘化进程密切相关，从上臂粗大活动逐渐发展至手部的精细运动，具有过程性，需视觉参与，眼手协调。表1-3-1呈现了婴幼儿精细动作的发育过程。

表1-3-1　婴幼儿精细运动发展

年龄	精细运动
新生儿	手拳握紧
3月龄	注视双手，可胸前玩手，手抓物品
4月龄	欲伸手够物，出现抓握动作，近手掌触碰与抓捏，动作不超过肢体中线，全手抓握动作逐渐精细化和准确化
5月龄	大拇指参与握物，抓物入口探索
6月龄	开始单手活动，伸手活动范围可越过身体中线，开始在水平和垂直方向进行双手运动
7月龄	拇指协同其他手指倾斜地捋起小物品，已可不放在手掌中，换手与捏、敲等探索性动作出现
9月龄	拇指可垂直于物品表面摘起小物品
12月龄	伸手接触物品前，能将手定位在合适方向，手运动精细化，手腕参与旋转，逐渐使用工具
18月龄	叠2～3块积木，拉脱手套或袜子
2岁	叠6～7块积木，一页页翻书，拿住杯子喝水，模仿画垂线和圆
3～4岁	使用"工具性"玩具，如玩泥巴

3. 大运动发展

大运动的发展与脊柱颈曲、胸曲、腰曲和骶曲的逐渐形成及相关肌群的发育密切相关。在大运动的发育过程中，需要肌肉群协调，原始反射消退和反射平衡建立。

新生儿能俯卧抬头，6月龄可靠双手支撑，坐稳片刻，8月龄能匍匐运动，10月龄能熟练爬行，12月龄能独站片刻、扶走，18月龄能独坐小凳、弯腰拾物，30月龄能单足站立、原地并足跳。

（二）心理发展

1. 知觉发展

婴儿早期已具备深度知觉，对外界事物的方位知觉是以自身为中心定位。幼儿的时间知觉能力较低，2岁后儿童有一定的时间概念，3岁后逐渐具备清晰的时间知觉。

2. 注意发展

注意可分为无意注意和有意注意。无意注意不需要任何努力，是自然发生的。有意注意是有目的、有自觉的注意,需要一定的努力。婴儿以无意注意为主,能较集中注意新鲜事物,但不稳定,主要是对周围事物、别人的谈话、事物的变化等方面的无意注意。1~3岁幼儿注意时间延长,18月龄时对感兴趣的事物能集中注意5~8分钟,2岁能注意10~12分钟,3岁开始出现有意注意。大脑神经系统抑制功能和第二信号系统的发展使婴幼儿注意转移能力和分配能力有明显发展,但仍不成熟。

3. 记忆发展

记忆的建立和巩固,有赖于感觉经历的重复和有效的注意力。外部信息进入记忆需要经历三个阶段:感觉、短时记忆和长时记忆。只有转入长时记忆的信息才可以长久保存,但可因强度消退等原因不能被提取出来。婴幼儿记忆能力以无意识记忆为主。婴幼儿3月龄开始有短时记忆和长时记忆;4~6月龄能区分熟人和陌生人;5~6月龄可再认母亲;1岁以后回忆能力发展,喜欢玩藏东西的游戏,也经常能帮成人找东西;2岁后有意记忆萌芽,可记一些简单指令、歌谣和故事。

4. 思维发展

思维属于认知的高级阶段,需要借助语言实现,是人类认知活动的核心。出生后几周的婴儿已开始产生思维,幼儿期开始出现有一定概括性的思维活动,但主要是直觉行动思维,基本特点如下:

(1)直观性和行动性

不能在感知和动作之外思考,即只能在直觉工作中进行,比如:看见汽车玩具,可边玩边说,但是一旦拿走汽车玩具,游戏活动就停止。

(2)直接性和概括性

能初步比较和区别物体特征,相似情境下可采取同样行动。

(3)缺乏预见性和计划性

幼儿对行动后果缺乏预见性,不能考虑和计划自己的动作。

(4)狭隘性

思维内容具有狭隘性,仅限于同感知和动作相联系的范围,跟自身行动分不开。

(5)思维与语言的联系

以词为中介的概括能力逐步产生和发展,从最初一个词仅表示某一特定物体,到开始标志一组类似物体。2岁后幼儿开始可用"球"代表各种不同的球,体现出思维最初的"概括性"。2~3岁,词、语言的概括调节作用比较明显。

8个月左右的婴儿能找到在其面前藏起来的物体,这是思维萌芽的标志,即客体永存观念初步形成。2岁后客体消失,幼儿仍认为客体是存在的。幼儿后期逐渐对因果关系有所认识。婴幼儿思维具有"自我中心"的特点,认识外界环境时会不自觉地深信自己的观点。

5. 想象发展

婴儿后期想象萌芽,想象内容简单,想象水平低,缺乏确定目的。幼儿早期游戏多缺乏主题,仅能简单模仿角色的个别动作。2岁左右幼儿开始出现象征性思维,能处理简单的问题,运用内在的思维活动找到解决问题的方法。幼儿后期开始发展真正的想象性游戏,可用一个物体代表另一个物体。

6. 语言和言语发展

语言是以声音、姿势、动作、表情、图画等符号作为代码的用于交流的系统,包括口头语言、书面语言与肢体语言等。言语是以语音为代码产生语音的行为,是人类主要的交流方式。言语是利用语言进行交际的行为和结果;言语是个人的,语言是社会的;言语是具体的,语言是抽象的;言语是有阶级性的,语言是全民性的。

语言是人类特有的高级神经活动,是社会交往、个性发展中的重要能力。掌握语言的过程也是儿童意识发生发展的过程,儿童心理发展水平随语言的发展逐步提高。儿童语言发展需要基于听觉、发音器官以及脑功能的正常发育。婴儿在产生第一个有真正意义的词前需要经历言语准备阶段,此阶段

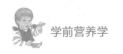
称为"前语言阶段"。多数婴幼儿在10～14月龄说第一个词语。语言的发展包括语音、语义和词汇、句子和语法等方面。

（1）语音发展

婴儿语音发展分为三阶段。第一阶段为单音节阶段（0～4月龄）：2月龄时发单音节音，为元音和双元音；3～4月龄开始发辅音，能结合元音、辅音发音；4月龄可区分语音和咿呀发音。第二阶段为多音节阶段（4～10月龄）：增加大量双音节和多音节音，逐渐发出双音节复合音。第三阶段为学话萌语阶段（11～13月龄）：可正确模仿成人语音，并能与特定事物联系起来，产生最初的真正词语。

（2）语言发展

语言发展是先理解后表达，先名词、动词，后代名词、形容词、介词、助词。语言理解阶段为1～1.5岁，此阶段以发展语言理解能力为主，对句子的理解先于句子的产生，主动用语言交流能力发展不足。幼儿1岁可理解约20个词语，10～14月龄开始说第一个词，即为言语表达和交流的开始。幼儿1岁左右产生无真正意义的词或语句，约1.5岁后词汇量增加。主动语言发展阶段为1.5～3岁，此阶段幼儿词汇量迅速增长，主动语言表达能力发展快，语言结构逐渐复杂。1.5岁前为单词句，主要用一两个词表达意思，如叠词（妈妈、车车等）和以音代物（汪汪、喵喵等），词的内容限于与日常生活有关的事物，多为名词。1.5岁后词汇量显著增加，范围明显增大，出现多词句。2～3岁幼儿词汇量呈指数级增加，3岁时平均掌握1 000个词语。1.5～3岁幼儿能用简单句和某些复合句，2岁以后可以表达不同时间范畴的事情，2.5～3岁表达的复合句明显增加，对日常生活中经历的事情基本可表达清楚。3岁幼儿基本掌握简单语法，开始与人聊天，会话性言语开始发展。2.5～3岁幼儿词汇的概括性增加，能够按照成人指令调节自己的行为。

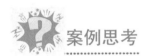 案例思考

涵涵是个男童，今年3岁，因为讲话少来儿童保健科就诊。家长反映涵涵语言比同龄人落后，词汇量少（5～8个，爸爸、妈妈、不要、阿姨等）。会在有需求时用食指指物，能理解简单指令。叫其名字有反应，有目光接触，喜欢与小朋友一起玩耍。无刻板重复行为，无强迫性地着迷的兴趣，会模仿动作，无摇身体或转圈，对物件的气味、声音、味道、外观或触感无不寻常的反应，和家人交流不顺畅，交友正常，非语言表达交流多，如拍手、拜拜、飞吻等。屏前时间每天3小时，家中成员与其交流少。既往史：G1P1，孕周38周，出生体重2 675 g，出生身长50 cm，剖宫产，出生无抢救史，母孕期无疾病史。家族史：爸爸开口晚。生长发育史：大运动——7个月会爬，13个月独走；精细运动——与同龄人相当。喂养史：添加辅食顺利，进食成人食物，无挑食。家庭语言：90%普通话，10%英语。医生进行体格检查：体温37.3℃，心率75次/分，呼吸21次/分，血压108/73 mmHg。神清，精神可。面容正常，对答流畅。咽部正常，无双侧扁桃体肿大，双肺呼吸音清，未闻及干湿啰音。心律齐，腹部软，无压痛。四肢肌张力正常，生理反射存在，病理反射未引出。辅助检查：视力检查正常；听力检查正常；脑电图正常；语言评估落后；盖塞尔评估，语言和应人能区落后；ABC量表与CARS量表评估无异常。医生初步诊断涵涵是语言发育迟缓，建议涵涵加强语言训练、社交训练、脑循环训练；告知家长示范治疗，减少涵涵接触电子产品，加强亲子交流和陪伴，并告知家长要重视定期随访。

请思考：儿童的语言和言语发展有哪些规律与特点呢？

7. 游戏

游戏是儿童学习、运动、社会交往和了解周围环境的主要途径。在游戏、玩耍的过程中可学习到重

要的技能。5～6月龄婴儿可较准确抓握感兴趣的物体,婴儿对待玩具的行为方式多以放入嘴里、摇动、敲打、扔掉为主,与玩具本身的功能无关。9月龄婴儿在摆弄玩具时常先观察,会有条理地从不同方向进行触摸,体现了发育水平有一定提高。1岁时幼儿慢慢理解玩具的功能,如敲钟、推车等。17～24月龄幼儿游戏时不再以自我为中心,可倒水给玩具娃娃喝。24～30月龄想象性游戏出现,能使用象征物代表另一种物体。

(三) 情绪发展

情绪是人类的一种天赋属性,是人对客观事物的态度体验及相应的行为反应。语言尚未建立前,婴儿与成人的交往主要是情绪的交往,婴儿情绪是其社会性需要是否得到满足的反映。婴儿早期情绪对其生存和发展具有重要意义。人类进化过程中逐渐形成的婴儿获得性基本情绪有8～10种,如痛苦、厌恶、微笑、悲伤、惧怕和惊奇等。随着年龄增长,基本情绪发生组合,可形成忧郁、焦虑、淡漠、悔恨和羞耻等。

婴幼儿的情绪发展可分为四个阶段。第一阶段为未分化的社会性反应阶段(出生至2月龄)。对新生儿来说,出生后外界环境变化显著,因对环境变化的不适应会产生较多消极情绪,如通过啼哭表达饥饿和寒冷等。但新生儿对啼哭表达的不愉快情绪状态笼统、模糊,尚不能辨别不同人脸、声音及拥抱姿势,对他人的情绪缺乏敏感性,不能理解父母的情绪状态,而他人的情绪状态也无法影响婴儿的行为。第二阶段为分化的社会性反应阶段(2～6月龄)。此期婴儿已逐渐适应宫外环境,积极情绪占主导,能明确感受他人情绪,对母亲的笑脸学会报以微笑,对母亲的悲伤面容亦表现出悲伤表情。婴儿开始能预料并运用自己的情绪反应影响母亲行为,并在发出情绪信号后学会等待,在婴儿等待过程中需要家长及时满足,这是建立母婴信赖感、母婴安全依恋关系的基础。4月龄左右的婴儿对母亲熟悉脸孔发出的笑容更加无拘无束,提示婴儿认识自己的母亲。第三阶段为特定、持久的感情联结阶段(6月龄至2岁)。6～8月龄婴儿开始对母亲离开表示不安与伤感,看到陌生人会紧张焦虑,当母亲复现时婴儿会愉快,对陌生人的不安也会缓解,说明婴儿情绪呈现多样化,对照养人的依恋逐步建立。婴儿会采取主动靠近母亲的方式克服害怕。当婴儿认知能力形成"客体永存"概念后,婴儿逐渐认识到母亲离去后会再返回,婴儿通过与母亲目光接触或母亲声音认识到母亲的存在,逐渐学会与母亲通过非身体接触表达依恋。第四阶段为伙伴关系发展阶段(2岁以后)。2岁后儿童的认知能力进一步提高,情绪进一步分化,生活中最重要的场景是经常与母亲分离,但已建立的母婴安全依恋关系使儿童能接受短暂分离。2～3岁幼儿入托后,产生的分离焦虑情绪可通过适应幼托机构生活、与同伴及老师发展友好关系逐渐克服。

婴幼儿在与同伴的交往中发展共情情绪。共情是人与人之间的一种先天性"情感共鸣",是发展高级情感的基础。如婴儿看到别的儿童哭,也会跟着哭。1岁前婴儿的共情是被动的,1～2岁幼儿的共情以自我为参照,不能理解他人。2岁以后,幼儿自我意识逐渐建立,能把自己置于他人的位置。3岁左右幼儿开始产生羞愧情绪。婴幼儿早期,主要发展信任感,克服不信任感。父母可通过满足婴幼儿基本需求,使婴幼儿产生期望并实现期望,建立信任感。当婴幼儿独立意识建立后,应避免过多干涉婴幼儿行为,理解和支持婴幼儿参与生活活动的需求。

(四) 社会性发展

社会性是人与人交往及融入社会所需的品质。婴幼儿社会性发展表现为社交参照与联合注意的发展。社交参照是婴幼儿通过观察照养人的社交信号,形成对某些事件或环境的反应,并针对其他人和物体调整自身行为的过程。6～18月龄是婴幼儿社交参照技能发展的重要阶段,社交参照的线索可依赖视觉或听觉,儿童社交参照的能力对于后期建立"心灵理论",区别他人与自己有重要作用。联合注意是婴幼儿在物品或事物方面与他人协调注意的能力。18月龄前联合注意的能力逐渐建立,但存在

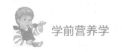

个体差异。18月龄时幼儿能够主动调动家长注意力转移至自己关注的物品。联合注意的发展使婴幼儿早期社交、认知和语言能力得以顺利发展，是儿童心理发展的重要里程碑。

二、学龄前期儿童心理行为发展特点

（一）运动发展

儿童运动发展与养育环境和儿童气质有关。户外活动较多的家庭，儿童运动能力较强；缺乏运动的家庭环境，有可能使儿童前庭功能失调，运动笨拙。

1. 大运动发展

大运动技能反映儿童的平衡协调能力，学前儿童大肌肉已发育较好，是运动能力发展的基础。运动使儿童学会轮流、协作等基本活动规则，增进与同伴的社交能力。3～4岁儿童可双脚交替上楼梯，并足远跳，单足跳，在成人帮助下穿衣，如厕。4～5岁儿童可脚尖站立，5岁可荡秋千，多数儿童能完成复杂的大运动技能，如轮滑、跳舞等。

2. 精细运动发展

儿童高级的视觉运动发育能促使精细运动发展，使手的动作更精准、娴熟和功能化，精细运动发展有助于儿童自理及学习。3岁时儿童能一只手拿杯子，能模仿画圆形，会用剪刀剪东西，能搭10层积木。4岁儿童可模仿画方形，能画出人的至少3个部位。5岁儿童会临摹写名字。

（二）心理发展

1. 知觉

学前儿童形状知觉和方位知觉的发展非常快。3岁儿童已能辨认圆形、方形和三角形，能辨别上下方位，4～5岁儿童能认识椭圆形、菱形和五角形状；4岁儿童能辨别前后方向，5岁儿童开始以自身为中心辨别左右，6岁时虽已能正确辨别上下前后四个方位，但以自身为中心的左右方位辨别仍不准确。因为左右方位具有相对性，准确识别须经过一段时间。儿童的时间知觉发展较晚。4岁前儿童对早、中、晚时间概念不清，4岁儿童开始发展时间概念，但需要依靠具体事例进行说明。4～5岁儿童能有正确的时间概念，5～6岁儿童逐渐掌握一周内的时序及一年四季等概念。

2. 言语和语言发展

（1）言语发展

3岁儿童可完全听懂语音，但部分辅音发音不清晰。4岁儿童部分翘舌音已很清晰。学前儿童学习新的构音技能时会省略新的音素，使用比较熟悉的音素替代新的音素，然后用类似新的音素的替代发音。比如，将p置换成b。

（2）语言发展

3～4岁儿童理解和思维能力发展较好，但语言表达能力有限，可出现口吃，尤其是在语句开头或急于表达时更易出现词语的重复。这种情况可持续数月，以男童多见，一般无须矫治。学前儿童语言能力发展迅速，一个标志性特点是喜欢提问。通过提问，儿童了解世界、获得知识，这个特点体现儿童思维的发展。4岁儿童可用较复杂的语句，会用代词、形容词、副词，言语连贯，但仍有语病。4～5岁儿童表达的内容更丰富，基本掌握各类词汇和语法结构，语义逐渐明确，会讲故事、表达自己的思想、与人交谈、评论事件等。学前儿童会出现自言自语现象，一般有游戏言语和问题言语两种形式。3～4岁儿童出现游戏言语，即边活动边自言自语；4～5岁时出现问题言语，是儿童在遇到困难、产生怀疑时的自言自语。

3. 思维

4～7 岁儿童的思维特点是直接、显著受所感知事物影响及"以自我为中心",随年龄增长,儿童逐渐开始从他人角度思考。3 岁儿童可意识到别人的内心想法,认识到别人的情绪与自己的不同;4～5 岁儿童能意识到自己内心信念,也可理解别人的愿望;5～6 岁儿童开始理解别人的想法,可进行简单的抽象思维和推理。

4. 想象

3～4 岁儿童想象能力发展迅速,基本是自由联想,内容贫乏。想象的主要形式为幻想和假想,常常把自己当作游戏中的角色。学龄前儿童想象的特点是夸张,如 3～4 岁儿童说自己长大了想做"超人"。5～6 岁儿童有意和创造的想象更丰富,更符合客观逻辑。6 岁前儿童在游戏时的有意想象水平较高,非游戏时较低。

5. 注意

学前儿童以无意注意为主,特点为注意时间短暂、易分散、范围小、带有情绪色彩。3 岁儿童常只注意事物外部较明显的特征,4 岁儿童开始注意到事物不明显的特征,5 岁后能够注意事物因果关联和内部状况。5 岁开始能独立控制注意,5～7 岁集中注意的时间平均为 15 分钟。

6. 记忆

3 岁儿童能记忆熟悉和反复出现的事物,可简单表达,也能再现几周前的事情。4 岁儿童可再现数月前的事情,所以成年人最早可追溯到 3～4 岁发生的事情。3 岁前儿童记忆特点为无意性记忆占优势,易记住印象鲜明强烈的事情和自己感兴趣的事情。3～4 岁儿童逐渐发展有意的记忆,5 岁后可运用简单的记忆方法帮助记忆。学前儿童以机械式记忆为主,无意记忆较有意记忆效果佳。5 岁儿童的记忆能力与成人相近,以积极的情绪状态进行学习将有助于记忆,因此激发学习兴趣和提高积极性是促进学习的关键。

7. 学习能力

学前儿童通过模仿、社会支持和引导进行学习活动,获得学习技能,教育的重点是培养儿童想象性思维、学习观察和满足求知欲。应鼓励儿童发现问题、提出问题,创造条件让儿童自由探索周围世界,进行丰富的实践活动;鼓励儿童看富有想象的书籍、培养思维的灵活性,引导儿童从不同角度考虑问题。3 岁左右的儿童开始发展计算技能,代表抽象逻辑思维的开始。4 岁儿童逐渐可用计数结合物品学习加法。学前儿童在后期开始认字和拼音字母,为入学学习技能奠定基础。

(三) 情绪

3 岁儿童情绪调控能力差,较易冲动。3～6 岁儿童可体验成人情绪,逐渐发展信任、同情等高级情感。随年龄增长,自我控制和调节能力逐渐增强。3～4 岁儿童喜欢简单说"不",违抗成人的要求;5～6 岁在不愿服从成人指令时,能用复杂语言与成人协商。进入幼儿园后儿童须学习遵守规则,学习与同伴和睦相处,建立平等的伙伴关系,学习控制情绪,调节自己行为,可做一些非自愿、不感兴趣的事情。

(四) 气质

学前儿童气质类型不同,对家长和儿童的发展是一个挑战,可影响人际交往、社会行为和处理情绪问题的方法。反应强烈的儿童遇到分离或挫折时反应可能较极端,而情绪积极、善于表达的儿童,即使焦虑也不易发生问题。难养型儿童往往不易管教,有攻击性、对立、行为退缩;而易养型儿童表现为顺从、易管教、喜欢交往。当然,学前儿童的行为也受到家庭养育方式的影响,而且和婴儿时期形成的依恋类型有关。了解儿童气质类型能促使不同的儿童在外界环境中朝较好的方向发展,引导儿童获得新的成果与经验。

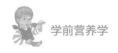

(五) 社会性发展

1. 自我意识

3～5岁儿童开始发展自我意识,能作简单的自我介绍,能独立意识到自己的内心活动,能恰当地评价自己的情感态度,逐渐形成自我满足、自尊、自信等性格特征。家长尊重、鼓励、支持儿童有助于儿童积极的自我意识产生。对儿童过分保护、控制或忽视、冷漠则形成儿童消极和自卑的自我意识。有积极自我意识的儿童为满足自己的需要可努力采取行动改变周围环境。4岁儿童已建立自尊感,5～6岁可有意识进行比较,进行自我评价,评价他人。随年龄增长,对自我的评价会逐渐客观。家长常将儿童与其他儿童比较,会使儿童有自卑感。家长教育学龄前儿童时,应注意培养其独立性、主动性。

2. 社会行为表现

2～3岁儿童可拿自己的玩具去安慰其他儿童,随年龄增长,利他性的发展是儿童发展友谊关系的基础,3～4岁儿童能与几个同伴建立友谊,持续数月。儿童的友谊是表面化的,多数是与同性别的儿童产生友谊。3～4岁儿童受到挫折时喜欢扔东西或用拳头打人,以躯体性攻击为主。4岁后躯体攻击减少,言语攻击增多。男童的攻击性更强,多为躯体性攻击。随着儿童沟通能力以及组织能力增强,攻击性行为逐渐减少。攻击的产生与强化和模仿有关,比如家长体罚儿童。此外,攻击后达到目的而未受到惩罚,可强化儿童以攻击作为解决问题的手段。

3. 性别感发展

2岁多儿童可从外表区分性别,4～5岁儿童能较准确地理解性别的概念。3～4岁儿童选择玩具及活动特点有明显的性别倾向,5～6岁认识到性别的永恒性。男童和女童间的相处方式也有差异:女童间比较互相支持,易达成一致;男童间更喜欢限制、命令别人。

4. 道德发展

出生后五年为"前道德期",儿童可用语言调节自己的行为,并逐渐将语言内化为道德意识。儿童产生情感共鸣是道德情感发展的基础。3岁儿童表现出对规则感兴趣,并逐渐学习遵守规则,对伤害他人的行为感到内疚。随着自我概念发展,儿童感到自己应受到尊重,如过多内疚和羞愧的儿童可感到自己是道德失败者。成人适当地利用"表扬-奖励""表扬-说明"方法,可促使儿童道德认识成熟。

三、儿童筛查性智力测试

(一) 丹佛发育筛查测试

1. 适用范围
用于0～6岁儿童智能发育水平监测,最适合年龄为4.5岁前,可作为精神发育迟缓的筛查工具。

2. 量表设计
量表包括105个项目,分为4个能区:个人-社会,精细动作-适应性,语言,粗大运动。

3. 测试方法
从年龄线左侧开始测试,每个能区应测试至少3个项目,然后向右测试,测试切年龄线的所有项目。每个项目可重复测试3次。通过以"P"表示,失败以"F"表示,拒绝测试或不合作以"R"表示,儿童无机会或无条件表演用"NO"表示。

4. 结果判断
测试结果有异常、可疑、正常及无法解释4种。异常:包括两种情况,第一种是2个或更多的能区,每个能区有 2 项或更多的发育延迟,第二种是 1 个能区有 2 项或更多的发育延迟,加上 1 个能区或更多的能区有 1 项发育迟缓和该能区切年龄线的项目,均为"F"。可疑:有两种情况,第一种是 1 个能区有 2 项或更多的发育迟缓,第二种是 1 个能区或更多的能区有 1 项发育迟缓和该能区切年龄线的项目,均为"F"。无法解释:"NO"的项目多,结果无法评定。正常:无上述情况。结果异常、可疑或无法解释的儿童须 1 月后复查,如结果仍异常、可疑或无法解释时,应及时转诊。

5. 量表优缺点

工具简单、易掌握、评分方便、测试时间短,但 4 岁以上项目较少,部分内容不适合中国国情。

(二) 0～6 岁智能发育筛查测试(Development Screening Test, DST)

1. 适用范围

0～6 岁儿童智能发育水平的监测,可作为精神发育迟缓的筛查工具。

2. 量表设计

共 120 个项目,包括运动、社会适应、智力 3 个能区。根据 3 个能区得分计算出发育商,根据智力能区得分计算出智力商数。

3. 结果判断

正常:得分>85。可疑:得分 70～84。异常:得分<70。

4. 量表优缺点

DST 适合中国国情,增加了 4 岁后项目,可进行定性和定量双重分析,但尚须得到国际认可。

(三) Peabody 图片词汇测试(Peabody Picture Vocabulary Test, PPVT)

1. 适用范围

4～9 岁儿童。

2. 测试设计

原测试由 150 张图片组成,我国修订为 120 张,每张图片由 4 张不同黑白线条图组成。

3. 测试方法与结果判断

儿童听主试者读词指出与之相符的一张图,答对 1 图得 1 分,连续 8 张图片有 6 张答错时测试终止。答对的题总数为儿童测试初分,查表转为智龄、智商和百分位数。

4. 量表优缺点

测试时间短,操作简便,用于研究正常、智力落后、情绪失调、语言表达障碍或运动障碍的儿童智力水平,侧重语言理解能力,部分反映儿童听觉能力、视觉能力、词汇理解能力、注意力和记忆力。缺点是不能用于听力或视力异常的儿童,结果不能全面反映儿童智力水平。

(四) 瑞文测试

1. 适用范围

5～75 岁儿童与成人。

2. 测试设计

标准型矩阵图,由 6 个单位 72 幅图构成。每个测试题为一抽象图案或一系列无意义图案构成一个方阵,受试者从下面 6 小块或 8 小块截片中选择一图片与整体结构正确匹配。

3. 结果判断

答对 1 题得 1 分,最高为 72 分,根据原始分和儿童年龄查表得到量表分,计算得出 Z 值、百分位和

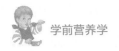

智商。

4. 量表优缺点

受试者的语言、读、写能力不影响测试结果,用于个体或群体测试。我国目前的几种瑞文测试版本(见图1-3-1)测得智商高于韦氏量表测得的智商一个等级(约10分)。

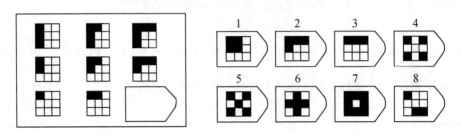

图1-3-1 瑞文测试例图(正确答案3)

四、儿童筛查性运动测试

(一) 全身运动质量评估(General Movements assessment,GMs)

1. 适用范围

出生至4月龄的婴儿。

2. 测试设计

专业人员用正常GMs发育历程,即早产儿GMs阶段、扭动运动阶段(WM)和不安运动阶段(FMs)观察或记录分析婴儿自发运动情况,判断儿童远期运动发育情况。

3. 结果判断

异常GMs:痉挛-同步性GMs,混乱性GMs,异常性不安运动,不安运动缺乏。

4. 量表优缺点

GMs对脑瘫的早期预测敏感性和特异性较高。GMs评估以主观判断为主,因此测试者需获得欧洲GM TRUST合格证书。

(二) 儿童发育性运动协调障碍问卷

1. 适用范围

5~15岁儿童。

2. 测试内容

包括15个与儿童年龄相关的动作协调发展项目。

3. 结果判断

分为"与运动控制能力相关""精细运动和书写能力""一般协调"3个因素。每个因素的评估不能提示儿童有发育性运动协调障碍,当每个因素的评估与其他因素有关,同时与正式和非正式的评估结果比较支持存在特殊运动问题时,提示儿童有发育性运动协调障碍。

4. 量表优缺点

完成时间短,因可打电话询问家长,可靠性受影响。

五、儿童筛查性语言测试——早期语言发育进程量表

1. 适用范围

0～35 月龄婴幼儿。

2. 量表设计

量表共 59 项,分 A、B、C 三个部分:A 为语音和语言表达部分,共 26 项;B 为听觉感受和理解部分,共 20 项;C 为与视觉相关的理解和表达部分,共 13 项。C 部分适用于 0～19 月龄儿童。

3. 结果判断

每项 1 分,各部分得分与常模的百分位分数进行比较,总分≤P10 为异常,总分＞P10 为正常,如总分＝P10,而该年龄组的 P10 和 P25 相等,则为可疑。19 月龄幼儿 C 部分得分达到 13 分为正常,小于 13 分为异常。

4. 量表优缺点

可对儿童语言能力进行评估,作为制定语言干预目标的依据;可协助对单纯性语言迟缓儿童与精神发育迟滞、孤独症儿童进行鉴别,但需与其他语言发育筛查进行相关性研究。

六、儿童适应性行为测试——婴儿—初中学生社会生活能力量表

1. 适用范围

6 月龄至 14、15 岁儿童。

2. 测试内容

分为独立生活能力、运动能力、职业能力、沟通能力、社会化、自我管理 6 个部分。量表中所有项目按照从易到难排列。按照儿童实际年龄选择相应的年龄段开始测试,如连续 10 项通过则可继续测试,直至连续 10 项未通过终止。

3. 结果判断

询问家长判断,1 项 1 分,按照年龄和总分查表转换为标准分。判断标准:非常优秀为≥13 分,优秀 12 分,高常 11 分,正常 10 分,边缘 9 分,轻度低下 8 分,中度低下 7 分,重度低下 6 分,极重度低下≤5 分。

4. 量表优缺点

该量表操作简单、易培训、费时少,是智力低下诊断的必备量表,但是适用年龄跨度大,两端项目少。

七、儿童诊断性智力测试

(一) 中国韦氏智力量表

1. 适用范围

中国韦氏幼儿智力量表(C-WYCSI)适合 3.5 岁至 6 岁 11 个月的儿童,中国韦氏儿童智力量表(C-WISC)适合 6.5 岁至 16 岁 11 个月的儿童。

2. 量表内容

两套测验内容编排相似,难度不同,主要测试儿童一般智力水平、言语和操作水平以及各种具体能

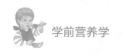

力,包括计算、记忆、抽象思维等。中国韦氏幼儿智力量表包括言语和操作两个分量表及 11 个分测验:言语量表包括常识、词汇、算术、理解、类同和背诵语句;操作量表包括动物房、画图填缺、迷宫、几何图案和木块拼图。中国韦氏儿童智力量表包括言语和操作两个分量表及 12 个分测验:言语量表包括知识、领悟、算术、分类、背数和词汇;操作量表包括译码、填图、积木、图片排列、拼图、迷津。中国韦氏幼儿和儿童智力量表分测验结构见表 1-3-2。

表 1-3-2　中国韦氏幼儿和儿童智力量表分测验结构

分量表和分测验	韦氏幼儿智力量表 (3 岁半至 6 岁 11 个月)	韦氏儿童智力量表 (6 岁半至 16 岁 11 个月)	功能
言语分量表			
常识/知识	√	√	测试一般知识兴趣及长时记忆能力
背诵/背数	√	√	测试短时听觉记忆、注意力;倒背部分还测试心理过程的可塑性
词汇	√	√	测试言语表达能力、长时记忆能力
算术	√	√	测试心算、短时记忆力和注意力
理解/领悟	√	√	测试对所掌握的实用知识的应用能力以及应用既往经验的能力;测试社会适应程度和行为准则、社会成熟度和判断能力
类同/分类	√	√	测试抽象概括和逻辑推理能力
操作分量表			
动物房	√		测试视觉-运动速度和协调能力、短时记忆和注意力、学习能力
几何图案	√		测试感知觉、视觉-运动组织能力
图画填缺/填图	√	√	测试视觉分析和转换能力、视觉再认能力(长时视觉记忆)
迷宫/迷津	√	√	测试计划性和知觉组织能力、视觉-运动协调能力
木块拼图/积木	√	√	测试空间关系、空间结构和视觉-运动协调能力,非言语概念形成和逻辑推理能力
译码		√	测试学习新联想的能力、手眼协调能力、短时记忆和注意力
拼图		√	测试想象力、利用线索能力和手眼协调能力
图片排列		√	测试预测结果和计划行动能力、时间和空间概念、部分与整体和逻辑联想能力

3. 结果判断

将各分测验得分累加的粗分转换为量表分,各分量表分相加获得言语量表分、操作量表分和全量表分,查表获得言语智商、操作智商和总智商。

4. 量表优缺点

测试时间长,量表起点难以评估低智力儿童水平,结果分析解释较复杂。

(二)格里菲斯精神发育量表

1. 适用范围

0~8 岁儿童。

2. 量表内容

包括运动、个人-社会、听力与语言、手眼协调、视觉表现和实际推理 6 个领域的测试。量表项目从易到难排列,分量表测评结果可评估与比较儿童各领域能力,详见表 1-3-3。

表 1-3-3 格里菲斯精神发育量表结构

测试领域	内容	功能
A 领域: 运动	体能与力量 敏捷性与灵活性 深度感觉 大运动协调能力 视觉与大运动协调性 平衡	评估儿童粗大运动技能,包括平衡性和协调控制动作能力
B 领域: 个人-社会	社会技巧——自我概念 社会技巧——交往技巧 社会技巧——做家务技巧 自我技巧——穿衣 自我技巧——进食、喝水 自我技巧——自我照顾	评估儿童生活能力、独立程度和与其他儿童交往能力
C 领域: 听力与语言	接受性语言 基本概念/概念化 知识(综合的、语言的和应用的) 记忆 推理(词语和语义) 表达性语言	评估儿童接受和表达语言的能力
D 领域: 手眼协调	认识形状 创造性 双侧协调性	评估儿童精细运动技巧、手的灵巧性和视觉追踪能力
E 领域: 视觉表现	型号辨别 形状辨别(低难度) 形状辨别(高难度) 手灵活性(定时) 视觉空间推理	评估儿童视觉空间能力,包括速度及准确性
F 领域: 实际推理	道德、社会、推理 顺序推理 比较推理 概念信息 构成综合功能性认识要素	评估儿童解决实际问题的能力,对数学基本概念的理解及有关道德和顺序问题的理解

3. 测试方法

测试者按照各领域的项目操作,若被测试儿童在某一领域中连续通过 6 个、无 1 个失败,或连续 6 个失败、无 1 个通过时中止测试。根据测评项目通过数目计算原始分,再转换成量表分查表。

4. 量表优缺点

可测试儿童认知或智力水平,也可了解儿童发育水平。每个测试领域都标准化,能更可靠和准确地跨领域比较儿童能力。

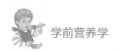
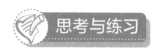 **本章小结**

　　儿童体格生长发育是一个复杂的生物学过程,不同系统的发育有先后顺序、各具特点。每个儿童生长发育都有差异,同一个体在不同年龄段也有不同的特点。儿童心理行为的"发育年龄"可与"生理年龄"不一致,学前儿童心理行为正常发育是成年时心理健康的起点,决定一个人一生的心理素质,也是儿童保健的重要组成部分。了解学前儿童体格和心理行为的发育特点,有利于提高家长育儿技能,有助于专业人员为学前儿童身心健康发展保驾护航。

思考与练习

一、单选题

1. 儿童生长发育的规律不包括(　　　)。
　　A. 两个高峰期　　　　　　　　　　B. 个体差异
　　C. 连续性、非匀速性、阶段性　　　　D. 各器官系统发育不平衡
　　E. 自下而上

2. 儿童体重出生后前半年增长较快,出生后 3 个月的体重约为出生体重的(　　　)。
　　A. 0.5 倍　　　　　B. 1 倍　　　　　C. 1.5 倍　　　　D. 2 倍
　　E. 3 倍

3. 有关正常儿童骨化中心的发育,下列哪项是错误的?(　　　)
　　A. 出生时腕部无骨化中心
　　B. 出生时足踝部已有跟骨、距骨和胫骨的骨化中心
　　C. 婴儿早期腕部骨化中心有 4 个
　　D. 10 岁时腕部骨化中心出齐,共 10 个
　　E. 1~9 岁腕部骨化中心的数目约为其岁数加 1

4. 按照生长发育的规律,婴儿的动作发育是按以下哪个顺序完成的?(　　　)
　　A. 抬头—翻身—独坐—站—走　　　　B. 翻身—抬头—独坐—站—走
　　C. 抬头—爬—独坐—翻身—走　　　　D. 翻身—独坐—抬头—扶站—爬
　　E. 扶坐—抬头—翻身—独坐—走

5. 一位母亲带了一位 1 岁的正常男孩进行体格检查,测得的头围应该是(　　　)。
　　A. 38 cm　　　　　B. 40 cm　　　　　C. 46 cm　　　　D. 48 cm
　　E. 50 cm

6. 第 5 题中,男孩的身长大约为(　　　)。
　　A. 60 cm　　　　　B. 65 cm　　　　　C. 70 cm　　　　D. 75 cm
　　E. 80 cm

7. 一名男孩,营养状况良好,开始会用勺子吃饭,会指出简单的物品和图片,能双脚跳。该男孩最可能的年龄是(　　　)。
　　A. 1.5 岁　　　　　B. 2 岁　　　　　C. 3 岁　　　　D. 3.5 岁
　　E. 4 岁

8. 第 7 题中的男孩的头围大约为（　　）。

　　A. 36 cm　　　　　　B. 38 cm　　　　　　C. 40 cm　　　　　　D. 46 cm

　　E. 48 cm

9. 一名男孩，12 岁，学习成绩差，身材矮小，医生为其测上部量及下部量，上部量指测量（　　）。

　　A. 头顶至坐骨结节的距离　　　　　　　B. 头顶至耻骨联合上缘的距离

　　C. 头顶至耻骨联合下缘的距离　　　　　D. 头顶至脐部的距离

　　E. 头顶至脐与耻骨联合中点的距离

10. 需要评价第 9 题中的男孩的智能发育情况，可以选用哪种测试？（　　）

　　A. Gesell 发育量表　　　　　　　　　B. Wechsler 学前及初小儿童智能量表

　　C. Wechsler 儿童智能量表　　　　　　D. Bayley 发育量表

　　E. 绘人测试

二、简答题

1. 简述学前儿童体格生长规律。

2. 简述学前儿童皮肤发育特点。

3. 简述婴幼儿思维的发展特点。

4. 简述婴幼儿运动发展规律。

教学课件

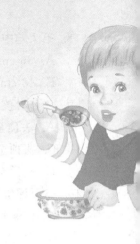

第二章
学前儿童营养需要

章节导读

本章主要介绍学前儿童营养需要,包括能量、蛋白质、脂类、碳水化合物、矿物质、维生素、水和膳食纤维。重点介绍各营养素定义及分类、生理功能、食物来源及供给量。

学习目标

1. 识记:营养素的概念和分类。
2. 理解:营养素的生理功能及缺乏或过量的表现。
3. 运用:评估学前儿童营养素需要量。

内容结构

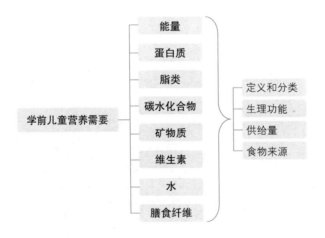

第一节 能 量

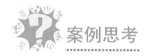

案例思考

张妈妈带着 3 岁大的儿子小明去社区常规体检。医生发现,小明面色略苍黄,皮下脂肪较薄,肋骨轻度外翻。身高体重分别是 92.5 cm 和 13 kg,同时血常规显示血红蛋白 99 g/L。医生仔细询问了小明平时饮食摄入量,发现他挑食明显,主食吃得少,尤其不喜欢吃肉类和蔬菜,且很少喝奶。很明显,小明的营养状况出了问题。对于学前儿童,他们的营养需要至关重要,如果不能满足,则可能影响生长发育。

按照儿童标准生长曲线百分位数评估,目前小明的身高和体重已处于同年龄同性别儿童生长曲线的P10~P25,低于正常范围。挑食明显,往往导致能量摄入不足。来源于食物的能量是人体维持生命、进行活动和保证正常生理功能所必需的。学前儿童如发生日常能量供给短缺,则会影响生长发育。

请思考:饮食摄入不足会给学前儿童造成哪些营养素缺乏问题?

一、能量来源

人体所需要的能量来源于食物中的碳水化合物、脂肪、蛋白质,统称为"产能营养素"或"热原质"。碳水化合物是人体主要能量来源,人体所需的 60% 以上的能量由食物中的碳水化合物提供。除此以外,脂肪也是重要的能源物质,但它不能在人体缺氧条件下供给能量。在特殊情况下,如长期不能进食或能量消耗过多时,人体所需能源物质供能不足,消耗大量体内糖原和储存脂肪之后,将依靠组织蛋白质分解产能,以维持机体的需要。

每克产能营养素在体内氧化所产生的能量值称为"食物的热价"或"食物的能量卡价",也称"能量系数"。一般混合膳食中碳水化合物、脂肪和蛋白质的吸收率分别按 98%、95% 和 92% 计算,三种产能营养素在体内氧化产生实际可利用的能量为:1 g 碳水化合物,17.15 kJ×98%=16.81 kJ(4.0 kcal);1 g 脂肪,39.54 kJ×95%=37.56 kJ(9.0 kcal);1 g 蛋白质,18.2 kJ×92%=16.74 kJ(4.0 kcal)。

二、能量消耗

能量消耗主要由基础代谢、食物热效应、体力活动和生长发育期儿童及孕妇、乳母对能量的需求构成。

(一)基础代谢

人体在维持呼吸、心跳、体温、消化道蠕动、神经腺体分泌等最基本生命活动情况下的能量代谢就

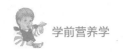

是基础代谢,婴幼儿每天大约60%的能量消耗来源是基础代谢。影响基础代谢的因素很多,包括体表面积、年龄、性别、激素水平、季节和劳动强度等。年龄越小,相对基础代谢率越高。小于1岁的婴儿,每天基础代谢约为230 kJ(55 kcal)/kg体重,7岁儿童约为184 kJ(44 kcal)/kg体重。

(二) 食物热效应

由于进食而引起能量消耗额外增加的现象称为食物热效应,以往称为食物特殊动力作用。不同产能营养素的食物热效应不同:碳水化合物的热效应可使能量消耗增加5%～6%,脂肪增加4%～5%,而蛋白质的热效应最高,为30%～40%。一般混合膳食的热效应为基础代谢的10%。为了保存体内营养储备,进食时必须考虑食物热效应额外消耗的能量,使摄入的能量与消耗的能量保持平衡。

(三) 体力活动

生理情况相似的人,基础代谢消耗也相似,但体力活动可能会有较大的差距。机体任何轻微的活动都可以提高代谢率,运动或劳动时耗氧量显著增加。影响体力活动能量消耗的因素众多,如:肌肉越发达者,能量消耗越多;体重越重者,能量消耗越多;劳动强度越大、持续时间越长,能量消耗也越多。此外,工作熟练程度高者能量消耗较少。通常体力活动所消耗的能量占人体总能量消耗的15%～30%。

(四) 生长发育

处于生长发育期的儿童,每天能量消耗还应包括生长发育所需要的能量。婴幼儿体重每增长1 kg,消耗约500 kcal的能量,占总能量的25%。此外,孕妇能量消耗则应包括胎儿发育所需的能量。

(五) 其他

情绪和精神状态也影响基础代谢率。比如,精神紧张地工作可使大脑活动加剧,能量代谢增加3%～4%。

三、学前儿童膳食能量需要量

根据《中国居民膳食营养素参考摄入量》2013版[①]的推荐,学前儿童能量需要量见表2-1-1。

表2-1-1　学前儿童每日膳食中能量需要量(kcal/d)

人群(年龄)	轻体力活动水平		中体力活动水平		重体力活动水平	
	男	女	男	女	男	女
0～6个月	—	—	90 kcal/kg/d	90 kcal/kg/d	—	—
7～12个月	—	—	80 kcal/kg/d	80 kcal/kg/d	—	—
1岁	—	—	900	800	—	—
2岁	—	—	1 100	1 000	—	—
3岁	—	—	1 250	1 200	—	—
4岁	—	—	1 300	1 250	—	—
5岁	—	—	1 400	1 300	—	—
6岁	1 400	1 250	1 600	1 450	1 800	1 650

---

① 程义勇.《中国居民膳食营养素参考摄入量》2013修订版简介[J].营养学报,2014,36(4):313—317.

四、能量食物来源

普遍存在于各种食物中的碳水化合物、脂肪和蛋白质，是人体的能量来源。其中碳水化合物和脂肪是主要的产能营养素。粮谷类和薯类食物含碳水化合物较多，是膳食能量最经济的来源。油料作物和动物性食物富含脂肪。蛋白质可以产能，但不作为主要供能营养素，其主要的生理功能是构成和修复人体组织。动物性食物一般比植物性食物含有更多的脂肪和蛋白质。大豆和坚果类含丰富的油脂和蛋白质，蔬菜和水果一般含能量较少。

第二节　蛋　白　质

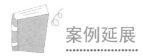
案例延展

肉类和奶类是人体非常重要的优质蛋白质来源，尤其对于生长发育期的学前儿童而言。显然，不喜欢吃肉和喝奶的小明已经发生身高和体重的落后。蛋白质是生命的基础，是构建人体组织的基本材料，与人体生长发育及健康存在非常密切而重要的关系，因此保证每日蛋白质的摄入对学前儿童尤为重要。

一、蛋白质组成和分类

(一) 蛋白质元素组成

蛋白质是由碳、氢、氧、氮和硫组成。一些蛋白质还含有磷、铁、碘、锰和锌等元素。由于碳水化合物和脂肪中不含氮，因此蛋白质是人体氮的唯一来源。任何生物样品中，每克氮相当于 6.25 g 蛋白质。

(二) 氨基酸

氨基酸是组成蛋白质的基本单位。按化学结构式，氨基酸可以分为脂肪族氨基酸、芳香族氨基酸和杂环氨基酸。按营养学特点，可以分为必需氨基酸、非必需氨基酸和条件必需氨基酸。构成人体蛋白质的氨基酸共有 20 种。

1. 必需氨基酸

必需氨基酸是指不能在人体内合成或合成速度不能满足人体需求，必须由食物供给的氨基酸，包括 8 种：亮氨酸、异亮氨酸、赖氨酸、苏氨酸、蛋氨酸、色氨酸、苯丙氨酸和缬氨酸。对于婴儿而言，组氨酸也是其必需氨基酸。

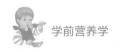

2. 非必需氨基酸

能在体内合成的氨基酸则称为非必需氨基酸。非必需氨基酸并非体内不需要,只是可以在体内合成,食物中缺少了也无妨,包括甘氨酸、天门冬氨酸、天门冬酰胺、谷氨酸、谷氨酰胺、脯氨酸、丝氨酸、精氨酸、胱氨酸和丙氨酸共10种。相对而言,精氨酸也是学前儿童的必需氨基酸,主要是由于体内合成精氨酸的能力有限。

3. 条件必需氨基酸

半胱氨酸和酪氨酸在体内可分别由蛋氨酸和苯丙氨酸转变而成,如果膳食中能直接提供这两种氨基酸,则人体对蛋氨酸和苯丙氨酸的需要量可分别减少30%和50%。所以半胱氨酸和酪氨酸称为条件必需氨基酸或半必需氨基酸。

(三) 蛋白质分类及互补作用

营养学上,根据营养价值将蛋白质分为完全蛋白质、半完全蛋白质和不完全蛋白质。

1. 完全蛋白质

完全蛋白质指所含必需氨基酸种类齐全、数量充足、比例适当,不但能维持成人的健康,还能促进儿童生长发育的蛋白质,如乳类中的酪蛋白、乳白蛋白,蛋类中的卵白蛋白,肉类中的白蛋白,大豆中的大豆蛋白,小麦中的麦谷蛋白,玉米中的谷蛋白等。

2. 半完全蛋白质

半完全蛋白质指所含必需氨基酸种类齐全,但有的数量不足、比例不适当,可以维持生命,但不能促进生长发育的蛋白质,如小麦中的麦胶蛋白。

3. 不完全蛋白质

不完全蛋白质指所含必需氨基酸种类不全,既不能维持生命,也不能促进生长发育的蛋白质,如玉米中的玉米胶蛋白,动物结缔组织和皮肤中的胶质蛋白,豌豆中的豆球蛋白等。

两种或两种以上食物蛋白质混合食用,其中所含有的必需氨基酸取长补短,相互补充,达到较好的比例,从而提高蛋白质利用率的作用,称为蛋白质互补作用。为充分发挥食物蛋白质的互补作用,在调配膳食时,应遵循以下三个原则:第一,食物的生物学种属越远越好,如动物性和植物性食物之间的混合比单纯植物性食物之间的混合要好;第二,搭配的种类越多越好;第三,食用时间越近越好,同时食用最好,因为单个氨基酸在血液中的停留时间约4小时,然后到达组织器官,再合成组织器官的蛋白质,而合成组织器官蛋白质的氨基酸必须同时到达才能发挥互补作用,合成组织器官蛋白质。在幼儿膳食指导中应注重多样化、种类丰富、粗细粮相结合、荤素搭配。可以有多种植物性食物混合,如除主食米饭外,可以定期添加豆粥、面食等提高食物营养价值;也可以植物性食物与动物性食物混合食用,如荠菜虾肉馄饨、青椒肉丝等,同样可达到此作用。

二、蛋白质生理功能

(一) 构成机体组织和修复组织

蛋白质是构成机体组织、器官的重要成分,人体各组织、器官无一不含蛋白质。在人体瘦组织中,比如肌肉组织和心、肝、肾等器官均含有大量蛋白质;骨骼、牙齿,乃至指、趾甲也含有大量蛋白质;细胞中除水分外,蛋白质约占细胞内物质的80%。因此,构成机体组织、器官的成分是蛋白质最重要的生理功能。身体的生长发育可视为蛋白质的不断积累过程,这对生长发育期的儿童尤为重要。此外,人体内各种组织细胞的蛋白质始终在不断更新。例如,人体血浆蛋白质的半寿期约为10天,肝中大部分蛋白质的半寿期为1～8天,某些蛋白质的半寿期只有数秒钟。只有摄入足够的蛋白质才能维持组织更新。身体受伤后也需要蛋白质作为修复材料。

人体蛋白质处于不断合成和分解的动态平衡之中。每天成人体内蛋白质大概有3%被更新。学前儿童正处于生长发育关键期,对蛋白质的需求量更大,使其处于摄入量大于排出量的正氮平衡状态,才能促进良好的生长发育。

(二)调节生理功能

蛋白质在体内是构成多种具有重要生理活性物质的成分,参与调节生理功能。机体生命活动之所以能有条不紊地进行,有赖于这种蛋白质多种生理活性物质的调节。例如,核蛋白构成细胞核并影响细胞功能,酶蛋白具有促进食物消化、吸收和利用作用,免疫蛋白具有维持机体免疫功能的作用,血液中的脂蛋白、运铁蛋白、视黄醇蛋白具有运送营养素的作用,血红蛋白具有携带和运送氧的功能。近年来研究发现,蛋白质降解形成的肽类也具有特有的生理活性功能。

(三)供给能量

蛋白质在体内分解成氨基酸后,经脱氨基作用生成α-酮酸,可以直接或间接经三羧酸循环氧化分解,同时释放能量,是人体能量来源之一。但是,蛋白质的这种功能可以由碳水化合物、脂肪所代替。因此,供给能量是蛋白质的次要功能,当碳水化合物和脂肪供能不足时,体内蛋白质才分解供给能量。

三、学前儿童膳食蛋白质供给量

(一)氮平衡

蛋白质是体内各种含氮物质的主要来源,通过测定摄入食物与排出物的含氮量可以了解机体对摄入蛋白质的利用情况。营养学上将反映蛋白质摄入量与排出量之间的关系称为氮平衡,能了解体内组织蛋白分解代谢和合成代谢的动态平衡情况。通常用如下公式表示:$B = I - (U + F + S)$,其中,B为氮平衡状况,I为食物摄入氮,U为尿液中排泄的氮,F为粪便中排泄的氮,S为皮肤排泄的氮。

当摄入氮和排出氮相等时为零氮平衡,健康成人应维持零氮平衡并富余5%。如摄入氮多于排出氮则为正氮平衡,儿童处于生长发育期、妇女怀孕、患者康复时,以及运动、劳动等需要增加肌肉时均应保证适当的正氮平衡,以满足机体对蛋白质的需要。摄入氮少于排除氮则为负氮平衡,人在饥饿、疾病及老年时等,一般处于负氮平衡。对于处于生长发育迅速期的学前儿童,负氮平衡会影响其生长发育。

(二)学前儿童蛋白质参考摄入量

按能量计算,蛋白质摄入量应占总能量摄入量的10%～12%,儿童和青少年为12%～14%。根据《中国居民膳食营养素参考摄入量》2013版[①]的推荐,学前儿童每天膳食蛋白质参考摄入量见表2-2-1。

表2-2-1　学前儿童每日膳食蛋白质参考摄入量(g/d)

人群(年龄)	男	女
0～6个月	9(AI)	9(AI)
7～12个月	20	20
1岁	25	25

---

① 程义勇.《中国居民膳食营养素参考摄入量》2013修订版简介[J].营养学报,2014,36(4):313—317.

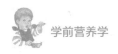

（续表）

人群（年龄）	男	女
2岁	25	25
3岁	30	30
4岁	30	30
5岁	30	30
6岁	35	35

注：AI，即适宜摄入量，adequate intake。

四、蛋白质食物来源

蛋白质的食物来源主要可分为植物性蛋白质和动物性蛋白质两大类。

（一）植物性食物及其制品

植物性食物中谷类含蛋白质 10％ 左右，蛋白质含量不算高，且其必需氨基酸中有一种或多种含量低，如赖氨酸、蛋氨酸、苏氨酸和色氨酸等，因此营养价值也相对较低，可以通过搭配其他食物食用，实现蛋白质互补作用，提高营养价值。谷类是人们的主食，因此仍然是膳食蛋白质的主要来源。豆类含有丰富的蛋白质，特别是大豆含蛋白质高达 36％～40％，氨基酸组成也比较合理，在体内利用率较高，是植物蛋白质中非常好的蛋白质。除此以外，一些坚果如花生、核桃、杏仁和莲子等也含有 15％～30％ 的蛋白质。

（二）动物性食物及其制品

动物性食物包括肉类、鱼虾类和奶蛋类，其蛋白质接近人体所需各种氨基酸的含量，是人类膳食蛋白质良好的来源。蛋类含蛋白质 11％～14％，是优质蛋白质的重要来源。奶类（牛奶）一般含蛋白质 3.0％～3.5％，是婴幼儿除母乳外蛋白质的最佳来源。肉类包括禽、畜和鱼的肌肉，新鲜肌肉含蛋白质 15％～22％，肌肉蛋白质营养价值优于植物蛋白质，也是人体蛋白质的重要来源。

为改善膳食蛋白质质量，在膳食中应保证有一定数量的优质蛋白质，包括动物性蛋白质和大豆蛋白质，一般要求这两者应占膳食蛋白质总量的 30％～50％。

 拓展阅读

食物蛋白质的营养评价[1]

营养学上，评价食物蛋白质的营养价值主要从"量"和"质"两方面进行，对食物蛋白质含量、消化吸收和被人体利用程度等方面进行测定。

1. 食物蛋白质含量是其营养价值的基础，但由于蛋白质种类很多，直接测定非常困难，一般采用测定食物中含量比较恒定的氮来反映蛋白质含量。所测定食物中的总氮乘以 6.25，即得蛋白质含量。

---

① Barbara A，Bowman and Robert M，Russell. 现代营养学[M]. 荫士安，汪之顼，王茵，等译. 北京：人民卫生出版社，2013.

2. 食物蛋白质消化率是评价食物蛋白质营养价值的生物学方法之一,是指在消化道内被吸收的蛋白质占摄入蛋白质的百分数,是反映食物蛋白质在消化道内被分解和吸收程度的一项指标。该指标受到蛋白质性质、膳食纤维、多酚类物质和酶反应等因素影响。一般动物性食物的消化率高于植物性食物。

3. 蛋白质利用率是指食物蛋白质被消化吸收后在体内被利用的程度,包括蛋白质功效比值和生物价。其中生物价更为常用,是反映食物蛋白质消化吸收后被机体利用程度的一项指标。生物价越高,说明蛋白质被机体利用率越高,即蛋白质的营养价值越高,最高值为100。比如,鸡蛋蛋白质的生物价为94,脱脂牛奶为85,猪肉为74,而白面粉为52。

第三节　脂　类

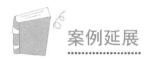 案例延展

脂肪是重要的供能来源,且是产能最高的营养素。挑食偏食明显的小明,所需能量就不能得到充足的保证,势必影响身高和体重。

一、脂类种类

脂类是脂肪和类脂的总称,是一大类具有重要生物学作用的化合物。其共同特点是溶于有机溶剂而不溶水。

(一) 脂肪

脂肪是由1分子甘油和3分子脂肪酸组成的三酰甘油或甘油三酯,又称为中性脂肪,约占膳食脂肪的98%。常温下呈固态的膳食脂肪称为脂,呈液态的称为油。脂肪分解后生成的脂肪酸,是构成甘油三酯的基本单位,具有很强的生物活性并发挥各种生理功能。人体脂肪含量可以有较大的变动,主要是因为常受营养状况和体力活动等因素的影响,多吃碳水化合物和脂肪,体内脂肪含量增加,饥饿则减少。当人体能量消耗较多而食物供应不足时,体内脂肪就大量动员,经血液循环运输到各组织,被氧化消耗。因其含量很不恒定,故有"可变脂"或"动脂"之称。

(二) 脂肪酸

脂肪酸是构成甘油三酯的基本单位,有多种分类方法,可以按脂肪酸碳链长度分类,也可以按脂肪酸饱和程度或空间结构位置,或是不饱和脂肪酸第一个双键的位置进行分类。各种脂肪酸的结构不同,功能也不一样,对它们的一些特殊功能的研究也是营养学上重要的研究与开发的领域。

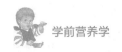

1. 根据脂肪酸碳链长度分类

根据脂肪酸碳链长度分为长链脂肪酸(含 14 碳以上)、中链脂肪酸(含 8～12 碳)和短链脂肪酸(含 2～6 碳)。膳食中的油脂普遍是以长链脂肪酸为主,可以提供人体自身不能合成的必需脂肪酸,如亚油酸和亚麻酸,是人类正常生长和维护健康所必需的。植物和海鱼能合成这些脂肪酸。

2. 根据脂肪酸饱和程度分类

根据脂肪酸碳链上相邻的两个碳原子间是否含有不饱和双键,即脂肪酸的饱和程度,可分为饱和脂肪酸和不饱和脂肪酸。根据不饱和双键的个数,不饱和脂肪酸又分为只有一个双键的单不饱和脂肪酸和含有两个或两个以上的多不饱和脂肪酸,而饱和脂肪酸在相邻的两个碳原子之间没有双键。

3. 根据脂肪酸空间结构分类

按脂肪酸空间结构则分为顺式脂肪酸和反式脂肪酸,前者联结到双键两端碳原子上的两个氢原子都在碳链的同侧,而后者联结到双键两端碳原子上的两个氢原子在碳链的不同侧。天然食物油脂的脂肪酸结构多为顺式脂肪酸,而植物油经氢化处理后其脂肪酸结构变为反式。研究表明,反式脂肪酸可以使血清低密度脂蛋白升高,而使得高密度脂蛋白降低,因此有增加心血管疾病的危险性。

4. 根据不饱和脂肪酸第一个双键的位置分类

脂肪酸分子上的碳原子用阿拉伯数字编号定位,有两种系统。Δ 编号系统从羧基碳原子算起;n 或 ω 编号系统则从离羧基最远的甲基碳原子算起,分为 n-3、n-6、n-7、n-9 系或 ω-3、ω-6、ω-7、ω-9 系脂肪酸。不饱和脂肪酸甲基端的碳原子称为 n 碳(或 ω 碳),如果第一个不饱和键所在 n 碳原子的序号是 3,则为 n-3 或 ω-3 系脂肪酸,依次类推。

（三）类脂

类脂主要包括磷脂、糖脂、类固醇等,在体内的含量较为恒定,即使肥胖患者其含量也不增多,在饥饿状态也不减少,故有"固定脂"或"不动脂"之称。

1. 磷脂

磷脂是含有磷酸根、脂肪酸、甘油和氮的化合物。体内除甘油三酯外,磷脂是最多的脂类,主要形式有甘油磷脂、卵磷脂、神经鞘磷脂等。甘油磷脂存在于各种组织、血浆中,并有少量贮存于体脂库中,是构成细胞膜的物质并与机体的脂肪运输有关。卵磷脂又称为磷脂酰胆碱,存在于蛋黄和血浆中。神经鞘磷脂则存于神经鞘。

2. 糖脂

糖脂是含有碳水化合物、脂肪酸和氨基乙醇的化合物,是构成细胞膜所必需的。糖脂包括脑苷脂类和神经苷脂。

3. 类固醇及固醇

类固醇是含有环戊烷氢菲的化合物,其中含有自由羟基者视为高分子醇,称为固醇。常见的固醇有动物组织中的胆固醇和植物组织中的谷固醇。

二、脂类生理功能

（一）脂肪

1. 供给能量

脂肪是人体能量的重要来源,1 g 脂肪在体内氧化可供给能量 37.66 kJ(9 kcal)。脂肪酸是细胞的重要能量来源,经 β-氧化有节奏地释放能量供给生命细胞应用。

2. 促进脂溶性维生素吸收

脂肪是脂溶性维生素的溶媒,可促进脂溶性维生素的吸收。有些食物脂肪也含有脂溶性维生素,如鱼肝油、奶油含有丰富的维生素 A 和维生素 D。

3. 维持体温、保护脏器

脂肪是热的不良导体,皮下脂肪可阻止体热散失,有助于御寒。在器官周围的脂肪有缓冲机械冲击的作用,可固定和保护器官。

4. 增加饱腹感

脂肪在胃内停留时间较长,使人不易感到饥饿。

5. 提高食物感官性状

脂肪可以改善食物色泽,为食物增味添香,增进食欲。

(二)类脂

类脂的主要功能是构成身体组织和一些重要的生理活性物质。例如,磷脂与蛋白质结合形成的脂蛋白是细胞膜和亚细胞器膜的重要成分,对维持膜的通透性有重要作用;鞘磷脂是神经鞘的重要成分,可保持神经鞘的绝缘性;脑磷脂大量存在于脑白质,参与神经冲动的传导;胆固醇是所有体细胞的构成成分,并大量存在于神经组织;胆固醇还是胆酸、7-脱氢胆固醇和维生素 D_3、性激素、黄体酮、前列腺素、肾上腺皮质激素等生理活性物质和激素的前体物,是机体不可缺少的营养物质。

(三)必需脂肪酸

必需脂肪酸是指机体不能合成,必须从食物中摄取的脂肪酸。人体的必需脂肪酸是亚油酸和 α-亚麻酸两种。亚油酸可在体内转变生成 γ-亚麻酸、花生四烯酸等 n-6 系的长链多不饱和脂肪酸。α-亚麻酸则作为 n-3 系脂肪酸的前体,可转变为二十碳五烯酸(EPA)、二十二碳六烯酸(DHA)等 n-3 系脂肪酸。

必需脂肪酸在体内有多种生理功能,是构成线粒体和细胞膜的重要成分,合成前列腺素的前体,参与胆固醇代谢和动物精子的形成,并能维护视力。DHA 对于婴幼儿有重要作用,对促进大脑和视网膜发育具有一定作用。但是,过多摄入必需脂肪酸也会使体内氧化物、过氧化物等增加,同样对机体产生不利影响。

三、学前儿童膳食脂肪参考摄入量

由于脂肪的需要量易受饮食习惯、季节和气候的影响,变动范围较大,很难确定人体脂肪的最低需要量。现有资料表明,满足人体需要的脂肪量是很低的,即使为了供给脂溶性维生素、必需脂肪酸以及保证脂溶性维生素的吸收等,所需脂肪亦不多,一般成人每天膳食中有 50 g 脂肪即能满足。有资料表明,亚油酸摄入量占总能量的 2.4%,α-亚麻酸占 0.5%~1% 时,即可预防必需脂肪酸缺乏症。根据《中国居民膳食营养素参考摄入量》2013 版[①]的推荐,学前儿童每天膳食总脂肪可接受范围和必需脂肪酸参考摄入量见表 2-3-1。

---

① 程义勇.《中国居民膳食营养素参考摄入量》2013 修订版简介[J].营养学报,2014,36(4):313—317.

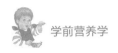
表 2-3-1　学前儿童每天膳食总脂肪可接受范围和必需脂肪酸参考摄入量

人群(年龄)	可接受范围		参考摄入量		
	总脂肪(%E)	饱和脂肪酸(%E)	亚油酸 AI(%E)	α-亚麻酸 AI(%E)	EPA+DHA AI(mg)
0~6个月	48(AI)	—	7.3(150 mg[a])	0.87	100[b]
7~12个月	40(AI)	—	6.0	0.66	100[b]
1~3岁	35(AI)	—	4.0	0.60	100[b]
4~6岁	20~30	<8	4.0	0.60	—

注:%E,即占能量的百分比;EPA,即二十碳五烯酸(Eicosapentaenoic Acid);DHA,即二十二碳六烯酸(Docosahexaenoic Acid);a 为花生四烯酸;b 为 DHA;AI,即适宜摄入量。

四、脂类食物来源

植物油、油料作物种子及动物性食物是脂肪的主要食物来源。植物脂肪和植物油含多不饱和脂肪酸较多,是必需脂肪酸较好的食物来源,因此植物来源的脂肪应不低于总脂肪量的 50%。动物性油脂,比如牛油、羊油、猪油、鸡鸭油等以饱和脂肪酸为主,相对而言不饱和脂肪酸较少,但海产品富含不饱和脂肪酸。胆固醇绝大部分存在于动物性食物中,畜肉中胆固醇含量大致相近,肥肉比瘦肉高,内脏比肥肉高,一般鱼类的胆固醇和瘦肉相近。奶类也含有一定量的胆固醇。除来自食物外,人体组织可以在肝脏和小肠合成胆固醇。此外,产生类固醇激素的内分泌腺体,如肾上腺皮质、睾丸和卵巢,也能合成胆固醇。

第四节　碳水化合物

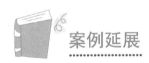
案例延展

　　还有一个非常重要的因素导致小明的身高和体重都落后,那就是主食吃得很少。主食主要是粮谷类食物,提供碳水化合物,也是我们膳食构成中能量来源的主要部分。当主食摄入不足时,会造成蛋白质消耗增加,进而发生体重减轻,最终导致营养不良。

一、碳水化合物分类

碳水化合物是一大类有机化合物,综合其在化学、生理和营养学等多方面的特点,根据碳水化合物的聚合度,膳食中主要碳水化合物可分为糖、寡糖和多糖三大类(见表 2-4-1)。

表 2-4-1　碳水化合物分类

分类	亚组	组成
糖(1~2)	单糖	葡萄糖、半乳糖、果糖
	双糖	蔗糖、乳糖、麦芽糖、海藻糖
	糖醇	山梨醇、甘露糖醇
寡糖(3~9)	低聚异麦芽糖	麦芽糊精
	其他寡糖	棉籽糖、水苏糖、低聚果糖
多糖(≥10)	淀粉	直链淀粉、支链淀粉、变性淀粉
	非淀粉多糖	纤维素、半纤维素、果胶、亲水胶质物

（一）糖

糖包括单糖、双糖和糖醇。

1. 单糖

单糖是最简单的糖,包括葡萄糖、果糖和半乳糖。

葡萄糖是自然界最丰富的有机物,是构成多种寡糖和多糖的基本单位,是机体吸收、利用最好的单糖。在血液、脑脊液、淋巴液、水果、蜂蜜和多种植物液中都以游离形式存在。葡萄糖作为原料或前体,可以合成多种活性物质,如嘌呤、嘧啶、部分氨基酸、卟啉类、胆固醇及其衍生物、糖蛋白、糖脂、糖胺等。

果糖常与蔗糖共存于水果汁和蜂蜜中,苹果和番茄中的含量也较多。果糖是天然碳水化合物中甜味最高的糖。如果以蔗糖的甜度为100,果糖的相对甜度可达120。果糖吸收后经肝脏代谢转变为葡萄糖,或转变为糖原、乳糖和脂肪被人体利用。

半乳糖几乎全部以结合形式存在,是乳糖、蜜二糖、水苏糖和棉籽糖的成分。半乳糖在动物界的分布和含量并不多,它和葡萄糖结合成的乳糖仅存在于哺乳动物的乳汁中。半乳糖也是脑苷脂、神经节苷脂和某些糖蛋白的成分。

2. 双糖

双糖是由两个相同或不同的单糖分子上的羟基脱水生成的糖苷,自然界最常见的双糖是蔗糖和乳糖,其次还包括麦芽糖、海藻糖、异麦芽糖、纤维二糖和壳二糖等。

蔗糖几乎普遍存在于植物界的叶、花、根、茎、种子和果实中,在甘蔗、甜菜和槭树汁中的含量尤为丰富,也是食品工业中最重要的甜味剂。日常用的白砂糖主要成分就是蔗糖。然而,目前发现日常摄入大量蔗糖与超重肥胖、糖尿病、龋齿、心血管疾病等发病率增加密切相关。学前儿童应控制含糖食物摄入,尤其是含蔗糖的零食和甜食,经常活动锻炼,养成刷牙漱口的习惯,减少超重肥胖和龋齿的发生。

乳糖只存在于哺乳动物乳汁中,人乳含乳糖约为7%,高于其他哺乳动物乳汁中的含量。乳糖对婴儿具有重要意义,是婴儿食用的碳水化合物主要来源,可以促进钙的吸收,也有助于婴儿肠道内双歧杆菌的生长。然而,部分婴儿和成人,由于肠道内乳糖酶数量或活性不足,大量食用乳制品可能会发生腹痛、腹泻等乳糖不耐受的症状,可以补充乳糖酶,或试食酸奶、舒化奶减少乳糖不耐受的发生。

麦芽糖是淀粉和糖原的结构成分,大量存在于发芽的谷粒,尤其是麦芽中。麦芽糖的甜度只有蔗糖甜度的二分之一,是食品工业中的重要糖原料。

3. 糖醇

常见的糖醇包括山梨醇、甘露醇、木糖醇、麦芽糖醇等。

山梨醇存在于许多植物果实中,甘露醇则在海藻、蘑菇中含量丰富,两者有着类似的消肿脱水作用。木糖醇多见于水果和蔬菜中,由于其代谢不受胰岛素调节,因而常作为甜味剂用于糖尿病患者的

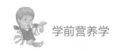

专用食品和药品中。麦芽糖醇是由麦芽糖氢化制得,是心血管疾病、糖尿病患者常用的功能性甜味剂。由于麦芽糖醇不能被口腔中的微生物利用,具有预防龋齿的作用。

(二) 寡糖

联合国粮农组织专家建议,定义糖单位≥3 和<10 聚合度为寡糖和糖的分界点。目前已知的几种寡糖,如低聚异麦芽糖、棉籽糖、水苏糖、低聚果糖、大豆低聚糖等,它们的甜度只有蔗糖的 30%~60%。

1. 低聚异麦芽糖

低聚异麦芽糖主要包括异麦芽糖、潘糖、异麦芽三糖等,主要作为支链淀粉或多糖的组成部分,在酱油、黄酒等发酵食品中少量存在。由于其可以促进人体内的双歧杆菌显著增殖,具有水溶性膳食纤维的功能和防龋齿等作用,故在医疗保健、功能性食品以及食品添加剂等行业得到广泛应用。

2. 棉籽糖和水苏糖

棉籽糖和蔗糖一样广泛分布于多种植物的种子、果实、花和根茎中,甘蔗和棉籽中含量特别多。水苏糖则多与蔗糖和棉籽糖共存。

3. 低聚果糖

低聚果糖主要存在于果蔬中,如洋葱、大蒜、香蕉等,其甜度为蔗糖的 30%~60%。它难以被人体消化吸收,但易被大肠双歧杆菌利用,是双歧杆菌的增殖因子。此外,低聚果糖也可作为防龋齿甜味剂。

4. 大豆低聚糖

大豆低聚糖是存在于大豆中的可溶性糖的总称,也存在于豇豆、扁豆、豌豆、绿豆和花生等中,主要成分是水苏糖、棉籽糖和蔗糖。其甜度为蔗糖的 70%,但能量仅为蔗糖的一半。大豆低聚糖也是肠道双歧杆菌的增殖因子,可作为功能性食品的基料,能替代蔗糖应用于多种食品中,如饮料、酸奶、冰激凌等。

(三) 多糖

多糖一般不溶于水,不形成结晶,无甜味,无还原性。在酶或酸的作用下,最终被分解为单糖。根据营养学的分类方法,多糖包括淀粉和非淀粉多糖。

1. 淀粉

淀粉由葡萄糖以不同的聚合方式形成,分为直链和支链淀粉。淀粉经改性处理后可形成各种变性淀粉。

直链淀粉又称糖淀粉,在天然食品中含量约占淀粉成分的 19%~35%。支链淀粉又称为胶淀粉,在食物淀粉中一般占 65%~81%。支链淀粉含量与食物品质有很大关系,含支链淀粉越多,糯性越大。抗性淀粉是健康人小肠内不被消化吸收的淀粉及其水解物的总称。目前已知,这类抗性淀粉可以在结肠被细菌发酵,产生短链脂肪酸(主要是丁酸)和气体(主要是二氧化碳),这些产物可以调节肠道有益菌和降低粪便 pH 值。

2. 非淀粉多糖

非淀粉多糖是指淀粉以外的多糖,80%~90%由植物细胞壁成分组成,包括纤维素、半纤维素、果胶等,即以前概念中的膳食纤维,其他为非细胞壁物质,如植物胶质、海藻胶类和菊粉等。

纤维素在植物界无处不在,是各种植物细胞壁的主要成分,也是许多木质植物的结构成分和骨架。纤维素不能被人体消化吸收,但可以刺激和促进胃肠道蠕动,有利于其他食物的消化吸收和粪便的排泄。半纤维素也是组成植物细胞壁的主要成分,一般与纤维素共存。半纤维素既不是纤维素的前体或衍生物,也不是其生物合成的中间产物。果胶类普遍存在于陆地植物的原始细胞壁和细胞间质层。果胶物质均溶于水,与糖、酸在适当的条件下可形成凝冻,一般用作果酱、果冻和果胶糖果等的凝冻剂,也可作为果汁、饮料、冰激凌等食品的稳定剂。

3. 糖原

糖原几乎全部存在于动物组织,所以又称为动物淀粉,但总体而言,糖原不是有意义的碳水化合物食物来源。

二、碳水化合物生理功能

（一）提供和储存能量

食物碳水化合物是人体获取能量最经济和最主要的来源,其在体内释放能量较快,供能也快,是神经系统和心肌的主要能量来源,也是肌肉活动时的主要燃料。每克葡萄糖在体内氧化可产生 16.7 kJ（4 kcal）能量。根据《中国居民膳食营养素参考摄入量》2013 修订版,我国推荐维持人体健康所需要的能量中,50%～65% 由碳水化合物提供。糖原是人体肌肉和肝脏碳水化合物的储存形式。

（二）构成组织和重要生理功能的物质

每个细胞都有碳水化合物,含量约为 2%～10%,以糖脂、糖蛋白和蛋白多糖等形式存在,分布在细胞膜、细胞器膜、细胞质和细胞外基质中。此外,糖结合物还广泛存在于各组织中,如脑和神经组织含有大量糖脂,软骨、骨骼和角膜、玻璃体由糖与蛋白质结合生产的糖蛋白构成,结缔组织的细胞外基质主要由胶原蛋白和蛋白多糖组成。

（三）节约蛋白质

碳水化合物是机体的主要供能物质,当膳食中碳水化合物供应不足时,机体通过糖异生作用产生葡萄糖供给能量;相反,摄入足够量的碳水化合物就可以预防体内或膳食中蛋白质的消耗而不需要动员蛋白质供能,这就是碳水化合物节约蛋白质的作用。

（四）抗生酮作用

脂肪在体内分解代谢时需要葡萄糖协同作用。当膳食中碳水化合物供应不足时,与脂肪酸分解所产生的乙酰基相结合进入三羧酸循环的草酰乙酸也相应减少,体内脂肪或食物脂肪被动员并加速分解为脂肪酸供能。这一过程中,由于草酰乙酸不足,脂肪酸氧化不彻底而产生过多的酮体,不能被及时氧化,蓄积在体内,导致酮血症和酮尿症。而膳食中充足的碳水化合物可以防止这种现象发生。

（五）解毒作用

经糖醛酸途径生成的葡萄糖醛酸是体内一种重要的结合解毒剂,在肝脏中能与多种有害物质如细菌毒素、酒精、砷等结合,消除或减轻这类物质的毒性或生物活性,起到解毒作用。此外,不消化的碳水化合物在肠道菌群的作用下发酵所产生的短链脂肪酸有着广泛的解毒和保健作用。

（六）增强肠道功能

非淀粉多糖,如纤维素和果胶、抗性淀粉、功能性低聚糖等,虽不能在小肠消化吸收,但可以在结肠发酵,并有选择性地刺激肠道菌生长,尤其是有益菌的增殖,如双歧杆菌和乳酸杆菌。这些有益菌能增强消化系统功能、抑制有害菌生长、清除有害菌产生的毒素,从而维护肠道健康。

三、学前儿童膳食碳水化合物参考摄入量

母乳是 6 个月以内婴儿最佳食物来源,其碳水化合物主要以乳糖为主。我国调查资料显示,整个

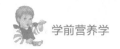
泌乳期乳糖含量为 7.5~8.0 g/100 g,6 个月内平均每天喂养母乳约 780 g,由此推算 6 个月以内婴儿的碳水化合物适宜摄入量(AI)为 60 g/d。6 个月后除了母乳以外,开始添加辅食。以小婴儿 AI 值为基础,采用代谢体重法推算并修订后得到 7~12 月龄婴儿 AI 约为 85 g/d。对于儿童,中国营养学会将 1 岁以上人群(11~18 岁青少年除外)碳水化合物的平均需要量确定为 100 g,变异系数 10%,建议推荐摄入量为 120 g。

根据《中国居民膳食营养素参考摄入量》2013 版[1]的推荐,学前儿童每天膳食碳水化合物参考摄入量和可接受范围见表 2-4-2。

表 2-4-2　我国学前儿童每天膳食碳水化合物参考摄入量和可接受范围

人群(年龄)	平均需要量	可接受范围	
	总碳水化合物(g/d)	总碳水化合物(%E)	糖*(%E)
0~6 个月	60(AI)	—	—
7~12 个月	85(AI)	—	—
1~3 岁	120	50~65	—
4~6 岁	120	50~65	≤10

注:%E 为占能量的百分比;* 为添加糖。

四、碳水化合物食物来源

碳水化合物主要来自粮谷类和薯类。谷类含碳水化合物 60%~80%,薯类为 15%~29%,豆类为 40%~60%。单糖和双糖主要来源于蔗糖、糖果、甜食、糕点、甜味水果、含糖饮料和蜂蜜等。学前儿童碳水化合物的摄入不宜过多食用含单糖和双糖食物,而应以含复杂碳水化合物的谷类为主,以保障能量和营养素的需求,改善胃肠道环境和预防龋齿。

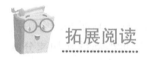

拓展阅读

低聚果糖与婴幼儿健康的关系[2]

作为母乳中含量仅次于乳糖和脂肪的固体成分,低聚糖通过选择性地刺激婴儿肠道中有益菌的定殖、发展和活动而产生对宿主机体的健康效应。婴儿配方奶粉是无法实现母乳喂养的婴幼儿获取营养的主要途径,但同时两者碳水化合物、蛋白质、铁等成分的差异也是导致母乳喂养儿和人工喂养儿肠道菌群差异的重要原因。研究发现,母乳含有超过 130 种低聚糖。婴儿配方奶粉中的低聚半乳糖(GOS)和低聚果糖(FOS)是最常用来模拟母乳中低聚糖的添加剂。相比于可存在哺乳动物乳汁中的 GOS,FOS 则天然存在于一些植物中,如菊苣、菊芋、大蒜、洋葱、牛蒡等。目前发现,FOS 可调节肠道菌群、增殖双歧杆菌、增加粪便体积、减小粪便硬度,FOS 也参与细胞免疫,改善婴幼儿过敏和促进钙吸收。FOS 潜在的健康效应是当前的研究热点。

① 程义勇.《中国居民膳食营养素参考摄入量》2013 修订版简介[J].营养学报,2014,36(4):313—317.
② Barbara A,Bowman and Robert M,Russell.现代营养学[M].荫士安,汪之顼,王茵,等译.北京:人民卫生出版社,2013.

第五节 矿 物 质

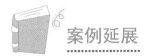

挑食偏食的小明,饮食摄入不均衡,容易导致参与机体代谢的各种矿物质缺乏,也就是家长非常关心、经常提及的"孩子是否会有锌、钙等微量元素的缺乏"。其实,家长认为的微量元素和常量元素一样,是矿物质的一大类,它们对维持机体正常功能非常重要。小明挑食引起的贫血,就是由于缺乏铁元素导致。

一、矿物质分类

人体内的元素除碳、氢、氧、氮以有机形式存在外,其余统称为矿物质,可分为常量元素和微量元素。体内含量大于体重的 0.01%,每日膳食需要量都在 100 mg 以上者,称为常量元素,包括钙、镁、钾、磷、钠、氯、硫共 7 种。含量小于体重的 0.01%,每日膳食需要量为微克至毫克的矿物质,称为微量元素。目前人体内可检测出的微量元素已达 70 种以上,与学前儿童生长发育较为相关的包括铁、锌、碘、铜等。

二、常量元素

常量元素占人体总成分的 60%～80%,几乎遍及身体各个部位,发挥着重要作用:①构成人体的重要组分,如骨骼和牙齿中的钙、磷、镁等;②存在于细胞内液和外液中,是维持机体酸碱平衡、神经和肌肉兴奋性、细胞膜通透性以及细胞正常功能的必要条件;③作为酶系统的组成成分、辅基或激活剂参与物质代谢,如氯离子激活唾液淀粉酶;④参与血液凝固过程,如钙离子。

(一) 钙

钙是生物圈内分布最广泛的元素之一,约占地壳的 3%。陆地生活的哺乳动物体内钙含量为总体重的 2%～4%,成年人体内钙含量则占体重的 1.5%～2.0%。钙是构成人体的重要组分,是人体含量最多的无机元素。

1. 生理功能

(1) 构成机体的骨骼和牙齿

钙是构成骨骼的重要成分,骨骼中的钙占瘦体重的 25% 和总灰分的 40%。骨骼通过成骨和溶骨作用的转换以实现骨重建,使其各种组分与血液间保持动态平衡。骨钙的更新转换速率随年龄而变化。妊娠早期,胎儿钙仅为其体重的 0.5%,而到妊娠后期,胎儿从母体获得约 20 g 钙,足月新生儿钙相当于其体重的 1%。1 岁后每 2 年骨钙可更新一次。儿童阶段每年转换 10%,由于儿童生长发育旺

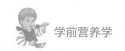

盛,对钙需要量大,如果长期钙摄入不足,并伴有蛋白质和维生素 D 缺乏,可引起生长迟缓、新骨结构异常、骨钙化不多、骨骼变形,发生佝偻病。牙齿的化学结构类似骨,但牙齿中的矿物质没有更新转换过程。

（2）维持多种正常生理功能

分布在体液和其他组织中的钙,虽然不到体内总钙量的1%,但在体内多方面的生理活动和生化过程中起着重要的调节作用。其中以游离状态存在的离子钙具有生理作用：①参与神经肌肉兴奋性;②影响毛细血管通透性,参与调节生物膜完整性和质膜通透性;③参与调节多种激素和神经递质的释放而调节代谢过程和细胞内生命活动;④与细胞的吞噬、分泌、分裂等活动密切相关;⑤是血液凝固过程中所必需的凝血因子。

2. 钙吸收及影响因素

钙主要在小肠吸收,吸收率介于 20%～60%。钙的吸收方式包括主动吸收和被动吸收。当机体对钙的需求量高,或摄入量较低时,肠道对钙的主动吸收机制最活跃。主动吸收主要在十二指肠和小肠上段。当钙摄入量较高时,则大部分由被动的离子扩散方式吸收。

机体和膳食两方面均会影响钙吸收。机体因素包括生理需要量,维生素 D、钙、磷的营养状况,胃酸分泌、胃肠黏膜接触面积和体力活动等。婴儿时期的钙吸收率高达 60%,儿童约为 40%,青少年大致为 25%,而成人仅为 20%。膳食中钙的摄入量是影响钙吸收率和吸收总量最重要的因素。摄入量高,吸收量相应也增加,但吸收量与摄入量并不成正比,摄入量增加时,吸收率相对降低。等量的钙,以少量多次的方式摄入则可增加钙吸收率和吸收总量。此外,维生素 D 能明显影响钙吸收;酸性氨基酸,如赖氨酸、精氨酸、色氨酸也有利于钙吸收;乳糖经肠道菌发酵产酸,降低肠内 pH 值,促进钙吸收;低磷膳食可使钙吸收有所增加。相反,食物中碱性磷酸盐、草酸和谷类中的植酸可与钙形成不溶解的磷酸钙、草酸钙、植酸钙而影响钙吸收。

3. 食物来源及参考摄入量

奶是钙最好的来源。牛奶含钙量一般为 100 mg/100 g。大豆及其制品也是钙很好的来源,但吸收率仅为 15%。某些深绿色蔬菜钙含量也较丰富,每 100 g 钙含量为 50 mg～130 mg。选用蔬菜时应注意其中草酸的含量。此外,硬水中也含有相当量的钙,是另一种钙的来源。我国学前儿童每天钙参考摄入量、常见蔬菜中钙和草酸含量分别见表 2-5-1 和表 2-5-2。

表 2-5-1　我国学前儿童膳食钙参考摄入量[①]（mg/d）

人群（年龄）	EAR	RNI	UL
0～6 个月	—	200（AI）	1 000
7～12 个月	—	250（AI）	1 500
1～3 岁	500	600	1 500
4～6 岁	650	800	2 000

注：EAR,即平均需要量,Estimated Average Requirement;RNI,即推荐摄入量,Recommended Nutrient Intake;UL,即可耐受最高量,Tolerable Upper Intake Level;AI,即适宜摄入量。

表 2-5-2　常见蔬菜中钙和草酸含量[②]（mg/100 g）

食物名称	含钙量	含草酸量	理论上可利用钙量
冬苋菜	230	161	160

---

① 程义勇.《中国居民膳食营养素参考摄入量》2013 修订版简介［J］.营养学报,2014,36(4):313—317.

② 杨月欣.中国食物成分表标准版(第 6 版/第一册)［M］.北京:北京大学医学出版社,2018.

（续表）

食物名称	含钙量	含草酸量	理论上可利用钙量
红萝卜缨	163	75	130
圆白菜（未卷心）	123	22	114
小白菜	159	133	100
马铃薯	149	99	99
青菜	149	109	86
芹菜	191	231	79
茼蒿	108	106	61
绿豆芽	53	19	45
芋头	73	63	45
葱	95	115	44
蒜	65	42	44
球茎甘蓝	85	99	41
大白菜	67	60	38
蒜苗	105	151	38
小白萝卜	49	27	37
韭菜	105	151	38

注：理论上可利用钙量（mg/100 g）＝（钙含量/钙原子量－草酸含量/草酸分子量）×40。

（二）磷

磷不但构成人体成分，参与生命活动中非常重要的代谢过程，也是人体细胞 DNA 和 RNA 的重要组成元素，在遗传中起到重要作用。磷广泛存在于动植物组织中，也是人体含量较多的元素之一。

1. 生理功能

（1）骨骼和牙齿的重要构成成分

人体中 85% 以上的磷存在于骨骼和牙齿中，构成机体支架和承担负重作用，其重要性与骨、牙齿中钙盐的作用相同。

（2）参与能量代谢和糖脂代谢

磷参与能量储存和释放。产能营养素在体内氧化时所释放出的能量以高能磷酸键的形式储存于三磷酸腺苷（ATP）和磷酸肌酸等能量载体中。高能磷酸化合物的合成和分解是机体利用和储存能量的主要方式，体内所有能量的产生、储存都取决于适宜量磷的供给。

（3）细胞膜的重要构成成分

磷脂是含有磷酸的脂类，是细胞膜的组成部分，具有亲水端和疏水端的磷脂分子形成的脂质双层，使细胞和各细胞器具有相对稳定的内环境，与周围环境进行物质运输、能量交换、信息传递等基本代谢活动。

（4）过程遗传物质和某些功能因子的重要成分

核酸磷酸基团是脱氧核苷酸（DNA）和核苷酸（RNA）的重要原料。细胞内第二信使环腺苷酸（cAMP）、环鸟苷酸（cGMP）和肌醇三磷酸（IP_3）等也是含有磷基的化合物。

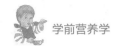

2. 食物来源及参考摄入量

磷在食物中分布很广,无论动物性食物还是植物性食物都含有丰富的磷。含蛋白质丰富的食物含磷量也很高,如瘦肉、奶蛋类、动物内脏等。此外,海带、紫菜、芝麻酱、花生、干豆类、坚果、粗粮含磷也较丰富,但粮谷中的磷为植物磷,吸收利用率低。我国学前儿童膳食磷参考摄入量见表2-5-3。

表 2-5-3 我国学前儿童膳食磷参考摄入量[①](mg/d)

人群(年龄)	EAR	RNI	UL
0~6 个月	—	100(AI)	—
7~12 个月	—	180(AI)	—
1~3 岁	250	300	—
4~6 岁	290	350	—

(三) 钠

钠以化合物如食盐(氯化钠)、智利硝石(硝酸钠)、纯碱(碳酸钠)等形式广泛分布在自然界。人体获得钠的主要来源是食盐。

1. 生理功能

(1)调节体内水分与渗透压

钠是细胞外液中的主要阳离子,占细胞外液中阳离子含量的 90%,对维持体内水量的恒定和细胞外液渗透压调节极其重要。同时,钠含量高低也控制着体内水量的多少。

(2)维持酸碱平衡

体内钠离子通过影响血浆中的碳酸氢钠,以及在肾脏重吸收时与氢离子交换等作用,保持体液酸碱平衡。

(3)增强神经肌肉兴奋性

钠、钾、钙、镁等离子的浓度平衡对维护神经肌肉的应激性都是必需的,满足需要的钠可以增强神经肌肉的兴奋性。

(4)与能量代谢有关

钠不足可影响到三磷酸腺苷的生成和利用、肌肉运动、心血管功能和能量代谢等。此外,糖代谢、氧的利用也需要钠的参与。

(5)维持血压正常

膳食钠的摄入与血压有关。血压随年龄增长而增高,这种增高有 20% 可能归因于膳食中食盐的摄入。

2. 食物来源及参考摄入量

钠普遍存在于各种食物中,一般动物性食物钠含量高于植物性食物。人体钠来源主要为食盐(氯化钠)和加工、制备食物(如酱油、盐渍、腌制肉或烟熏食品、酱咸菜类、发酵豆制品、咸味休闲食品等)过程中加入的钠或含钠复合物(如谷氨酸钠、小苏打等)。此外,有些地区饮用水的钠含量可高达 220 mg/L(一般含钠量为 20 mg/L)。

我国居民 2010—2012 年的营养与健康调查结果显示,每标准人钠的摄入量为 3 930 mg/L,主要来

---

① 程义勇.《中国居民膳食营养素参考摄入量》2013 修订版简介[J]. 营养学报,2014,36(4):313—317.

自食盐。钠摄入过多是高血压和其他慢性疾病(如心血管疾病)的重要危险因素之一,生命早期钠的摄入对成年后血压也有影响。0～6月龄婴儿主要从母乳中获得钠,7～12月龄由摄入的母乳和辅食中获得钠。由于婴幼儿肾脏功能发育尚未成熟,一般不建议1岁以内额外添加食盐。随着年龄逐渐增大,各脏器器官发育完善,则可以逐步添加食盐。对于学前儿童而言,依旧建议清淡饮食,避免重口味,以免引起将来发生挑食、偏食及其他疾病的可能。我国学前儿童每天膳食钠参考摄入量见表2-5-4。

表 2-5-4　我国学前儿童膳食钠参考摄入量①(mg/d)

人群(年龄)	AI	PI-NCD
0～6个月	170	—
7～12个月	350	—
1～3岁	700	—
4～6岁	900	<1 200

注:AI,即适宜摄入量;PI-NCD,即预防非传染性慢性病的摄入量,proposed intake for chronic non-communicable disease。

三、微量元素

人体必需微量元素是人体内的生理活性物质,是有机结构中的必需成分。这些元素必须通过食物摄入,当从饮食中摄入量减少到某一低限值时,将导致某一种或某些重要生理功能损伤。尽管人体必需微量元素含量极少,甚至仅有痕迹,但却具有十分重要的生理功能:①构成酶和维生素的组成成分或辅助因子;②构成某些激素或参与激素的作用,如甲状腺素含有碘;③参与基因的调控和核酸代谢,如核酸代谢需要铬、锰、铜、锌等多种微量元素;④其他特殊生理功能,如铁是血红蛋白的成分,参与氧的运送。

(一) 铁

正常人体内的含铁总量因为年龄、体重、性别和血红蛋白水平的不同而不同。正常成人男性体内总铁量约为50 mg/kg,女性约为35 mg/kg,新生儿约为75 mg/kg。总铁量中约64%用于合成血红蛋白,32%以铁蛋白及含铁血黄素形式贮存于骨髓、肝和脾内,3.2%合成肌红蛋白,不到1%存在于含铁酶内和以运转铁的形式存在于血浆中。

1. 生理功能

(1) 参与体内氧的运送和组织呼吸过程

铁是血红蛋白、肌红蛋白、细胞色素、细胞色素氧化酶以及一些呼吸酶和触媒(铁的氧化物)的成分,参与体内氧的运送和组织呼吸过程。

(2) 维持正常造血功能

铁与红细胞的形成和成熟有关,铁缺乏是最常见的营养素缺乏症和全球性健康问题,由于造血功能受影响,机体可处于缺血缺氧状态。铁缺乏的绝大多数不良作用发生在快速生长发育期,如婴幼儿期。铁缺乏也可使消化酶活力下降,导致食欲减退和消化不良,影响儿童体格生长发育。

(3) 与含铁化学基团相关的功能

这些含铁基团参与调节酶活性、线粒体呼吸作用、核糖体生物合成、辅助因子生物合成、基团表达调节和核苷酸代谢等。

① 程义勇.《中国居民膳食营养素参考摄入量》2013修订版简介[J].营养学报,2014,36(4):313—317.

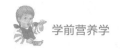

（4）参与其他重要功能

铁参与维持正常的免疫功能,缺铁可引起机体感染增加、巨噬细胞游走和抑制因子减少、吞噬细胞活性受损、淋巴细胞功能受损等,进而影响机体免疫系统。

2. 铁来源及参考摄入量

铁有内源性和外源性两种来源。内源性来源于体内红细胞衰老或破坏所释放的血红蛋白铁,占人体铁摄入量的三分之二,几乎全部被再利用。外源性来源主要来自食物,占人体铁摄入量的三分之一。铁广泛存在于各种食物中,但分布极不均衡,吸收率相差也极大。食物铁分为血红素铁和非血红素铁,前者吸收率高于后者。动物性食物含铁量高且为血红素铁,吸收率达 $10\%\sim25\%$,主要来源为动物肝脏、动物全血、瘦肉、蛋黄等;母乳中铁的吸收率比牛乳高 $2\sim3$ 倍。植物性食物中的铁是非血红素铁,吸收率仅为 $1.7\%\sim7.9\%$,大多数蔬菜铁含量小于 $5 \mathrm{mg}/100 \mathrm{g}$ 。我国学前儿童膳食铁参考摄入量见表 2-5-5。

表 2-5-5　我国学前儿童膳食铁参考摄入量[①]（mg/d）

人群（年龄）	EAR	RNI	UL
0～6 个月	—	0.3（AI）	—
7～12 个月	7	10	—
1～3 岁	6	9	25
4～6 岁	7	10	30

（二）锌

锌是维持机体正常生长、促进认知发展、创伤愈合、味觉和免疫调节及 200 多种金属酶发挥功能所必需的一种微量元素。

1. 生理功能

（1）促进生长发育

锌参与蛋白质合成、细胞生长、分裂和分化等过程。锌缺乏会引起 DNA、RNA 及蛋白质合成障碍,细胞分裂减少,导致生长停滞。

（2）促进机体免疫功能

锌可促进淋巴细胞有丝分裂,增加 T 细胞数量和活性。锌缺乏可引起胸腺萎缩、胸腺激素减少、T 细胞功能受损及细胞介导免疫功能的改变。

（3）维持细胞结构

锌可以与细胞膜上各种基团、受体等作用,增强膜稳定性和抗氧自由基的能力。缺锌可造成膜氧化损伤、结构变形、膜内载体和运载蛋白功能改变。

（4）促进脑发育与维持认知功能

锌在海马、下丘脑等大脑边缘系统含量丰富,与脑功能及行为密切相关。

（5）促进创伤愈合

锌参与 DNA 和胶原组织合成代谢,伤口愈合过程中必须有锌存在。

（6）其他

锌与唾液蛋白结合成味觉素可增进食欲,缺锌可影响味觉和食欲,甚至出现异食癖。

---

① 程义勇.《中国居民膳食营养素参考摄入量》2013 修订版简介［J］.营养学报,2014,36(4):313—317.

2. 食物来源及供给量

食物中广泛存在锌,但含量差别很大,吸收率也不一样。贝壳类海产品、红肉类、动物内脏等动物性食物是锌良好的来源;干果类、谷类胚芽和麦麸也富含锌;而植物性食物含锌较低,精加工的谷类在加工过程中可导致大量锌丢失。我国学前儿童膳食锌参考摄入量见表2-5-6。

表2-5-6　我国学前儿童膳食锌参考摄入量[①](mg/d)

人群(年龄)	EAR	RNI	UL
0～6个月	—	2.0(AI)	—
7～12个月	2.8	3.5	
1～3岁	3.2	4.0	8
4～6岁	4.6	5.5	12

(三)碘

碘是人体所必需的微量元素,是合成甲状腺激素的主要原料。一般人体摄取的碘80％～90％来自食物,10％～20％来自水,不到5％可以从空气中获得。碘缺乏病是由轻到重的一系列疾病谱。胎儿期碘缺乏可以出现流产、死胎、先天畸形,也可以导致地方性克汀病;新生儿期碘缺乏将导致新生儿甲状腺功能减退、新生儿甲状腺肿;儿童和青春期碘缺乏则表现为甲状腺肿、亚临床型克汀病、智力和体格发育障碍等。

1. 生理功能

(1)调节新陈代谢

碘主要参与甲状腺激素合成,通过甲状腺素的作用实现对能量、蛋白质、糖和脂肪代谢的调节。

(2)促进体格生长发育

甲状腺素具有促进组织分化、生长与发育成熟的作用,是人体维持正常生长发育不可缺少的激素。

(3)促进神经系统发育

甲状腺素参与脑发育过程,促进神经元、神经突起、髓鞘等形成和发育。碘缺乏也是全球儿童大脑损伤和智力下降的独立主因,且缺碘对大脑神经的损害是不可逆的。

(4)垂体激素作用

碘代谢和甲状腺激素合成、释放及功能作用,均受到腺垂体促甲状腺素的浓度调节。由此可见,碘、甲状腺素与中枢神经系统有着密切关系。

2. 食物来源及供给量

海洋是自然界的碘库,海洋生物含碘量很高,如海带、紫菜、鲜海鱼、干贝、淡菜、海参等。陆地食品含碘量以动物性食品高于植物性食品,奶蛋类含碘量相对稍高,其次是肉类,植物含碘量最低,尤其是蔬菜水果。我国学前儿童膳食碘参考摄入量见表2-5-7。

表2-5-7　我国学前儿童膳食碘参考摄入量[②](μg/d)

人群(年龄)	EAR	RNI	UL
0～6个月	—	85(AI)	—
7～12个月	—	115(AI)	—

①②　程义勇.《中国居民膳食营养素参考摄入量》2013修订版简介[J].营养学报,2014,36(4):313—317.

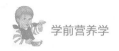

（续表）

人群（年龄）	EAR	RNI	UL
1～3 岁	65	90	—
4～6 岁	65	90	—

（四）铜

成人体内铜含量在 1.5～2.0 mg/kg,其中 50％～70％存在于肌肉和骨骼中,20％在肝脏,5％～10％在血液中。胎儿和婴儿铜水平与成人不同,出生后头两个月的婴儿铜浓度是以后的 6～10 倍,这种铜储存为婴儿期所需。

1. 生理功能

（1）维持正常造血功能

铜参与铁的代谢和红细胞生产,铜缺乏时红细胞生产障碍,可产生寿命短的异常红细胞,表现为缺铜性贫血。

（2）促进结缔组织形成

铜可通过脱赖酰氧化酶促进结缔组织中胶原蛋白和弹性蛋白的交联,为形成结缔组织所必需。

（3）维护中枢神经系统的健康

缺铜可导致脑组织萎缩、灰质和白质变性、神经元减少、精神发育停滞以及运动障碍等。

（4）促进正常黑色素形成及维护毛发正常结构

黑色素的形成与含铜酶（酪氨酸酶）的参与密切相关,该酶缺乏会引起毛发脱色,即白化病。同样,另一种含铜酶——硫基氧化酶具有维护毛发正常结构及防止其角化的功能,当铜缺乏时,毛发会发生角化并出现具有铜丝样头发的卷发症。

（5）保护机体细胞免受超氧阴离子的损伤

超氧化物歧化酶、铜蓝蛋白和铜硫蛋白是具有抗氧化作用的含铜酶,它们在保护机体免受氧化损伤中起到重要作用。

2. 食物来源及供给量

铜广泛存在于各种食物中,牡蛎、贝类等海产品以及坚果都是铜的良好来源;其次,动物肝脏、肾脏,谷类胚芽以及豆类等也含有铜,而奶类和蔬菜类含铜量最低。天然食物如谷类、肉类和鱼类等可以为人体提供 50％的铜摄入量。食物中铜吸收率大约为 40％～60％。初生婴儿每天从母乳中可获得铜约 50 μg/kg,之后逐渐下降。母乳含铜量高于牛奶,因此长期进行人工喂养以及母乳喂养后期的婴儿应注意铜的营养状况。我国学前儿童膳食铜参考摄入量见表 2-5-8。

表 2-5-8　我国学前儿童膳食铜参考摄入量[①]（μg/d）

人群（年龄）	EAR	RNI	UL
0～6 个月	—	0.3（AI）	—
7～12 个月	—	0.3（AI）	—
1～3 岁	0.25	0.3	2.0
4～6 岁	0.30	0.4	3.0

---

① 程义勇.《中国居民膳食营养素参考摄入量》2013 修订版简介[J].营养学报,2014,36(4):313—317.

第六节 维生素

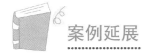

案例延展

　　小明饮食摄入不均衡,矿物质缺乏的同时,也容易发生维生素的不足或缺乏,尤其是水溶性维生素,即使没有每天额外补充,也会每天从尿液中排出。而脂溶性维生素可以在体脂中得以储存,但如果长期饮食来源不足或缺乏,将导致机体营养不良,脂肪组织减少,不利于储存脂溶性维生素,加之原有储备不断被消耗,最终也会导致脂溶性维生素缺乏。

　　维生素是维持人体正常生命活动所必需的一类低分子量有机化合物。维生素种类很多,主要分为两大类:脂溶性维生素和水溶性维生素。虽然这些维生素化学结构与性质不相同,但有着共同点:①均以维生素本身或可被机体利用的前体化合物(维生素原)的形式,存在于天然食物中;②非机体结构成分不提供能量,但有着特殊的代谢功能;③一般不能在体内合成(维生素 D、烟酸等例外)或合成量太少,必须由食物提供;④人体只需要少量即可满足,但绝不能缺少,否则缺乏至一定程度,可引起维生素缺乏症。

一、脂溶性维生素

　　脂溶性维生素是指不溶于水而溶于脂肪及有机溶剂的维生素,包括维生素 A、D、E 和 K。除具有维生素共同特点以外,脂溶性维生素还具有其他共性:①脂溶性维生素吸收与肠道中的脂类密切相关;②易储存于体内(主要在肝脏),而不易排出体外(维生素 K 除外);③如摄入过少,可缓慢地出现缺乏症状;④脂溶性维生素摄取过多,易在体内蓄积而导致毒性作用。因此,维生素摄入必须遵循合理原则,不宜盲目加大剂量。和学前儿童营养较为相关的脂溶性维生素主要是维生素 A 和维生素 D。

(一) 维生素 A

　　维生素 A 又称视黄醇,是具有视黄醇生物活性的化合物及维生素 A 原。

　　1. 生理功能

　　维生素 A 是构成视觉细胞内感光物质的成分,可维持正常视觉,也是调节糖蛋白合成的一种辅酶,对上皮细胞的细胞膜起到稳定作用。维生素 A 缺乏时,免疫细胞内视黄酸受体表达相应下降,影响机体的免疫功能。同时,维生素 A 对生殖器官以及哺乳动物胚胎发育都具有重要作用。此外,维生素 A 也具有类胡萝卜素的生理功能,包括抗氧化作用、增强细胞间信息传递、调节免疫反应以及影响生殖功能等。

　　2. 食物来源及供给量

　　维生素 A 存在于动物性食物中,如动物内脏、鱼肝油、鱼卵、全奶、奶油、禽蛋等。植物性食物则提

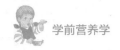

供类胡萝卜素,主要存在于深绿色或红橙色的蔬菜或水果中,如西蓝花、菠菜、胡萝卜、芹菜、西红柿等。

维生素 A 的活性表达方式包括国际单位(IU)、视黄醇当量(Retinol Equivalent,RE)和视黄醇活性当量(Retinol Active Equi Vitamin A Lent Intake,RAE)。2001 年美国医学研究院(IOM)食物与营养委员会提出以 RAE 代替 RE 评估膳食及补充剂中维生素 A 的生物活性。我国学前儿童膳食维生素 A 参考摄入量见表 2-6-1。

表 2-6-1　我国学前儿童膳食维生素 A 参考摄入量[①](μgRAE/d)

人群(年龄)	EAR	RNI	UL*
0～6 个月	—	300(AI)	600
7～12 个月	—	350(AI)	600
1～3 岁	220	310	700
4～6 岁	260	360	900

注:UL*,即可耐受最高量,不包括来自膳食维生素 A 原类胡萝卜素的 EAR。

(二) 维生素 D

维生素 D 由类固醇衍生而来,有 5 种形式,但最具有生物学意义的形式有 2 种:一种是麦角钙化醇(维生素 D_2),由紫外线照射植物中的麦角固醇产生,但在自然界中存量很少;另一种是胆钙化醇(维生素 D_3),由大多数高级动物表皮和真皮内含有的 7-脱氢胆固醇经日光中紫外线照射转变而成。

1. 生理功能

维生素 D 在所有的脊柱动物包括人类中的主要生理功能是维持血清钙和磷的浓度在正常范围内,近年来大量研究证实维生素 D 还具有骨骼外健康效应,参与组织细胞分化、增殖和活性调节,对机体免疫功能具有调节作用。维生素 D 缺乏很普遍,补充维生素 D 可以减少缺乏的风险,但维生素 D 补充对骨骼健康外的其他疾病,如心血管疾病、癌症等影响目前尚缺乏充足的临床证据。

2. 来源及供给量

大多数天然食物中维生素 D 含量很低,动物性食物中只有含脂肪高的海鱼、动物肝脏、蛋黄和奶油中相对含量较多。植物性食物如菌菇类含有维生素 D_2,牛乳和母乳的维生素 D 含量也很低,谷物和果蔬类几乎不含维生素 D。目前许多国家已有维生素 D 强化食品。因此,从食物中获取更高水平维生素 D 的方法包括多摄入维生素 D 含量高的海鱼,以及维生素 D 强化食品。在某些情况下,比如婴幼儿,尤其是尚未添加辅食或辅食量不充足时,应摄入维生素 D 补充剂。

除食物来源,日光照射是获取维生素 D 的主要来源,占体内维生素 D 的 80% 左右。但环境因素,如季节、气候、空气污染、时间、纬度等,以及皮肤色素沉着、防晒霜、衣着、生活方式等,会影响维生素 D 的合成。

婴幼儿由于生长发育迅速,需要相对大量的维生素 D。我国学前儿童膳食维生素 D 参考摄入量见表 2-6-2。

表 2-6-2　我国学前儿童膳食维生素 D 参考摄入量[②](μg/d)

人群(年龄)	EAR	RNI	UL
0～6 个月	—	10(AI)	20
7～12 个月	—	10(AI)	20

①② 程义勇.《中国居民膳食营养素参考摄入量》2013 修订版简介[J].营养学报,2014,36(4):313—317.

人群(年龄)	EAR	RNI	UL
1~3 岁	8	10	20
4~6 岁	8	10	30

二、水溶性维生素

水溶性维生素是一类可溶于水的有机化学物,主要包括 B 族维生素(维生素 B_1、B_2、B_6、烟酸、泛酸、叶酸、B_{12}、生物素、胆碱)和维生素 C 两大类。水溶性维生素除了具有维生素的共同特点之外,也存在其他共性:①大多数水溶性维生素以辅酶的形式参与机体物质与能量代谢;②在体内没有非功能性的单纯储存形式;③当机体需要量饱和后,多摄入的维生素从尿中排出,反之,如组织中水溶性维生素耗竭,则摄入的维生素将大量被组织摄取利用,故从尿中排出量减少;④水溶性维生素一般无毒性,但过量摄入也可能出现毒性作用;⑤如摄入过少,可较快地出现缺乏症状。

(一)水溶性维生素生理功能及缺乏症状

水溶性维生素是维持生命所必需的物质,表 2-6-3 为不同水溶性维生素的主要生理功能和缺乏所致的相关症状。

表 2-6-3　水溶性维生素的生理功能及缺乏所致症状[1]

维生素	重要生理功能	常见缺乏所致症状
维生素 B_1	构成能量代谢的辅酶	脚气病、多发性神经炎等
维生素 B_2	脂肪和能量代谢的辅酶	皮炎
维生素 B_6	氨基酸代谢的辅酶	脂溢性皮炎、巨幼红细胞性贫血、神经损伤
烟酸	脱氢酶催化氢转移的辅酶	糙皮病
泛酸	辅酶底物	随物种不同变化
维生素 B_{12}	氨基酸代谢辅酶	巨幼细胞性贫血、高同型半胱氨酸血症、发育迟缓、神经系统损害
生物素	羧化作用的辅酶	皮炎
胆碱	构成生物膜成分、促进脑发育、促进转甲基代谢	胎儿神经管畸形、肝肾功能异常
维生素 C	胶原合成、辅助底物	坏血病

(二)食物来源及供给量

除维生素 B_{12} 几乎不存在于植物性食物中以外,其余 B 族维生素均广泛存在于天然食物中,包括动物性和植物性食物。维生素 C 主要食物来源是新鲜的蔬菜和水果,薯类含有一定量的维生素 C,动物肝脏和肾脏中也含有少量的维生素 C,而肉类、鱼禽奶蛋类含量较少。我国学前儿童水溶性维生素推荐摄入量见表 2-6-4。

---

① 杨月欣,葛可佑.中国营养科学全书[M].北京:人民卫生出版社,2020.

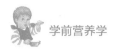

表 2-6-4　我国学前儿童膳食水溶性维生素推荐摄入量①

维生素	0～6 个月(AI)	7～12 个月(AI)	1～3 岁	4～6 岁
维生素 B_1(mg/d)	0.1	0.3	0.6	0.8
维生素 B_2(mg/d)	0.4	0.5	0.6	0.7
维生素 B_6(mg/d)	0.2	0.4	0.6	0.7
烟酸(mgNE/d)	2	3	6	8
泛酸(mg/d)	1.7	1.9	2.1(AI)	2.5(AI)
叶酸(μg DFE/d)	65	100	160	190
维生素 B_{12}(mg/d)	0.3	0.6	1.0	1.2
生物素(μg/d)	5	9	17	20
胆碱(mg/d)	120	150	200(AI)	250(AI)
维生素 C(mg/d)	40	40	40	50

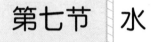

第七节　水

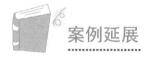 案例延展

　　挑食偏食的小明,还有一个很不好的习惯,就是不爱喝水,常常在十分口渴时才喝一些,导致尿色深黄和大便干结。为了让小明多摄入水分,妈妈有时不得已给小明饮料喝。有时喝了太多的饮料,小明就不好好吃饭,进入了恶性循环。

　　水是机体十分重要的组成部分,也是机体存活与生长不可缺少的资源。不同年龄、性别、体成分均可造成个体间总体水含量的差异。新生儿总体水含量最多,大约占体重的80%;婴儿次之,占70%;随年龄增长,总体水含量逐渐减少,12岁以后,减至成人水平。

一、水的生理功能

　　水是保持细胞形状及构成人体体液所必需的物质,广泛分布在组织细胞内外,也是构成人体内环境的重要部分。人的一切生命活动,如新陈代谢和生化反应,都需要水参与,水既是生化反应的原料,又是生化反应的产物。水的比热值较大,大量的水可吸收代谢过程中产生的能量,维持人体体温的恒定。此外,在关节、胸腔、腹腔和胃肠道等部位,都存在一定量的水分,对器官、关节、肌肉、组织能起到缓冲、润滑、保护的功效。

①　程义勇.《中国居民膳食营养素参考摄入量》2013 修订版简介[J].营养学报,2014,36(4):313—317.

二、水的适宜需要量

水的需要量受代谢情况、年龄、身体活动、环境温度、膳食等因素影响,故变化很大,不仅个体差异大,而且同一个体在不同环境或生理条件下也有差异。

儿童水代谢快,有利于排泄代谢产物,对水需要量相对高于成人。适宜的水摄入量对婴幼儿尤其重要。WHO指出,0~6月龄婴儿建议进行纯母乳喂养,不需要额外补充水分。7~12月龄婴儿除了奶提供水分外,辅食添加和饮水中也可获得部分水分。学前儿童消化能力相对较弱,饮食中应含有较多水分以助于消化,饮水比例可相对适当减少。我国学前儿童水适宜摄入量见表2-7-1。

表 2-7-1　我国学前儿童水适宜摄入量[1](L/d)

人群(年龄)	饮水量[a]	总摄入量[b]
0~6个月	—	0.7[c]
7~12个月	—	0.9
1~3岁	—	1.3
4~6岁	0.8	1.6

注:a表示温和气候条件下,轻水平身体活动。如在高温或进行中等强度以上身体活动时,应适当增加水摄入量。b表示总摄入量包括食物中的水和饮水中的水。c表示纯母乳喂养的婴儿不需要额外补充水分。—表示暂时没有数据。

第八节　膳 食 纤 维

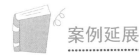

案例延展

对于小明而言,吃饭时需要咀嚼那些难以吞咽的蔬菜,实在是件非常难办的事,经常咀嚼了半天依旧含在嘴里,影响了其他食物进食,最终一顿饭不了了之。更糟糕的是,由于每天蔬菜摄入量不够,动不动就发生排便费力、困难,甚至因为用力过猛,发生了肛裂出血。

膳食纤维是植物的一部分,是不被人体消化的一大类碳水化合物。按溶解性可分为可溶性膳食纤维和不可溶性膳食纤维,前者主要为果胶、葡聚糖等,后者则是纤维素、木质素、壳聚糖等物质。

一、膳食纤维生理功能

膳食纤维具有维护肠道健康的作用,比如预防便秘、促进益生菌生长、促进肠道屏障功能和免疫性等。大多数膳食纤维具有低血糖生长指数,可调节血糖和预防2型糖尿病。膳食纤维通过增加唾液

---

① 中国营养学会. 中国居民膳食指南 2022[M]. 北京:人民卫生出版社,2022.

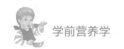
量、增加咀嚼、减少能量摄入、增加胃内的填充物、延缓胃内容物排空、增加饱腹感和粪便排出量等发挥生理作用。学前肥胖儿童可适当增加膳食纤维的摄入,有助于控制体重增长速度。此外,膳食纤维具有预防脂代谢紊乱和预防肿瘤等作用[1]。值得注意的是,不溶性膳食纤维与植酸等结合,可影响矿物质的吸收,尤其是大量摄入不溶性膳食纤维,其吸附作用可使矿物质随粪便排出。

二、膳食纤维食物来源及供给量

食物中的膳食纤维来自植物性食物,如水果、蔬菜、豆类、坚果和各种谷类。由于蔬菜和水果含水量较高,所含纤维量就相对较少,因此,膳食纤维主要来源是谷物。谷物中含量最多的膳食纤维是不可溶性膳食纤维,包括纤维素、木质素和半纤维素。谷物的麸皮、全谷粒和干豆类、干的蔬菜和坚果也是不可溶性膳食纤维的良好来源。可溶性膳食纤维富含于燕麦、大麦、水果和一些豆类中。

对于婴幼儿,目前还无法给出膳食纤维推荐值。母乳虽然含有低聚糖,但并没有确切膳食纤维类物质,因此难以准确估算婴儿摄入量。从膳食能量密度和营养需求考虑,儿童膳食纤维摄入量应适当减少。按照成人平均 $25\sim30$ g/1 000 kcal 计算,14 岁以下儿童适量下调为 10 g/1 000 kcal。需要注意的是,长期摄入高纤维膳食,会影响矿物质和维生素吸收,导致钙、铁、锌等矿物质的丢失。建议儿童应避免过量摄入膳食纤维,以逐步增加摄入量为好,特别是 4～6 月龄的婴儿开始添加辅食时,应避免富含纤维的谷类食物,满 1 岁后再逐渐添加富含纤维的食物,同时鼓励摄入更多流体,优化纤维功能。

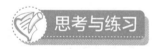 本章小结

本章结合学前儿童生长发育的特点和膳食营养在其生长发育过程中的重要作用,介绍了各类营养素,包括能量、蛋白质、脂类、碳水化合物、矿物质、维生素、水和膳食纤维等的主要生理功能、食物来源和学前儿童对这些营养素的需要量。可在了解不同营养素分类、作用和需要量,了解学前儿童营养素缺乏或过量的表现和危害的基础上,指导和培养学前儿童正确、健康的饮食方式。

思考与练习

一、单选题

1. 1 g 脂肪能产生(　　)kcal 能量。

　　A. 1　　　　　　B. 4　　　　　　C. 9　　　　　　D. 16

　　E. 20

2. 影响基础代谢的因素包括(　　)。

　　A. 体表面积　　　B. 年龄性别　　　C. 季节和劳动强度　　D. 激素水平

　　E. 以上均是

3. 主要的产能营养素是(　　)。

　　A. 脂肪　　　　　B. 碳水化合物　　C. 蛋白质　　　　D. 脂肪和碳水化合物

　　E. 脂肪、碳水化合物和蛋白质

---

[1] 孙长颢. 营养与食品卫生学[M]. 北京:人民卫生出版社,2017.

4. 以下哪种氨基酸不是必需氨基酸?（　　　）

    A. 亮氨酸　　　　　B. 异亮氨酸　　　　C. 苯丙氨酸　　　　D. 甘氨酸

    E. 蛋氨酸

5. 以下哪种情况不能充分发挥食物蛋白质互补作用?（　　　）

    A. 食物的生物学种属越远越好　　　　B. 食物搭配种类越多越好

    C. 食用时间应间隔长些更好　　　　　D. 粗细粮相结合,荤素搭配

    E. 一餐饮食中应避免食物单一

6. DHA 是一种（　　　）。

    A. 饱和脂肪酸　　　B. 类脂　　　　　C. 多不饱和脂肪酸　D. 单不饱和脂肪酸

    E. 磷脂

7. 脂溶性维生素包括（　　　）。

    A. 叶酸　　　　　　　　　　　　　B. 维生素 A、D、E 和 K

    C. 烟酸　　　　　　　　　　　　　D. 肌醇

    E. 维生素 P

二、多选题

1. 碳水化合物的生理功能包括（　　　）。

    A. 提供和储存能量　B. 构成组织　　　C. 节约蛋白质　　　D. 抗生酮作用

    E. 解毒作用

2. 哪些食物是钙较好的来源?（　　　）

    A. 奶和奶制品　　　B. 大豆和豆制品　　C. 深绿色蔬菜　　　D. 瘦肉

    E. 坚果

3. 膳食纤维的作用包括（　　　）。

    A. 增加咀嚼　　　　　　　　　　　B. 延缓胃内容物排空

    C. 增加饱腹感　　　　　　　　　　D. 减少能量摄入

    E. 增加粪便排出量

三、简答题

1. 能量消耗由哪几部分组成?

2. 蛋白质互补作用的原则是什么?

3. 脂类食物的主要来源有哪些?

4. 碳水化合物主要的生理功能有哪些?

5. 矿物质分为哪几类?

6. 不同维生素有哪些共同特点?

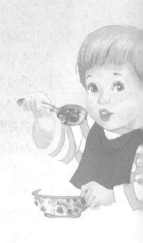

第三章
学前儿童科学喂养

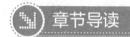 章节导读

　　学前儿童有不同阶段的营养需求和膳食特点,本章将详细介绍学前儿童不同时期的膳食营养需求、膳食指南、食物原材料的选择,以及这一阶段儿童的个体和团体食谱编制与评价。在学习过程中,要能够掌握这一阶段儿童膳食营养特点,熟悉食谱编制要点。

学习目标

1. 掌握学前儿童的营养需求和膳食特点。
2. 熟悉学前儿童的膳食营养指南要点。
3. 熟悉学前儿童膳食制备中的常用食材特点及食谱编制原则。
4. 了解幼儿园膳食的管理和评价原则。

内容结构

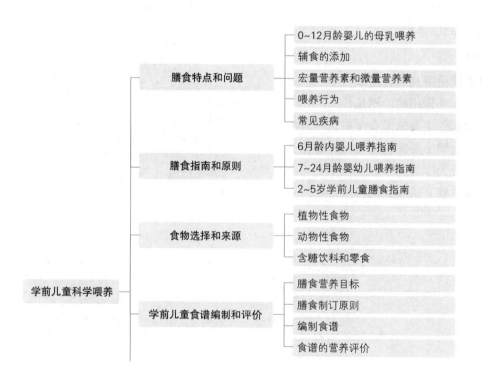

学前儿童科学喂养
- 膳食特点和问题
  - 0~12月龄婴儿的母乳喂养
  - 辅食的添加
  - 宏量营养素和微量营养素
  - 喂养行为
  - 常见疾病
- 膳食指南和原则
  - 6月龄内婴儿喂养指南
  - 7~24月龄婴幼儿喂养指南
  - 2~5岁学前儿童膳食指南
- 食物选择和来源
  - 植物性食物
  - 动物性食物
  - 含糖饮料和零食
- 学前儿童食谱编制和评价
  - 膳食营养目标
  - 膳食制订原则
  - 编制食谱
  - 食谱的营养评价

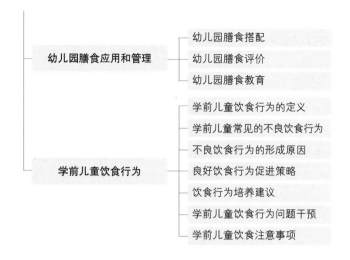

幼儿园膳食应用和管理
- 幼儿园膳食搭配
- 幼儿园膳食评价
- 幼儿园膳食教育

学前儿童饮食行为
- 学前儿童饮食行为的定义
- 学前儿童常见的不良饮食行为
- 不良饮食行为的形成原因
- 良好饮食行为促进策略
- 饮食行为培养建议
- 学前儿童饮食行为问题干预
- 学前儿童饮食注意事项

第一节　膳食特点和问题

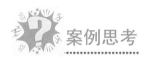

案例思考

　　乐乐快 3 个月了,纯母乳喂养,外婆想起乐乐妈妈小时候很早就开始喝米汤了,体检的时候问医生"是不是也应该给乐乐添加辅食啦"。医生告诉外婆,乐乐现阶段应该继续全母乳喂养,不用急着添加辅食。

　　分析:

　　2～3 月龄婴儿因体内缺乏淀粉酶,不易消化淀粉类食物,因此,添加辅食时间不宜过早。世界卫生组织(WHO)推荐婴儿 6 月龄开始,及时、合理、适量且安全地添加辅食和进行辅食营养补充,以满足婴幼儿的营养需求。

　　请思考:促进母乳喂养的措施有哪些?

一、0～12 月龄婴儿的母乳喂养

　　母乳所含营养物质齐全,各种营养素之间比例合理,是婴儿最理想的天然食品,是其他任何乳制品及代乳品所不能代替的。母乳中含有多种促进儿童智力发育的活性物质,特别是对智力发育有重要影响的半胱氨酸和牛磺酸,不仅能增加脑细胞的数量,而且能促进神经细胞的分化和成熟以及神经节点的形成,从而促进智能的发展。

　　婴儿刚出生时,初乳分泌量较少,而新生儿喂哺次数频繁,家长们有时会误以为母乳不足,着急添加配方奶粉,反而由于婴儿吸吮的减少造成母乳分泌不足。对此,可采取以下措施:初乳分泌不足时,

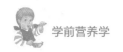

切勿过早添加配方奶,可少量多次吸吮,促进母乳分泌,同时,母亲可调理心情,适量增加高脂高蛋白食物的摄入。若无改善,应及时寻求专业人士的指导。

二、辅食的添加

通过辅食添加,可以提高婴儿胃肠道消化、吸收能力,促进婴儿的胃肠道发育,使婴儿能够充分发挥其生长潜能。家长应学会为婴幼儿制作适合的辅食,从小培养良好的进餐习惯,让其在愉快的氛围中进餐。

(一)添加辅食的适宜时间

添加辅食时间不宜过早,2～3个月婴儿因体内缺乏淀粉酶,不易消化淀粉类食物。世界卫生组织(WHO)推荐婴儿6月龄开始,及时、合理、适量且安全地添加辅食和进行辅食营养补充,以满足婴幼儿的营养需求。结合日常生活中婴儿的实际喂养,6月龄是最集中也是最适合的辅食添加时机。另有研究显示,4月龄开始添加辅食可以降低有过敏性疾病的婴儿发生特异性皮炎和特异性过敏的风险。超过7个月为不及时添加,而辅食添加过晚是指满8月龄尚未添加辅食。不及时添加辅食,除了影响婴儿的营养摄入,还会影响婴儿的正常味觉形成,也会增加婴幼儿拒食和偏食的发生率。

(二)添加辅食的顺序

4～6个月开始添加辅食,应当选择易于吸收、能满足婴儿生长需要且不易产生过敏的食物。食品添加的原则为由少到多、由稀到稠、由细到粗、由一种到多种。先谷类,然后添加蔬菜汁(泥)和水果汁(泥),最后添加动物性食物,动物性食物添加顺序为蛋黄泥、鱼泥、全蛋、肉末等。

满4个月起可尝试添加泥状的食物,既可补充能量,又可促进婴儿咀嚼吞咽功能的发育;5～6个月的辅食可以米粥、面片、小面条为主,添加需要咀嚼的食物,以锻炼牙齿和咀嚼肌的能力。考虑到这段时间容易缺铁,在添加谷类食物时应首选强化铁的米粉,同时避免盐和调味品,食物要新鲜卫生。6～8个乳牙萌出后,可尝试吃饼干、面包、干馒头片,帮助乳牙尽快萌出,进一步锻炼咀嚼肌能力。

目前我国各地区仍存在婴幼儿辅食添加的膳食结构、时间、食物种类的不合理问题,经济发展和社会进步使2岁以下婴幼儿膳食更加丰富的同时也导致了加工食品摄入较多的公共卫生问题,具体如下:①婴幼儿辅食成人化,部分婴幼儿父母未根据婴幼儿生长发育特点单独制作辅食;②将儿童嗜好性食品当作辅食,未从营养角度考虑并选择适合孩子食用的食物;③农村和低收入地区受看护人文化和经济水平的影响,在家庭制作辅食时,很难做到食物多样性,辅食主要以谷类为主,蛋白质摄入较少;④辅食营养密度低,米粥和面汤等食物水分过多;⑤微量营养素普遍摄入不足,比较普遍的矿物质和微量元素(包括铁、钙、锌、维生素A、维生素D及B族维生素)摄入不足。

在辅食添加过程中,常会出现一系列问题,可通过以下方法解决:①儿童生病时应延迟添加辅食;添加过程中出现腹泻、过敏等表现时,应立即停止,并及时查找原因。②切勿将辅食加在奶中,这样会影响其味觉功能的发育;在儿童乳牙萌出时,适当给婴儿粗硬一些的食品,如磨牙棒饼干等,促进牙齿的萌出与发育。③培养良好的饮食习惯,切勿强迫进食或在玩耍中进食,否则会降低婴儿对食物味觉的敏感性和饥饱能力的自我调控。④注意婴儿进食行为与技巧的培养。

部分家庭会用强迫、威胁的方法喂食,这会引起婴儿情绪紧张,并加重婴儿的挑食,导致营养不良。因而要求喂养者应熟悉不同阶段幼儿喂养行为的特征,及时、准确地识别喂食的特异性信号,并积极给予适当的回应。此外,喂养人员自身树立的正确进食习惯对于预防和纠正较大龄儿童的挑食和偏食行为也有积极正面的作用。

三、宏量营养素和微量营养素

（一）宏量营养素

0~6岁儿童三大产能营养素、能量摄入量均随年龄增大而增加。从供能食物来源来看，主要是谷类，其次是动物性食物、水果和奶类。蛋白质食物来源主要是动物性食物，其次是谷类、奶类。儿童脂肪摄入食物来源主要为禽畜肉类、鱼虾类、蛋类、奶类，其次为谷类。随着婴幼儿辅食的添加，食用油提供的脂肪比例增高，由1~3岁的28.6%增加至44.9%，接近甚至超过其他动物性食物来源的脂肪。

（二）维生素

维生素A是维持儿童正常生长发育必不可少的营养素。学前儿童维生素A缺乏的发生率远高于成人，会导致患儿视觉减弱、抵抗力降低等，严重影响正常的生长发育。膳食维生素A不足是引起儿童维生素A缺乏的最直接原因，建议学前儿童每周摄入一次动物肝脏，每天保障牛奶和一个蛋黄的摄入，也可以摄入一定量的黄红色或者深绿色的蔬菜以补充类胡萝卜素。

维生素D主要参与学前儿童骨骼生长和促进钙的吸收。维生素D的来源主要是体内合成，天然食物中普遍缺乏维生素D，仅存在于海鱼、奶类和蛋类等少数食物中。因此，应鼓励儿童每周进行2~3次且每次1~2小时的户外活动。在冬季或者日照不足的地区，可适当补充维生素D强化食物或者维生素D制剂来预防维生素D的缺乏。

2岁以下儿童辅食较为单一，缺少多样化，应保证足够的配方奶量；对于年龄较大的儿童，应该加强膳食结构的合理性，提倡均衡营养，改变不良进食习惯，预防微量营养素的缺乏。

（三）矿物质

4月龄前的婴儿主要依靠胎儿期储存铁的循环利用而维持铁平衡，4月龄后的婴幼儿必须从辅食中获得足量的铁来维持铁平衡，而6~24月龄是婴幼儿辅食添加的重要阶段，辅食添加中的铁不足是导致婴幼儿铁缺乏发生的重要因素。足月儿出生后，铁储备可维持4个月内的生长发育所需。6月龄后，婴儿对铁的需求量增加，而母乳铁含量逐渐降低，婴儿自身的铁储备耗竭，铁缺乏风险增加。动物来源的铁是血红素铁，吸收利用率高，应注意适当摄入动物内脏、动物血和红肉等食物。虽然植物性来源的铁吸收利用率低，但是蔬菜水果中的维生素C可促进铁吸收。

锌缺乏常常会导致出现味觉下降、厌食、抵抗力低下、面色苍白等症状，建议给儿童适当增加贝壳类海产品，以及动物内脏、红肉、花生等富锌食物。

四、喂养行为

喂养行为包括对儿童摄入食物的制备行为、喂养儿童时喂养人的行为、接受喂养时儿童的行为以及喂养的环境等。儿童喂养应该保持中立的环境，比如，最好不要玩运动性的游戏。在喂养时用言语描述食物的特点或喂食的情景，可以帮助婴儿认识事物和学习语言。

喂养位置也是建立喂养关系的基础，是喂养成功的第一步。观察发现，给婴儿一个固定的位置，让婴儿坐在儿童车或者儿童专用的小餐桌里，喂养人和婴儿采取面对面的姿势比较理想。喂养时给婴儿一个固定位置，有很多益处：①婴儿在车里比较安全，不会跌落或摔伤；②手脚可以自由活动，不会因坐在大人怀里而手脚受束缚；③在喂养全过程中，有利于喂养人和婴儿之间喂养行为的开展；④小儿能随时看到喂养者的眼睛，便于其主动与喂养者的目光交流；⑤有利于婴儿对食物的观察和自己取食，培养

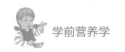
婴儿对食物的兴趣和良好的进食习惯;⑥同时也可集中婴儿的注意力。对于 10 月龄以上的婴儿,可允许其学习自主进食,不仅可增加其对食物的兴趣,而且可锻炼婴儿手眼协调能力和手指小肌肉的发育能力。

基于学前儿童生理和营养特点,其膳食指南应在一般人群膳食指南基础上增加以下 5 条关键建议:①规律进餐,自主进食不挑食,培养良好饮食习惯;②每天饮奶,足量饮水,正确选择零食;③食物应合理烹调,易于消化,少调料、少油炸;④参与食物选择和制作,增进对食物的认知与喜爱;⑤经常到户外活动,保障健康生长。

五、常见疾病

(一) 贫血

6 月龄至 5 岁以下儿童贫血的比例约为 10.12%,6 个月至 1 岁儿童的贫血率略高于其他年龄段儿童。儿童贫血的常见原因有:①辅食添加不及时或喂养不当,动物性蛋白添加不足;②生长过快,对营养元素的需求增多;③疾病因素。一项对 2～6 岁幼儿贫血的分析发现,挑食、幼儿园食堂饭菜不适口均会影响幼儿铁的摄入吸收。

儿童贫血会降低免疫力,甚至损害其神经系统,进而会影响儿童的智力、认知能力和生长发育等。但是家长对儿童贫血本身的认知存在问题,普遍认为现在生活水平高,只要儿童不瘦弱就不会贫血。然而事实并非如此,儿童贫血仍需要引起足够的重视。

(二) 单纯性肥胖

单纯性肥胖属于生理性肥胖,是由于长期摄入过多能量,脂肪在身体内大量积聚,导致体重超标的一种营养障碍性疾病。现已证实,超过 30% 的单纯性肥胖儿童成年后会发展为青少年、成人肥胖症。监护人应控制儿童进餐速度,监督儿童细嚼慢咽,改善就餐环境,避免就餐注意力转移,以养成健康、合理的饮食行为。学前儿童睡眠时间应至少保证每天 10 个小时,睡眠时间过短会增加肥胖症的风险。

第二节　膳食指南和原则

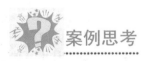
案例思考

皮皮现在 7 个月了,目前还在母乳喂养中。因为皮皮妈妈觉得全母乳喂养要吃到 1 岁对小朋友比较好,所以还没有添加辅食。但是最近皮皮体重增加不是那么好了,而且总是哭闹,母乳喂养结束不到 2 小时就开始哭闹。经医院医生评估,皮皮一切正常,身长、体重和头围目前也在正常范围内,但是增长较之前有所放缓,考虑可能与目前母乳无法满足孩子的需求有关,应该及时添加辅食,并定期到医院随访,观察身长、体重和头围的变化情况。

母乳喂养能满足6月龄内婴儿生长发育需要,但不能满足6月龄后婴儿快速生长发育的需要,这时需要及时进行辅食的衔接,并慢慢过渡到接近成人模式的进食模式。

请思考:辅食添加时的注意事项有哪些?

一、6月龄内婴儿喂养指南

(一) 膳食指南

1. 母乳是婴儿最理想的食物,坚持6月龄内纯母乳喂养

婴儿出生后6月内,母乳能够提供婴儿需要的能量,促进机体发育和免疫构建,既能预防疾病的发生,对未来健康有益,也是最经济便捷的喂养方式。《柳叶刀》中的一篇研究表明,如果对所有0~2岁儿童进行母乳喂养,每年可挽救超过82万名5岁以下儿童的生命。母乳喂养也可提高智商和入学率,还可能增加成年期收入。然而,据WHO统计,全球只有40%的0~6月龄婴儿接受了纯母乳喂养,未来,倡导母乳喂养还需要各界共同努力。

6月龄内母乳喂养应该遵循按需喂养、母婴同室以及非特殊情况不摄入除母乳外其他食物,如水、饮料、配方奶粉或医学补剂。每日以6~8次为宜,但不必过分追求喂养次数,只需密切关注婴儿对能量的需求即可。

2. 出生后1小时内开奶,重视尽早吮吸

初乳是分娩后7天内分泌的乳汁,营养价值最高。其中蛋白质含量可以达到20~30 g/L,是成熟乳的2~3倍,将近90%是乳清蛋白,氨基酸模式最接近婴儿需要,免疫球蛋白水平较高。随着时间推移,乳汁中各营养成分含量呈现下降趋势。初乳中还存在少量寡糖,即益生元,可以促进肠道益生菌的定殖和生长,有助于构建、形成初始肠道微生态,提高肠黏膜的屏障作用,减少炎症性肠病的发生。

《儿童权利公约》中指出,每个婴幼儿都有权利享有合理的营养。新生儿出生时,体内存在一定的能量储备,至少可以满足3天的能量需求,只要体重下降不超过出生体重的7%,依然鼓励尽早开奶并且严格母乳喂养。新生儿出生后,应尽早与母亲接触,建立亲子联系。母亲应保持心情愉悦,使婴儿接触乳晕,其中的蒙哥马利腺分泌所产生的气味是婴儿特别敏感的,乳晕在哺乳期会逐步变黑以适应婴儿模糊的视力,再加上婴儿面部与乳房周围皮肤的接触,可多感官刺激婴儿寻找乳头、主动吮吸。与此同时,应催乳和刺激泌乳反射,保证乳汁正常分泌。

新生儿由于消化系统发育不完善,淀粉酶、脂肪酶等消化酶缺乏,无法摄入正常饮食。而母乳不仅提供了婴幼儿生长发育所必需的营养素,而且有助于构建免疫系统,避免感染、肥胖等问题的发生。

(1)母乳成分丰富

母乳中的营养成分据估计至少达300种(表3-2-1),且构成合理,既能满足婴儿的营养需要,又顺应婴儿时期的生理特点。

表 3-2-1 母乳营养成分

营养素	特点
碳水化合物	·以乳糖为主,避免高渗透带来的不适应 ·少量葡萄糖和半乳糖 ·同时含有其他多糖、低聚糖、糖脂、糖蛋白

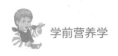

（续表）

营养素	特点
蛋白质	・初乳含有高浓度免疫球蛋白 A 以及乳铁蛋白 ・主要含乳清蛋白和酪蛋白,二者比例约为 4∶1,且母乳中酪蛋白微粒直径比牛乳中酪蛋白微粒直径小,便于吸收 ・含乳铁蛋白,因与铁结合牢固,有抗菌作用 ・含有丰富的游离氨基酸,其中,牛磺酸是婴儿的条件性限制氨基酸,谷氨酰胺被认为与早期致敏和感染相关,对肠道健康有益[1]
脂肪	・以棕榈酸和油酸为主
矿物质	・大部分以二价离子形式存在,如钙镁,虽然没有牛乳中含钙量高,但渗透压适应婴儿生理需要
维生素	・全面均衡,与母亲饮食相关,脂溶性维生素被认为与婴儿发病率和死亡率相关[2]

（2）母乳中还含有诸多免疫物质

母乳中的免疫球蛋白、白介素以及溶菌酶等生物活性物质,为新生儿提供了天然的免疫屏障。

（3）母乳喂养还能有效预防儿童肥胖

在过去十年间,儿童肥胖的发生率持续上升,肥胖儿童基数大,儿童肥胖逐渐成为重大公共卫生问题之一。一方面,母乳营养素配比合理,能满足婴儿的能量需要,是牛乳或其他配方乳无法达到的。婴幼儿接受母乳喂养也能避免过早接触加工食品,以免形成对丰富味道和食品添加剂的依赖而拒绝天然未加工食物的摄入,进而降低了能量摄入过多的风险。另一方面,母乳中还含有一些生物活性物质,如烷基甘油可以抑制过多的米色脂肪转变成为白色脂肪[3]。机体脂肪组织有以下 3 种:白色脂肪主要储存热量,如果白色脂肪过多则有可能造成肥胖;棕色脂肪因含有大量线粒体,主要通过产热的形式消耗脂肪;米色脂肪介于二者之间,常存在于婴儿和冬眠动物中。

3. 回应式喂养,建立良好的生活规律

婴儿在出生后 2～4 周逐步建立起饮食规律,顺应喂养即尊重婴儿的饮食和生活规律,是按需喂养的前提。父母应关注婴儿的作息、饮食规律,不应刻意追求喂养次数。如果婴儿在非进食时间哭闹,可以怀疑由其他原因引起。

4. 适当补充维生素,母乳喂养无须补钙

尽管母乳营养丰富、经济便捷,但母乳中维生素 D 含量较低,并不能满足婴儿的需要,而母乳中钙含量充足,钙、磷比例适宜,因此,为满足需求首先应该考虑补充维生素 D。维生素 D 参与体内多种物质的代谢过程,包括调节钙磷代谢、促进骨骼牙齿生长发育等。维生素 D 缺乏会影响机体的物质代谢,造成婴儿骨骼发育障碍、牙齿迟发等。另外,维生素 D 还可调节固有免疫。有证据表明,维生素 D 缺乏会增加细菌性肺炎的发病风险[4]。一项哥本哈根的研究表明,当体内 25-羟基维生素 D 水平不足 25 nmol/L 时,个体患细菌性肺炎的风险增加,同时研究人员筛选出了影响细菌性肺炎发病的遗传基因。综上,补充维生素 D 是必要的。

可以通过日晒补充维生素 D,促进皮下 7-脱氢胆固醇经过两次羟化形成 25-羟基维生素 D,但要考

---

① van Sadelhoff JHJ, Wiertsema SP, Garssen J, Hogenkamp A. Free amino acids in human milk: A potential role for glutamine and glutamate in the protection against neonatal allergies and infections[J]. Front Immunol, 2020(11): 1007.

② Morrow AL, Dawodu A. Fatty acids and fat-soluble vitamins in breast milk: Physiological significance and factors affecting their concentrations[J]. Nestle Nutr Inst Workshop Ser, 2019(90): 57-67.

③ Yu H, Dilbaz S, Coßmann J, et al. Breast milk alkylglycerols sustain beige adipocytes through adipose tissue macrophages[J]. J Clin Invest, 2019, 129(6): 2485-2499.

④ Çolak Y, Nordestgaard BG, Afzal S. Low vitamin D and risk of bacterial pneumonias: Mendelian randomisation studies in two population-based cohorts[J]. Thorax, 2021, 76(5): 468-478.

虑到日晒时间、环境质量以及婴儿本身的适应性,通常补充维生素 D 采用油剂或水剂。中国营养学会建议每日补充维生素 D 10 μg(400IU),可在母乳喂养前滴入口中,或每周、每月口服一次相当剂量的维生素 D。

5. 任何动摇母乳喂养的想法和举动,都必须咨询医生或其他专业人员,并由他们帮助做出决定

多数情况下应坚持母乳喂养 6 个月,但当母乳喂养可能会为新生儿带来危害时应选择放弃。比如,由于婴儿患有半乳糖血症、苯丙酮尿症等代谢性疾病,无法代谢母乳中某些营养物质甚至可能造成伤害时;或者母亲患有传染性疾病,并且病毒可以通过乳汁进入婴儿体内时。母亲患有精神疾病或乳汁分泌不足时,可视具体情况采取混合喂养。母亲不要放弃母乳喂养,碰到母乳喂养困难时应寻求医生和专业人员的支持,并由他们帮助判断。

6. 定期监测婴儿体格指标,保持健康生长

判断母乳喂养效果最直观的方式是观察婴儿的生长状况,可通过监测婴儿的体格指标判断其生长发育状况。疾病、喂养不当或营养不良都会影响婴儿生长。

中国营养学会建议每半月测量一次婴儿身高、体重,当出现疾病或营养健康状况时增加监测次数。另外,家长需要尊重个体差异,无须攀比,参考世界卫生组织发布的"儿童生长曲线"可判断儿童当前生长状况。

(二) 膳食宝塔

按照膳食指南推荐要点简化出的膳食宝塔,更直观更形象地传达了喂养时的注意事项,供父母、医生以及婴幼儿护理人员参考。膳食宝塔可参阅中国营养学会发布的《中国婴幼儿喂养指南(2022)》。

二、7～24 月龄婴幼儿喂养指南

《中国居民膳食指南(2022)》中的推荐可总结为如下 6 条:

1. 继续母乳喂养,满 6 月龄必须添加辅食,从富含铁的泥糊开始

婴儿出生后 6 个月内,母乳喂养可以满足营养需求,有利于生长发育,也有助于增强免疫力,降低感染或未来患慢性病的风险。

出生后 6 月龄时,婴儿消化系统逐渐发育成熟,可以耐受更丰富的饮食,对营养素的需求更高。研究表明,出生 17～25 周的婴儿对不同口味接受度最高,26～45 周的婴儿对不同质地的食物接受度较高,因而这一时期是建立婴儿饮食口味的关键时期。此时开始添加辅食不但有助于锻炼婴儿触觉、嗅觉、味觉等感官的发育,锻炼咀嚼能力和其他口腔运动能力,而且有利于婴儿语言、心理和神经的发育。另一方面,此时期母乳已无法满足婴儿生长发育的需要,也应开始添加辅食。

辅食添加的时间不必严格按照 6 月龄开始,不宜过早也不宜过晚。过早将影响母乳喂养量,导致婴儿因缺少母乳中的免疫物质而增加感染的概率。过晚会错过婴儿味觉敏感期,导致后续喂养困难,影响婴儿的生长发育。但一般辅食添加不宜早于 4 月龄。若幼儿在添加辅食时期患严重疾病,可暂缓辅食添加,并与医生保持密切沟通。辅食添加应遵循从一种到多种、由少量到多量、由细到粗、单独制作的原则。

当出现以下 3 种情况时可以考虑提前添加辅食:①母乳提供的营养物质不能满足婴儿生长时;②婴儿的口咽发育比较成熟,能够安全地接受辅食;③婴儿在接触食物时有进食的欲望。

由于母乳中含铁量较低,铁吸收率也仅有 50%,而婴儿自出生起至 6 月龄,铁来源于肝脏储备,此时期,肝脏储铁即将耗竭,据研究,这一时期婴儿铁需求量 99% 来自辅食。因此,辅食首先添加富含铁

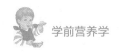

的食物。

婴幼儿存在个体差异,添加辅食情况也不同,有些婴幼儿甚至需要数十次才能接受,这时父母需要保持耐心,积极喂养。

2. 及时引入多样化食物,重视动物性食物的添加

根据中华预防医学会儿童保健分会推荐,辅食添加过程大致可分为四个阶段,每个阶段各有其特点和要求,循序渐进(见表3-2-2)。

表3-2-2　婴幼儿各年龄阶段辅食添加要求

年龄阶段		6月龄	7～9月龄	10～12月龄	13～24月龄
食物质地		泥糊状	泥状、碎末状	碎块状、指状	球块状、条状
辅食餐次(小碗:250 mL,口径10 cm、高5 cm)		1～2次	每天2次 每次$\frac{2}{3}$碗	每天2～3次 每次$\frac{3}{4}$碗	每天3次 每次1碗
每日食物种类及数量	乳类	4～6次 (800～1 000 mL)	3～4次 (700～800 mL)	2～4次 (600～700 mL)	2次 (400～600 mL)
	谷薯类	含铁米粉1～2勺	含铁米粉、粥等 3～8勺	米饭、面条 $\frac{1}{2}$～$\frac{3}{4}$碗	常见谷类 $\frac{3}{4}$～1碗
	蔬菜类	菜泥1～2勺	烂/碎菜$\frac{1}{3}$碗	碎菜$\frac{1}{2}$碗	常见蔬菜$\frac{1}{2}$～$\frac{2}{3}$碗
	水果类	水果泥1～2勺	水果泥/碎末$\frac{1}{3}$碗	水果条块$\frac{1}{2}$碗	常见水果$\frac{1}{2}$～$\frac{2}{3}$碗
	动物性食物及豆类	—	蛋黄、肉类、豆腐 等3～4勺	蛋黄、肉类、豆腐 等4～6勺	鸡蛋、肉类、豆制品 6～8勺
	油盐(1 g盐 ≈一粒黄豆)	—	植物油0～10 g 无盐	植物油0～10 g 无盐	植物油5～15 g ＜1.5 g盐

6月龄后母乳虽不是主要能量来源,但持续喂养还是能在一定程度上降低婴幼儿患病概率的,中国营养学会推荐7～9月龄婴儿每天母乳量不应低于600 mL,同时参照中华预防医学会儿童保健分会《婴幼儿喂养与营养指南》,此时期母乳喂养量可以达到800～1 000 mL,每天喂养次数不少于4次。10～12月龄婴儿每日母乳喂养量约600 mL,每日喂养4次。13～24月龄幼儿每日母乳喂养量约为500 mL。对于母乳喂养量不足推荐量的婴幼儿,可考虑使用配方奶作为母乳的补充。

另外,如表3-2-2所示,单一食物并不能满足婴儿所有需求的营养素,应遵循辅食添加从一种到多种、由少量到多量、由细到粗、单独制作的原则。同时,也要注重动物性食物的添加,畜禽肉、蛋类、水产类都可以提供丰富的优质蛋白。具体来说,蛋类还可以提供磷脂和维生素A;鱼类中n-3系列多不饱和脂肪酸颇为丰富;畜肉和动物肝脏、动物血也可以提供血红素铁,更利于婴儿吸收。虽然蛋黄中也富含一定量的铁,但其利用率不如畜肉和动物肝脏、血中的血红素铁。一些绿叶蔬菜中也含有大量铁,同时含有促进铁吸收的维生素C,但也含有阻碍铁吸收的植酸。因此,注重动物性食物的摄取对满足婴儿营养素需求至关重要。

3. 尽量少加糖盐,油脂适当,保持食物原味

母乳中含有的钠能够满足6月龄内婴幼儿的需要,添加的辅食中也含有一定量的钠。如一个正常大小的煮鸡蛋中大约含有56 mg钠,每100 g猪肝中含有68 mg左右的钠,而6月龄以上婴幼儿钠的适宜摄入量为350 mg/d,再加上母乳中提供的部分钠,足够满足6月龄以上婴幼儿的需求。

中国居民膳食营养素参考摄入量中并未给出 6 月龄以上婴幼儿额外糖摄入的推荐量。同时,考虑到此时期为婴幼儿味觉形成的关键时期,应避免高盐高糖食物,使婴幼儿享受天然食物的丰富口感,避免日后生长发育过程中对高盐高糖食物的追求,也避免偏食挑食,为健康带来负面影响。

4. 提倡回应式喂养,鼓励但不强迫进食

父母需要尊重婴幼儿的饮食习惯和规律,为婴幼儿创造良好的进食环境,培养婴幼儿对食物的兴趣。辅食喂养的时间可以选在与家人进餐时间相同或相近时段,以便婴幼儿与家人一同进餐,增近亲子感情,也能营造良好的进食氛围。

此外,父母不应以食物作为惩罚或奖励,也不宜在进食时分散婴幼儿的注意力,如进食的同时播放电视节目等。

5. 注重饮食卫生和进食安全

婴幼儿因免疫系统发育不完善,身体抵抗力较低,容易受病原体影响,尤其是肠源性疾病,如轮状病毒感染引起的儿童腹泻。因此,婴幼儿的饮食卫生和安全须引起重视。

首先应始终选择安全、新鲜的食材,烹饪方式以蒸煮为主,避免煎炸。其次,制作过程中使用的一切器具须经常消毒或替换使用,父母在烹饪过程中也应保持双手清洁,烹饪注意生熟分开,注意烹饪量,避免给婴幼儿食用剩饭剩菜。

婴幼儿进餐时需要有成年人在旁看护,保证安全。尤其是在进食大块完整食物或者固液混合食物过程中容易发生呛咳,严重时可能造成窒息、吸入性肺炎等进食意外。应避免食用以上食物,关注婴幼儿进食安全。

6. 定期监测体格指标,追求健康生长

体重和身高直接反映了婴幼儿的生长状态,也从侧面反映出婴幼儿的喂养模式是否恰当。体重可以作为反映近期营养状况的参考指标,而身高则能长期反映婴幼儿的营养状况。中国营养学会推荐每 3 个月监测一次,如果婴幼儿存在急慢性疾病、各种原因导致的生长不良、营养不良或营养过剩,应酌情增加监测次数并积极寻找原因。

同样,膳食宝塔可参阅中国营养学会发布的《中国婴幼儿喂养指南(2022)》。

三、2~5 岁学前儿童膳食指南

《中国居民膳食指南(2022)》中的推荐可总结为如下 5 条:

1. 食物多样,规律就餐,自主进食,培养健康饮食行为

影响儿童膳食行为的因素有很多,总的来说可以概括为周围的环境和自身的喜好。环境包括食物的种类和味道、儿童进餐的环境、父母的进食行为以及更大范围的社会饮食风俗、食品包装及广告、政府相关政策以及法律保障。自身喜好则主要取决于添加辅食时期父母的引导。

这一时期的儿童处于认知阶段,对外界事物好奇,具有较强的模仿能力,但很少能自我意识到健康饮食的重要性,因此从这一角度来说,父母的引导和良好饮食环境的营造显得更为重要。具体可归结为以下三方面的积极行为:第一,积极塑造家庭内饮食环境,建立饮食规律,尽量避免外带食物或点不健康的外卖,外出就餐也尽量保证在就餐时段,并且选择较健康的食物;第二,父母应以身作则,通过培养自己良好的饮食行为进而影响儿童;第三,父母应积极引导儿童认识和喜爱食物,提高儿童自身的认识,培养健康的饮食爱好。此外,Silvia Scaglioni 等人也总结了培养儿童饮食行为的策略[1](见

---

[1] Scaglioni S, De Cosmi V, Ciappolino V et al. Factors influencing children's eating behaviours[J]. Nutrients, 2018, 10(6): 706.

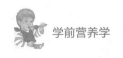

表 3-2-3)。

表 3-2-3　儿童饮食行为培养策略

策略	实践
隐蔽控制	① 在家只买健康食品 ② 避免进入贩卖不健康食物的商店以及快餐店
避免食物奖励	不同的食物会影响儿童对它的取舍行为
自我监管	① 识别饱腹感 ② 提供适中的食物分量 ③ 建立良好的喂养环境
家长权威	① 鼓励孩子尝试新食物 ② 父母以身作则 ③ 家长示范健康饮食和享受食物 ④ 不要在孩子面前模仿自己不喜欢某样食物 ⑤ 家庭中存在肥胖现象时，家长也需要控制儿童摄入零食量 ⑥ 早期响应式育儿干预
家庭聚餐	① 接触各种食物 ② 反复让孩子接触食物 ③ 让孩子参与食物选择 ④ 增加一家人一起吃饭的频率 ⑤ 每日共享早餐 ⑥ 用餐时间的社交 ⑦ 吃饭时关掉电视
家长重点干预	① 看护人应进行基于教育的干预 ② 听取喂养相关建议 ③ 父母需要把控家庭的饮食氛围 ④ 社会支持
家庭环境	① 生活在健康饮食家庭的儿童更可能养成健康饮食的习惯 ② 父母在食品购买和准备中发挥作用 ③ 提供健康食品 ④ 减少电子产品使用并获得充足的睡眠

偏食在大多数情况下不会影响到儿童自身的生长发育，但也需进行纠正与引导。当儿童出现偏食情况时，家长应积极纠正与引导，如果多次纠正与引导没有效果，则根据情况决定是否需要补充营养补剂。同时也需要排除病理性情况。Dovey 等 6 人在 2008 年提出"食物恐惧症"的概念，即拒绝大量熟悉或不熟悉的食物，或食物摄入种类不足。在这种情况下，应与儿科医生和心理师进行沟通，寻找原因并积极改善，避免造成营养不良、生长发育停滞。

学前儿童应每天安排早、中、晚三餐，并在此基础上至少提供两次加餐，一般上下午分别提供一次，加餐主要以奶制品、水果以及松软的面点为主。相邻两正餐之间间隔 4～5 小时，正餐与加餐之间的间隔为 1.5～2 小时。如果晚餐进餐较早，可在睡前 2 小时增加晚点，但不要提供甜食以防龋齿。

2. 每天饮奶，足量饮水，合理选择零食

此时期儿童具备一定的活动能力，亦处于骨骼生长发育的阶段，需要提供充足的膳食钙。奶及奶制品中钙含量丰富且吸收率较高，是儿童补充膳食钙的首选。父母应以身作则，鼓励儿童养成每日饮奶的好习惯。不同年龄段对钙的需求量有差异，相应推荐摄入量如表 3-2-4 所示。

表 3-2-4　2～5 岁儿童膳食钙需要量及饮奶量

年龄段	膳食钙推荐摄入量(mg/d)	饮奶量(mL)
2～3 岁	600	300～500
4～5 岁	800	

如果儿童饮奶后出现腹泻腹胀等情况,可能与乳糖不耐受有关,可通过将奶制品替换为酸奶、奶酪等发酵品补充膳食钙,饮用零乳糖乳制品或在饮奶时摄入乳糖酶帮助消化吸收。

2～5 岁是儿童生长的第二个高峰期,新陈代谢旺盛,活动量较大,水分需要量大。由于儿童胃容量小,建议少量多次饮水,上下午各 2～3 次即可。尽量避免在进食前饮水,以免稀释胃酸,占据一定胃容积,影响食欲和消化。

首先要从认知上引导儿童多喝水,以白开水为主,使儿童认识到多喝含糖饮料的危害。家庭自制豆浆或者鲜榨果汁可以选择,偶尔饮用含糖饮料时可用白开水按 1∶1 稀释,饮用之后应及时漱口,保持口腔卫生。

对零食不必闻之色变,永远不吃零食是不现实的,但在选择零食上须慎重:①尽量选择天然、少加工、安全、易消化的食物,如奶及奶制品、坚果、水果和豆制品;②少选择油炸、膨化食品以及含大量隐形盐和隐形糖的食物,如蛋糕、甜品、冰激凌;③在食用坚果等团块状食物时应注意饮食安全,避免发生呛咳。

3. 合理烹调,少调料少油炸

合理烹调,可以从以下两方面论述。其一是选择合适的调味料,即控制过量油、盐以及精制糖的摄入,也尽量少加入鸡精、味精、辛辣料等容易掩盖食物原本味道的调料,尽可能多让儿童感受食物的原汁原味。其二是选择合适的烹调方式,一般推荐多蒸煮,少煎炸。但是不同的食物中含有不同的营养素,需要选择适合这种食物的烹调方式。如想要摄入番茄中的维生素 C,就要避免水煮,维生素 C 是水溶性维生素,过度水煮会造成流失;而想要补充胡萝卜素则最好采取炒的方式,胡萝卜素具有脂溶性,更容易溶在植物油中。

4. 参与食物选择与制作,增进对食物的认知和喜爱

在保证安全的前提下,鼓励儿童主动挑选食材、制作食物。一方面可以增加儿童对食物的认识与喜爱度,以及对健康饮食观念的认同感;另一方面儿童在制作当中也能感受到乐趣,培养自己的动手能力。

5. 经常户外活动,定期体格测量,保障健康成长

建议 2～5 岁儿童每日进行 60 分钟的体育运动,最好是户外运动或团体游戏,既可以强身健体,又增加了日照时间,促进体内胆固醇转化为维生素 D,还可适度进行一些高强度运动。

除睡觉外尽量避免儿童连续 1 小时处于静止状态,每日观看电子设备的时间尽量不超过 2 小时。

2～5 岁儿童膳食摄入推荐可参见中国营养学会《中国学龄前儿童平衡膳食宝塔(2022)》。

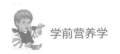
第三节 食物选择和来源

 案例思考

　　4岁的亮亮有个非常注意营养的妈妈,她是"多吃鱼孩子更聪明"的践行者,因此每天餐桌上的荤菜都是以鱼虾为主。然而,爸爸觉得长此以往会导致亮亮营养不均衡,两人各执一词,谁的看法正确呢?

　　分析:

　　不管是鱼虾还是畜禽肉,都应当均衡摄入。鱼虾等水产类食物蛋白质丰富,富含支链氨基酸(亮氨酸)以及含硫氨基酸(赖氨酸),容易消化吸收。儿童食用水产类食物,除补充优质蛋白外,还能摄入ω-3多不饱和脂肪酸,对大脑发育有着重要影响。但需要注意海产品中的甲基汞蓄积。畜禽肉类可为儿童提供充足的优质蛋白和脂肪,也是血红素铁的重要来源,因此既能防止儿童贫血,也能保证能量摄入和营养补充,是儿童生长发育不可或缺的食物。

　　请思考:促进儿童生长发育的食物都有哪些呢?

一、植物性食物

(一) 粮谷薯类

1. 粮谷薯类的定义及营养价值

　　谷类是以禾本植物为主的粮食作物籽实的总称,包括稻米、小麦、玉米、高粱、大麦等。中国作为以植物性食物为主的国家,谷类食物是人们主要的能量来源。谷类由外层包裹的坚固谷壳和内层谷粒构成,谷粒由谷皮、胚芽、胚乳三个部分组成。生产加工过程中,出于味道及便于储存等考虑,除了去除不可食用的谷壳之外,加工充分的谷类也被碾去谷皮,大部分胚芽也随之脱落。由此衍生出两个常见的概念,全谷物(Whole Grains,WG)和精致谷物(Refined Grains,RG)。全谷物是指未经过精细加工而保留了谷粒完整的胚芽、胚乳和皮层的谷物,而精致谷物则指经过精细加工,去除谷皮和胚芽,几乎仅剩胚乳的谷物。人们常说的麸皮其实是谷类中小麦籽经加工后剩余的部分,包括种皮、糊粉层、少量胚芽和胚乳。

　　谷皮中富含膳食纤维,通常每100 g全谷物中含膳食纤维7~19 g。胚芽中富含蛋白质,且绝大多数为简单蛋白质,即蛋白质分子中只含有α-氨基酸一类的蛋白质。由于谷类蛋白质含量并不多,且氨基酸模式不如动物蛋白,因此对机体来说并不是优质蛋白。然而,在中国传统的饮食结构中,动物类食物摄入有限,人们每日摄入的蛋白质主要来源于谷类。谷类蛋白质按照其溶解性可分为四类:清蛋白、球蛋白、醇溶性谷蛋白以及谷蛋白。清蛋白和球蛋白具有一定的生理活性,主要集中在糊粉层、糠层和胚乳中,氨基酸组成较平衡,特别是谷类中含量较少的赖氨酸、色氨酸、精氨酸,在清蛋白和球蛋白中均含量较高。醇溶性谷蛋白和谷蛋白是谷粒的能量供给,为储藏蛋白质,用于谷类幼苗的生长。虽然这两种蛋白质不具有生理活性,但却是面筋蛋白,能维持谷类独特的香气,维持面粉的形态。高筋面粉和低筋面粉主要的区别即为这两种蛋白质含量的差异。胚乳中富含淀粉,也是谷类中主要的营养成分,占 40%～70%,淀粉颗粒大小和类型因不同品种而存在差异。

全谷物与精致谷物相比,保留了外部的种皮和大部分胚芽,提供的能量相对更低,也保留了蛋白质、脂肪、水溶性维生素(如维生素 B_1、叶酸等)、矿物质(钙、铁等)以及丰富的植物化学物(β-葡聚糖、黄酮、多酚),提高了营养素密度,也更有益于健康,可促进胃肠蠕动,降低血脂、血糖,抗氧化,因而对多种慢性病的防治有一定的积极作用。

薯类是指马铃薯、甘薯等根茎类食物的统称。除了能提供碳水化合物和膳食纤维外,还能提供相当量的矿物质和 B 族维生素,被认为兼具了粮谷类和蔬菜的优点。常见薯类主要营养素可参见表 3-3-1。

表 3-3-1 常见薯类营养成分

薯类	成分				
	碳水化合物(g/100 g)	蛋白质(g/100 g)	膳食纤维(g/100 g)	维生素 C(mg/100 g)	钙(mg/100 g)
马铃薯	17.8	2.6	1.1	14.0	7
甘薯	25.2	1.4	1.0	24.0	24

注:表格中膳食纤维为不可溶性膳食纤维,参考《中国食物成分表标准版(第 6 版/第一册)》。

2. 粮谷薯类与健康的关系

粮谷薯类能够提供大量碳水化合物,是儿童生长发育重要的能量来源。因全谷物和薯类中含有丰富的膳食纤维、水溶性维生素、矿物质以及多种植物化学物,有研究证据表明其可能与癌症(尤其是结直肠癌)、2 型糖尿病、心血管疾病的低发病风险相关。儿童处于生长发育时期,除先天因素外,很少患以上慢性疾病。值得关注的是,根据 WHO 的调查,中国现已成为肥胖儿童人口最多的国家之一。2015 全球疾病负担报告显示,中国 2～19 岁儿童及青少年中有超过 1 500 万人肥胖,且肥胖的状况还在逐年增加。众所周知,儿童肥胖会导致成年期高血压、冠心病、糖尿病的高发,对心理、智力、学习能力、性格也产生一定影响,未来,儿童肥胖将成为我国突出的公共卫生问题。而儿童时期是养成健康习惯、预防肥胖的关键时期,此时期的合理营养显得至关重要。

在保证足量的谷薯类食物的同时,一些父母可能会担心过高碳水化合物导致儿童肥胖。而根据 Anne de la Hunty 等人所做的系统综述和 meta 分析[①],与早餐不经常食用谷物的儿童和青少年相比,那些经常食用谷物早餐的儿童和青少年超重的可能性更低。

(二) 蔬菜水果

1. 蔬菜水果的营养价值

蔬菜是指可供佐餐的、有多汁产品器官作为副食品的一、二年生即多年生草本植物的总称,包括根茎类、叶菜类、花果类、水生蔬菜、木本蔬菜以及菌藻类。

蔬菜含水量 65%～95%,大多数蔬菜含水量超过 90%。三大产能营养素含量均较低,碳水化合物仅有 2.5%～12%,蛋白质含量多数低于 3%,脂肪含量低于 1%,因此蔬菜不是主要供能食物,却含有丰富的膳食纤维、有机酸、矿物质、维生素以及植物化学物,再加上蔬菜种类丰富、口感各异,既能增进食欲,又具有良好的健康效应。

膳食纤维主要包括纤维素、半纤维素、木质素等不可溶性纤维以及可溶性纤维。蔬菜中含有的膳

---

① de la Hunty A, Gibson S, Ashwell M. Does regular breakfast cereal consumption help children and adolescents stay slimmer? A systematic review and meta-analysis[J]. Obes Facts, 2013, 6(1): 70-85.

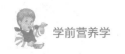

食纤维主要是不可溶性纤维。蔬菜各组织膳食纤维分布不均,主要存在于皮层、输导组织和梗中,茎叶类蔬菜膳食纤维含量相对花果类较多。

蔬菜中含量最高的矿物质是钾,可以占蔬菜灰分的50%左右。不少蔬菜中也含有一定的钙、铁,但蔬菜中的植酸或其他矿物质离子会干扰钙、铁的吸收。

蔬菜中还含有维生素C、硫胺素、核黄素、叶酸、尼克酸、胡萝卜素等多种维生素,中国居民的维生素A和维生素C需求基本来自蔬菜摄入。维生素C在新鲜绿叶菜中含量丰富,而胡萝卜素多存在于深色蔬菜中。根据中国营养学会给出的定义,深色蔬菜一般满足颜色深(深绿色、红色、橘红色、紫红色)和尤其富含β-胡萝卜素两个条件,相对而言的即为浅色蔬菜。值得注意的是,某些瓜茄类蔬菜,如黄瓜,外皮呈深色而果肉呈浅色,且在多数情况下去皮食用果肉时,严格意义上不能称为深色蔬菜。由于维生素C和β-胡萝卜素的理化特殊性,烹调蔬菜时需要根据需求选择适当的方法。维生素C,即抗坏血酸,极容易氧化,各种蔬菜中都存在氧化酶,尤其是黄瓜和白菜当中,当植物组织被破坏,抗坏血酸与空气中的氧接触,氧化酶起作用造成抗坏血酸的破坏。因此建议新鲜叶菜类高温快炒,维生素C在碱性环境中容易失活,高温不会对其造成太大影响,还会破坏氧化酶的活性。而对于一些瓜茄类蔬菜,如番茄,如果主要目的是摄入胡萝卜素,建议通过炒的方式烹饪,因胡萝卜素为脂溶性维生素,翻炒时加入较多植物油可以加速溶解。如果主要目的是摄入维生素C(水溶性维生素),则建议采用蒸、煮、炖等方式,最大限度地保留维生素C,避免流失。

新鲜蔬菜中含有苹果酸和柠檬酸等有机酸,总含量不如水果丰富。因为蔬菜中同时含有钾、钙、钠、镁等矿物质,因而一般以盐的形式存在。机体摄入蔬菜的同时,这些盐随之进入体内进行分解代谢,有机酸根离子一般被氧化成二氧化碳和水排出体外,或参与三羧酸循环合成糖原在肝脏中储存起来,剩余的矿物质离子则与碳酸氢根离子结合增加血液中的碱性物质,因而蔬菜被称为碱性食物。

除此之外,蔬菜中还有硫甙、类黄酮等植物化学物,在各种蔬菜中种类和含量均存在差异。目前一些植物化学物随着研究深入被认为对人体具有一定的健康作用,未来还需要更多研究证实。

水果是对部分可直接食用植物果实和种子的统称,味甜多汁,包括仁果类、核果类、浆果类、柑橘类、瓜果类。新鲜水果含水量在85%～90%,大多数蛋白质和脂肪含量不足1%,但水果中含有较多碳水化合物,较甜的水果中含有较多的果糖。同蔬菜一样,水果也是维生素(维生素C、胡萝卜素、B族维生素)、膳食纤维(可溶性膳食纤维为主)和植物化学物(类黄酮、芳香物质、萜类物质)的主要来源。

2. 蔬菜水果对学前儿童健康的作用

蔬菜中富含膳食纤维,虽然不能被人体利用,但是可以促进胆固醇降解为胆酸,避免胆固醇过多堆积引发心血管问题;也可以被大肠杆菌利用发酵合成泛酸、尼克酸、谷维素、维生素K等人体需要的维生素;因体积大,吸水可膨胀而增加粪便体积,促进肠道蠕动,预防结直肠癌的发生。《Nutrition Reviews》(《营养综述》杂志)中的一篇综述在对PubMed数据库中相关论文进行研究后得出部分水解瓜尔豆胶、葡甘露聚糖和麸皮对儿童消化健康有益的结论,但这一结论的证据等级并不高。自出生起,肠道菌群就开始定殖,胃肠道稳定不仅能促进食物中营养物质更好地消化吸收,也与感染、消化系统疾病、代谢性疾病的发病密不可分。

肠道菌群的紊乱可能是引起儿童多种消化系统疾病的原因。膳食纤维和益生元被认为是针对儿童功能紊乱性肠病的可能营养措施之一,引起了越来越多的关注。荷兰的微生物学家Carrie、Margriet等人指出,健康儿童与功能紊乱性肠病的儿童,其肠道菌群存在一定的差异,不同的膳食纤维和益生元针对某些病例有特殊的作用。但目前研究较少,很难针对所有肠功能紊乱的儿童得出一般性结论。

蔬菜富含钾,钾离子在机体内具有重要的生理功能,如:参与三大营养物质的代谢,葡萄糖和氨基酸通过细胞膜进入细胞合成糖原和蛋白质时必须有钾离子参与;维持正常的渗透压和细胞形态;维持神经肌肉的应激性以及心肌的正常功能(包括自律性、传导性和兴奋性);维持体内酸碱平衡。因此,多摄入蔬菜可以对心血管系统产生一定的健康效应。

蔬菜中的维生素C、β-胡萝卜素、叶酸以及多种植物化学物具有维持正常血管功能、抗氧化抗炎等功效,对预防癌症、心血管疾病具有良好的健康效益。

(三) 豆类及其制品

1. 豆类的营养价值

豆类泛指所有能产生豆荚的豆科植物,一般分为大豆类和其他豆类。豆制品是由大豆或其他豆类为原料制作的发酵或非发酵食品,如豆浆、豆腐等。

豆类是高蛋白、低脂肪、淀粉含量适量的作物,同时含有丰富的矿物质和维生素以及植物化学物(如大豆异黄酮、皂苷等),被认为具有较高的营养价值。

豆类及豆制品是食物优质蛋白质的主要来源。优质蛋白质来源可分为动物性食物和豆类,动物蛋白因氨基酸组成更接近机体,相较豆类,通常被认为更优质。而且豆类食物中还含有皂苷等植物化学物,影响蛋白质吸收。但相对于谷类食物来说,豆类蛋白质含有较高的赖氨酸,与谷类蛋白质互补,且蛋白质含量多在 20%~40%,显著高于谷类食物。中国作为以植物性食物为主的国家,动物蛋白摄入有限,植物蛋白对中国饮食结构来说显得更加重要。

其中,大豆蛋白是唯一一种目前研究最多且生物利用率较高的植物蛋白。用蛋白质消化率矫正的氨基酸评分(PDCAAS, Protein Digestibility-Corrected Amino Acid Score)和可消化必需氨基酸评分(DIAAS, Digestible Indispensable Amino Acid Score)对大豆蛋白和牛肉蛋白进行综合评价,大豆蛋白的 PDCAAS 得分高达 0.91,与得分 0.92 的牛肉蛋白相当。

大豆中目前没有发现淀粉的存在,但存在水苏糖、棉籽糖等低聚糖,这些低聚糖在肠道中厌氧菌的作用下进一步水解为二氧化碳等气体,导致机体出现胃胀气等现象。此外,大豆皂苷具有溶血作用,对人体健康不利,因而被称作"抗营养因子"。

豆类中大多脂肪含量较低,除大豆这种油料作物外,一般含量在 0.5%~2.5%,主要是不饱和脂肪酸,如油酸、亚麻酸等。

豆类食物中硫胺素和核黄素含量普遍高于其他食物,因而是 B 族维生素的优质来源。同时豆类中还富含铁、镁、锌、钙等矿物质。

2. 豆类对学前儿童健康的作用

虽然大多数豆类蛋白不如动物蛋白优质,但依然是儿童优质蛋白质的重要来源。而且摄入豆类蛋白的同时也摄入了更少的饱和脂肪酸和较高的膳食纤维,对预防肥胖以及肥胖相关的慢性疾病有益,如糖尿病、心血管疾病。此外,根据 meta 分析的证据,为农村地区的儿童补充以大豆粉为基础的辅食能够减少农村儿童贫血、发育迟缓、营养不良及各种疾病的发生[①]。

然而,豆类食品中含有一些生物酶,容易引起儿童过敏,食用时需要注意。日本的一项研究观察到摄入大豆后不久儿童可能出现口腔过敏症状,当然不排除与当地自然环境和遗传易感性相关,不能完全肯定为大豆造成的致敏反应,但有一定的参考价值,应引起父母注意。另有研究报道,对花生过敏的个体也可能存在对大豆、核桃的过敏现象,原因可能是三者之间存在 IgE 的交叉反应。

二、动物性食物

(一) 畜禽肉

1. 畜禽肉的营养价值

畜肉是指宰杀后的猪、牛、羊等哺乳动物可食用的部分,人们通常食用的是骨骼肌,因为颜色暗红

---

① Xu J, Li Y, Huo J, et al. Supplementing fortified soybean powder reduced anemia in infants and young children aged 6-24 months[J]. Nutr Res, 2019(63):21-33.

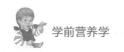

富含纹理(横纹肌),故称之为红肉(red meat)。红肉富含优质蛋白质、矿物质(铁、锌)、维生素(维生素 B₁₂、维生素 B₆)等,但脂肪含量较高,尤其是饱和脂肪酸和胆固醇。

禽肉是指鸡、鸭、鹅、鸽等禽类动物的肌肉及其制品,因其肌肉中肌红蛋白含量相对较少,肌肉颜色发白,称白肉(white meat)。白肉是高蛋白、低脂肪的动物性食物,营养丰富。白肉中脂肪含量相对红肉较少,不同种类白肉脂肪含量变化较大,如火鸡和鹌鹑的脂肪含量低至 3%,而鸭肉脂肪含量最高,达 28%。白肉中含有大量矿物质,以钾、磷含量最高,同时富含维生素 A、B 族维生素。

畜禽肉中的蛋白质为优质蛋白质,因其氨基酸组成与人体组织蛋白组成相近,生物利用率高,是完全蛋白质。按其溶解性可分为肌原纤维蛋白质(盐溶性蛋白质)、肌浆蛋白质(水溶性蛋白质)、结缔组织蛋白质及膜蛋白质(不溶性蛋白质)。肌原纤维蛋白质主要包括肌球蛋白和肌动蛋白。肌浆蛋白质占总动物蛋白的 2%~30%,含近 50 种蛋白质,主要为酶和肌红蛋白。其中,肌红蛋白由珠蛋白和血红素基构成,血红素基中包含卟啉环和铁,具有很强的携氧能力。而结缔组织中大部分为胶原蛋白和弹性蛋白,为不完全蛋白质,因而认为多吃猪皮能美容实为饮食误区,含胶原蛋白丰富的食物还需要与其他食物搭配,通过蛋白质互补作用提高营养价值。

日常所说的动物脂肪实为脂肪和类脂(磷脂、糖脂、固醇)的总称。畜禽肉的脂类含量相对稳定,主要取决于肌肉间脂肪的含量,且内脏中胆固醇含量相对较高。脂肪的营养价值主要取决于其中必需脂肪酸的含量。人体所需的必需脂肪酸主要为亚油酸、亚麻酸和花生四烯酸,当亚油酸摄入过量时,可在体内转化为花生四烯酸,因此严格来说,主要为亚油酸和亚麻酸。动物性食物中必需脂肪酸含量不及植物性食物,但禽肉中的必需脂肪酸含量相对高于畜肉。

畜禽肉中含量最为丰富的矿物质即钾、磷,同时也是膳食铁的重要来源,锌、铜、硒等矿物质含量也较高。内脏中铁的含量高于肌肉,尤其是肝脏,作为贮铁器官,铁的吸收利用率良好,具有较高的营养价值。畜禽血液中也富含优质的膳食铁和其他矿物质。

2. 畜禽肉对学前儿童健康的作用

畜禽肉中含有丰富的优质蛋白质、血红素铁、锌以及多种维生素,一直以来都是儿童生长发育中必不可少的食物。特别是铁、锌等矿物质,在大脑发育中起到一定的积极作用。有研究综述表明,摄入牛肉可以提高儿童的认知能力,但与摄入其他肉类相比并没有显著优势,而且纳入研究的样本规模较小且具有异质性,因此不能明确牛肉对认知能力的绝对作用,但可以作为未来研究的参考。尤其是对于一些中低收入的国家来说,人民生活质量较低的情况下,为儿童提供一定量的肉类膳食补充,能够提升儿童的认知能力,表现为成绩的增长和算术水平的提升。同时,也能促进肌肉增长,表现为上臂肌肉面积增加以及运动表现更好。但是并没有证据表明动物源性食物与儿童生长发育迟缓存在一定的相关性。

另外,有不少家长认为摄入足量动物性食物可以预防儿童贫血。尽管近年来国家不断出台相关政策进行干预,但中国儿童贫血的发生率依然处于比较高的水平。一项日本的队列研究表明,肉类摄入频率与血液相关指标和贫血患病率没有相关性,研究涉及日本五个地区,人数达 3 000 人次。因而可能的推测是肉类摄入并不是有效降低贫血患病率的有效措施,要控制贫血在儿童和青少年中的患病率还需另觅良策。那么是否摄入过多肉类,不但没有解决贫血的问题,反而会增加儿童肥胖和高血压发生风险?根据现有研究,事实似乎也并非如此。韩国实施了一项大规模多次横断面调查,欲探究儿童和青少年的肉类消费与肥胖和高血压患病的相关性[1]。结果表明,每周摄入超过 5 份肉类的儿童,其肥胖发生率为 6.3%,而每周摄入不足 1 份肉类的儿童,相比摄入超过 5 份肉类的儿童,可能会增加约 50% 的肥胖发生率($OR = 1.44$,$95\%CI:1.21\sim1.70$,$p < 0.001$)。摄入超过 5 份肉类的儿童高血压患病率为 7.2%,摄入不足 1 份肉类的儿童,其患病率为 8.2%。说明肉类食物是儿童生长发育过程中重要的

---

① Kim GH, Shin SW, Lee J, et al. Red meat and chicken consumption and its association with high blood pressure and obesity in South Korean children and adolescents: a cross-sectional analysis of KSHES, 2011-2015[J]. Nutr J, 2017, 16(1): 31.

营养来源,但能否说明肉类摄入反而对避免肥胖和高血压的发生具有一定的保护作用?恐怕结果也不尽然。儿童肥胖和高血压的发生可能与饮食习惯的改变有关,高热量的加工食品和腌制食品可能是导致这一现象的罪魁祸首,而肉类摄入只要满足推荐摄入量即可,也并非多多益善。一项中国的研究表明,儿童的饮食模式很大程度上决定了后期肥胖的发生。研究将中国儿童的饮食模式大致分为两种,即中国传统的膳食模式(以大米摄入为主,以畜禽肉、鱼禽蛋奶、蔬菜为辅)以及现代饮食模式(小麦包子、面包、蛋糕、饼干、腌制蔬菜、水果、坚果、红肉、加工肉类、家禽、鸡蛋、鱼、牛奶和快餐)。结果表明,以加工食品为主的现代饮食模式与后期肥胖呈正相关。除中国外,世界上其他国家似乎也有同样的问题,如澳大利亚的膳食调查显示,婴儿辅食中加工肉制品,尤其是火腿越来越受欢迎,由此可能造成婴幼儿摄入更多钠,对儿童时期的口味影响很大。不同的是,美国近十年的膳食调查结果显示,儿童摄入禽肉类和豆类比例逐渐增高,而猪肉摄入逐渐降低,居民营养素养似乎在向进步的方向发展,这也为中国指导学前儿童膳食摄入提供了参考。

同时,根据 meta 分析的结果,肉类摄入似乎不是引起儿童哮喘发作的原因,父母在喂养时也需要理性认知,避免偏听偏信。

(二) 水产类

1. 水产类的营养价值

水产品(fishery product)是水域中人工捕捞、获取的水产资源。其中可以供人类食用的水产资源加工而成的食品,称为水产食品。按照生物学分类,水产食品又可以分为水产动物和藻类,由于藻类被归为植物性食物,故本节不做探讨。在水产动物资源中,又可以分为鱼类、软体类、甲壳类、海兽类。其中,居民最常食用的鱼肉,即指生活在江、河、湖、海中鱼类的肌肉组织,是膳食的重要组成部分,具有丰富的营养价值,在本节中将重点探讨。鱼肉富含蛋白质,含量为 15%~22%,尤其富含亮氨酸和赖氨酸,可与谷类食物形成蛋白质互补,提升食物整体的营养价值。鱼肉的纤维细短,更容易消化,对儿童来说是优质蛋白的绝佳选择。鱼类脂肪含量 1%~10% 不等,且鱼类中的脂肪主要为不饱和脂肪酸,单不饱和脂肪酸包括棕榈酸和油酸,多不饱和脂肪酸包括亚油酸、亚麻酸、二十二碳六烯酸(DHA)和二十碳五烯酸(EPA)。同时富含钙、钠、钾、镁等矿物质,海鱼中还富含碘。鱼类中维生素种类丰富,是维生素 A、维生素 D、维生素 B_2 的重要来源。

鱼肉与前文提到的畜禽肉在营养成分上的异同可参阅表 3-3-2。

表 3-3-2 动物性食物营养素对比一览表

种类	营养素				
	蛋白质	脂肪	饱和脂肪酸胆固醇	矿物质	维生素
畜肉	• 10%~20% • 纤维较粗	• 1.5%~6.2%	• 较高	• 1%~2% • 钾含量较高 • 血红素铁、锌、磷、铜、硒丰富	• B族维生素来源丰富(维生素 B_1、烟酸)
禽肉	• 20%	• 1%~20%	• 变化大 • 远低于畜肉	• 钾、磷含量高 • 血红蛋白铁(肝脏、血液来源丰富,10~30 mg/100 g)	• 维生素 A 和 B 族维生素内脏含量普遍高于肌肉
鱼类	• 15%~22% • 富含亮氨酸和赖氨酸 • 纤维细短,易消化吸收	• 1%~10%	• 较低 • 多由不饱和脂肪酸组成	• 钙、钠、氯、钾、镁丰富 • 海水鱼富含碘	• 维生素 A、D、B_2 重要来源 • 维生素 E、B_1、烟酸含量也较高

注:本表格参考中国营养学会《食物与健康——科学证据共识》绘制。

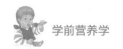

2. 水产类对学前儿童健康的作用

鱼类中富含多不饱和脂肪酸,具有重要的生理意义。ω-6 多不饱和脂肪酸具有促进生长的作用,花生四烯酸能促进与生长相关的早期反应基因的表达,其衍生物也可调节生长激素释放。ω-3 多不饱和脂肪酸对大脑、视网膜、皮肤和肾脏的健全具有十分重要的作用。动物实验研究表明,在孕期限制ω-3 多不饱和脂肪酸摄入将影响子代视力,也将在一定程度上损伤学习能力。因此,在孕期摄入一定量的鱼类,无疑对子代生长发育有积极作用。

但学前儿童补充鱼类是否对其有健康效应? 一项随机对照试验(Randomized Controlled Trail,RCT)将 232 名 4～6 岁儿童随机分为实验组和对照组[①],实验组儿童午餐提供鲱鱼、鲭鱼,对照组儿童午餐提供鸡肉、羊肉和牛肉,每周至少干预三次,持续 16 周后,无论是粗结果或校正结果均无统计学意义,但考虑到膳食依从性,经调整发现吃鱼肉可以有效提高认知。另有荷兰的队列研究涉及 3 684 个荷兰儿童[②],出生于 1996—1997 年间,调整年龄以及协变量之后,只有 7 岁儿童的差异具有统计学意义,即母亲孕期补充鱼肉(一周至少一次)的 7 岁儿童的 BMI 比母亲孕期不补充鱼肉的儿童较低。就结果来看,母亲孕期补充鱼肉的意义似乎更偏向于促进母亲健康而不是对儿童产生长远有益效应。因此,鱼肉是儿童生长发育过程中重要的优质蛋白、优质脂肪酸来源,但其促进儿童生长发育和脑发育的最佳时期是孕期。学龄前儿童有必要适当摄入鱼类,但没有证据表明此时期摄入大量鱼类可以促进认知发展,反而,儿童摄入鱼类尤其是海鱼时,须警惕甲基汞的蓄积。

香港临海,一项研究表明,香港鱼肉中 6 种冷冻鳕鱼中的甲基汞含量均超标。香港孕妇和儿童的甲基汞摄入量超过限制摄入量的比例大约为 9% 和 16%。虽然调研结果显示大多数鱼类中,甲基汞含量均未超标,但是在高摄入量的情况下,依然存在超标的风险。日本对五个地区 118 名儿童的甲基汞暴露测定,将头发中甲基汞含量作为反映甲基汞暴露的指标。结果表明,大约 40% 的儿童头发中甲基汞含量超过美国环保机构限制的暴露量,各地区之间暴露量存在差异,且这种差异与当地传统的饮食习惯相关。鱼类的摄入量与儿童头发甲基汞含量相关,尤其是摄入金枪鱼、剑鱼等鱼类。

综上,学前儿童需要适量摄入鱼类,尤其对于内陆地区的儿童来说,海鱼也是维生素 A、碘等微量元素的重要来源。但是须注意摄入量,尽量少食用甲基汞暴露量高的鱼类。

(三) 蛋类

1. 蛋类的营养价值

蛋类广义上指禽类所产的卵,常食用的包括鸡、鸭、鹅、鹌鹑等所产的卵。结构上包括蛋壳、蛋清和蛋黄。蛋壳占全蛋的 11%～13%,主要成分是碳酸钙。蛋清和蛋黄的大小因不同蛋类而存在差异,大部分蛋黄占可食用部分的 $\frac{1}{3}$。蛋清为白色半透明黏性溶胶状物质,由外到内依次为外层稀蛋清、中层浓蛋清以及内层稀蛋清,各层蛋清含水量不同,分别为 89%、84%、86%。蛋黄是浓稠不流动的黏稠物质,富含脂肪的球形微胞,新鲜鸡蛋打开时层次分明,储存时间较长时,浓蛋清部分逐渐变稀,蛋黄逐渐偏离中央。父母在喂养儿童时须注意食材的新鲜程度。

尽管蛋类品种丰富,但具有一定的共性,都是优质蛋白质、维生素(B 族维生素、维生素 A、维生素 D)以及脂肪的重要来源。

鸡蛋中蛋白质含量丰富,占全蛋含量的 54%,一枚鸡蛋可以提供 6 g 左右蛋白质。且质量较好,生物价高达 94,因此常作为参考评价其他食物的蛋白质质量。鸡蛋蛋白质构成不容易受到鸡的品种以及

① Øyen J, Kvestad I, Midtbø LK, et al. Fatty fish intake and cognitive function:FINS-KIDS, a randomized controlled trial in preschool children[J]. BMC Med, 2018, 16(1):41.

② van den Berg SW, Wijga AH, van Rossem L, et al. Maternal fish consumption during pregnancy and BMI in children from birth up to age 14 years:the PIAMA cohort study[J]. Eur J Nutr, 2016, 55(2):799-808.

饲料成分影响。蛋清中以卵清蛋白、卵黏蛋白为主,蛋黄中则富含低密度脂蛋白以及微量核黄素结合蛋白和免疫球蛋白(IgG)。鸡蛋蛋白质易乳化,可用于沙拉的制作,容易形成凝胶,且蛋清比蛋黄的凝固点低,这就是煎蛋时蛋清先凝固的原因。当鸡蛋加热过度时容易形成黑色物质,主要原因是鸡蛋中富含半胱氨酸,加热过度时部分分解为硫化氢,易与蛋黄中的铁元素相结合形成黑色的硫化铁,在烹调时应该注意。

蛋清中脂肪含量极少,几乎全部以与蛋白质结合的良好乳化形式存在,吸收率高。蛋黄中脂肪含量 $30\%\sim33\%$,以单不饱和脂肪酸(油酸)为主,也是磷脂(卵磷脂、脑磷脂、神经鞘磷脂)的良好来源,有利于降低血胆固醇,促进脂溶性维生素的吸收。蛋黄中固醇含量较高,其中胆固醇占比超过 90%,但研究表明每日摄入 1 个全蛋不会使血胆固醇上升,且胆固醇含量受饲料成分影响较大,某些饲料中也添加铜来抑制胆固醇合成,添加铬而降低蛋黄中胆固醇含量,以此提升鸡蛋的接受度。

鸡蛋中的矿物质主要存在于蛋黄中,铁元素含量最高,但却是非血红素铁,同时受到含磷蛋白对其吸收的影响,鸡蛋铁生物利用率低至 3%。矿物质含量也易受到饲料成分的影响,因此当前市面上也出现了通过调整饲料成分而强化某一矿物质元素的蛋类产品。

鸡蛋中维生素含量丰富,量化来看,一个鸡蛋可满足成年女性一日维生素 B_2 需要量的 14%,以及维生素 A 需要量的 22%,且维生素种类多样,大部分脂溶性维生素和硫胺素皆存在于蛋黄中。炒鸡蛋和煎鸡蛋会损失 15%、20% 的核黄素、硫胺素,叶酸损失率更是高达 65%,而煮鸡蛋则几乎不带来维生素流失,因而烹调方式上提倡以煮蛋为主。

2. 蛋类对学前儿童健康的作用

蛋类具有较高的营养价值,是儿童生长发育过程中必不可少的食物来源。根据 2021 年的调研结果,中国儿童蛋奶摄入量有所改善,且蛋奶摄入量较低、挑食行为都将不利于儿童自身的生长发育。与此同时,也须警惕蛋类过敏。欧洲过敏反应登记处的数据结果显示,食物是儿童过敏的主要原因,特别是牛奶、坚果和鸡蛋。其中,最常见的原因是牛奶(51.4%)和坚果(16.6%),相比而言,鸡蛋引发的食物过敏只占所有食物过敏的 15.4%,表现为皮肤和神经系统症状、胃肠道症状以及哮喘等呼吸道症状。随着年龄增加,呼吸道症状发生的可能性更高,且研究表明,对鸡蛋过敏的儿童发生哮喘的可能性比对其他食物过敏的儿童发生哮喘的可能性更高(46.5%[$35.8\%\sim57.4\%$] vs 33.2%[$29.6\%\sim37.0\%$])[①]。极少有个体会发生严重的过敏反应。过敏虽然是一种紧急医疗状况,但随着年龄增长,大多数对鸡蛋过敏的儿童会产生耐受性,通过口服食物挑战,对鸡蛋的耐受性获得似乎与机体对卵清蛋白或卵黏蛋白的 IgE 降低有关,且大多数对鸡蛋过敏的儿童食用加热蛋黄,很少引起过敏症状,能在一定程度上改善生活质量,可用于推荐。

(四) 乳及乳制品

1. 乳类的营养价值

乳是指哺乳类雌性动物乳腺分泌的液体,以乳作为主要原料生产的产品称为乳制品。乳类具有极高的营养价值,对人类个体来说意义重大,是刚出生发育未完全的年幼个体营养需求的全部来源。在众多乳类当中,牛乳以压倒性的优势占据消费的主要地位。乳制品可划分为液体乳制品、乳粉、乳脂、炼乳、干酪、冰激凌以及其他乳制品。乳类具有其他食物不具有的特殊营养物质,使其在性状和口感上有所差异。

乳类蛋白质占全乳的 $3\%\sim3.5\%$,250 mL 的牛奶大约可以提供 $7\sim8$ g 蛋白质。乳类蛋白质主要可以分为乳清蛋白、酪蛋白两大类,二者比例大致为 1:4。乳蛋白生物价为 85,容易被人体吸收。近

① Samady W, Warren C, Wang J, et al. Egg Allergy in US Children[J]. J Allergy Clin Immunol Pract, 2020, 8(9): 3066-3073.e6.

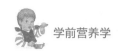

年来，乳铁蛋白因其对人体健康的促进作用而得到广泛关注。乳铁蛋白是转铁蛋白中的一种铁结合蛋白，存在于哺乳动物的乳汁中，以人类母乳中含量最高。人类母乳和牛乳中乳铁蛋白氨基酸序列具有68％的同源性，因此牛乳也可以发挥一定的积极作用，表现为构建良好的肠道微生态、促进肠道发育和铁吸收以及免疫调节等。需要注意的是，牛乳中的乳铁蛋白经过巴氏杀菌、高压脱脂等加工工序之后，其生物活性将受到影响。

乳脂肪以脂肪球的形式分散在牛乳中，其表面有一层脂蛋白膜，既可防止脂肪球凝聚，又可以避免脂酶的消化。乳脂的来源主要是血脂，因此乳牛的品种、饲料喂养对乳脂影响较大。此外，乳腺中也能合成一部分脂肪，乳脂不仅赋予了乳类独特的香气，也是脂溶性维生素的载体。

乳类中的碳水化合物以乳糖为主，不仅能促进钙的吸收，也能在肠道内发酵形成乳酸，刺激肠蠕动改善便秘，同时也是婴儿肠道内双歧杆菌生长所必需的。

乳类富含矿物质，如乳钙、铁、钠、钾等，大多数矿物质与有机酸结合成盐，少部分吸附在脂肪球表面，因为呈碱性矿物质较多，乳类也是偏碱性食品。矿物质含量受到饲料成分、不同泌乳期的影响而有所差异，一般来说，初乳中含有的矿物质最为丰富，常乳中矿物质含量有所降低。

乳类几乎包含所有种类的维生素，是 B 族维生素，尤其是核黄素的良好来源。羊乳因羊饲料中青草比例较大，因此维生素 A 和维生素 E 含量高于牛乳。

2. 乳类对学前儿童健康的作用

母乳营养丰富，不仅是婴幼儿健康生长发育的重要营养基础，也是儿童的免疫基石。母乳中含有免疫球蛋白、乳铁蛋白、人乳寡糖（HMO，Human Milk Oligosaccharides）、长链脂肪酸以及抗炎细胞因子等生物活性物质，这些成分也同样存在于牛乳中，但具有含量上的差异。由于母乳只能满足新生儿及婴儿的营养需求，随着年龄增长，牛乳逐渐成为儿童膳食来源的重要组成。牛乳中与母乳含量差异较大的为免疫球蛋白，牛乳中含有大量 IgG，牛初乳含量最高，而母乳则以 IgA 为主。牛乳中的免疫活性物质可以结合空气病原体以及人呼吸道合胞病毒，抑制病毒感染；此外，还可引起人呼吸道合胞病毒的特异性 T 细胞响应，增强机体免疫。牛乳活性物质还可影响先天免疫的构建，形成免疫记忆。

除免疫作用外，牛奶还与儿童的生长发育息息相关，研究表明牛奶摄入不足个体将有 1.4%（$95\%CI：-0.02，-0.01$）的可能体重不足，有 1.9%（$95\%CI：-0.02，-0.01$）的可能发育迟缓。且越早对儿童进行牛奶喂养，似乎越能促进儿童长期生长发育。9 个月开始接受牛奶喂养的儿童相比 12 个月开始接受牛奶喂养的儿童，至 4 岁时，身高更高。但早期牛奶喂养似乎与体重的增长并无关系。这些证据为父母喂养儿童提供了一定的参考依据。

除此之外，牛奶蛋白作为最常见的食物过敏来源，可能引发轻重不等的过敏反应，父母喂养时应该关注，但不必过分紧张。减少可能过敏原食物的供应可能会导致儿童营养不良，虽然没有确切证据表明二者之间明确的相关性和变化关系，父母可以积极求医、小心防护、大胆尝试、灵活替换喂养儿童，尽量避免某一类食物摄入不足。比如以部分水解牛奶蛋白配方和完全水解牛奶蛋白配方作为替换，有研究表明相比普通牛奶配方，儿童对部分水解或完全水解的牛奶配方具有更高的耐受性，但对于某些对牛奶过敏的儿童来说，还是存在对部分水解牛奶蛋白配方不耐受的情况，需要在医生指导下谨慎使用。一项 RCT 研究比较了哮喘儿童和非哮喘儿童在急性摄入牛奶和豆奶时有无过敏相关表现和症状，结果显示不支持对哮喘儿童限制牛奶、豆奶等含可能过敏原的食物。对于那些存在哮喘等变态反应性疾病的儿童，应当在医生指导下明确过敏原再行食物回避。

此外，一些父母担心过多摄入牛奶会引起儿童肥胖，根据中国营养学会推荐，在保证每日乳类食物摄入量的情况下，不过量摄入，几乎没有证据支持儿童食用牛奶或其他乳制品会造成肥胖。

三、含糖饮料和零食

(一) 含糖饮料

1. 含糖饮料的定义及糖分含量

中国关于含糖饮料的标准有明确规定,每 100 mL 饮料中含糖量>5 g,即为含糖饮料;含糖量≤5 g 为低糖饮料;含糖量≤0.5 g 为无糖饮料。

2. 过量含糖饮料对健康的影响

含糖饮料对儿童的主要影响是可能增加超重和肥胖的风险。根据中国儿童含糖饮料消费调查,中国儿童含糖饮料的消费比例显著增加,从 2004 年的 74.58% 上升至 2011 年的 90.49%。同时,中国儿童含糖饮料摄入频率和摄入总量都有所增加。对比中国成年人含糖饮料消费比例 29.3%,说明儿童可能逐渐成为中国含糖饮料消费的主体。儿童含糖饮料消费比例与超重或肥胖的发生之间并无明显相关,但含糖饮料消费频率和消费量与超重或肥胖呈正相关[1]。循证医学的证据指出,每增加一份含糖饮料摄入,将在一年内增加儿童或成人 0.06 个 BMI 单位,并使成人体重增加 0.12~0.22 kg。儿童肥胖人数在中国呈现逐年增长的趋势,基于中国庞大的人口,儿童肥胖率即使低于欧美等发达国家,也还是会造成相当数量的肥胖人口,儿童肥胖对其成年后的机体健康影响重大,将增加成年后超重、肥胖、心血管疾病、糖尿病等慢病的发病风险,也会造成一定的自卑情绪,是中国当前较严重的公共卫生问题之一。含糖饮料对儿童肥胖影响较大,需要引起广泛的社会关注。

此外,《科学》(Science)子刊中的一篇研究表明高糖摄入可能对儿童和青少年的大脑造成损伤,更容易诱发精神疾病。这篇论文的研究人员注意到,在日本,精神分裂症的患者糖消耗量是同龄健康人的 2 倍。基于这一点,研究人员给小老鼠投喂蔗糖,经过 50 天之后,食用大量蔗糖的小老鼠神经系统的功能出现了异常,表现为记忆力下降、反应减慢。因此,常摄入含糖饮料也可能对儿童的智力发育造成损伤。

3. 如何改善或预防儿童肥胖

正如上文所论述,儿童肥胖非一人之过,亦非儿童之过。首先要呼吁食品加工行业先做出改变,尽量生产一些以天然果汁为代表的相对较健康的饮料,少添加糖,为儿童形成良好的进食环境。对广告行业来说,尽可能少利用动画形象对产品进行包装以吸引儿童消费。其次,父母应鼓励儿童多摄入健康、天然、无过多添加的食物,多喝开水,减少含糖饮料的消费,父母也该以身作则,建立良好的家庭饮食环境。最后,减少含糖饮料的消费不是拒而远之,父母也可以通过加水等比例稀释含糖饮料或劝说儿童暂时不喝含糖饮料、转移儿童注意力等方式减少儿童添加糖的摄入。

(二) 零食

中国营养学会在 2018 年推出了《中国儿童青少年零食指南 2018》,对中国当前 2 岁以上人群零食消费情况进行了说明,从 1990 年的 11.2% 上升至 2018 年的 56.7%,消费零食的儿童中,零食提供能量占总能量的 10% 左右。不合理的零食摄入不仅会增加超重、肥胖、龋齿以及慢性疾病的患病率,也不利于儿童形成良好的饮食观念。同时,中国营养学会针对不同年龄阶段的儿童提出了相应零食指南(见表 3-3-3)。

---

[1] 景方圆,李迎君,范春红.中国儿童青少年含糖饮料消费与肥胖的相关性研究[J].预防医学,2018,30(5):494—497.

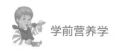

表 3-3-3　2～5 岁儿童零食指南

核心推荐	具体建议
吃好正餐,适量加餐,少量零食	三餐之间可适当加餐,但加餐量明显少于正餐,以不影响正餐为前提,最好与两顿正餐间隔 1～1.5 小时
零食优选水果、奶类和坚果	水果能提供丰富维生素和膳食纤维,奶类如酸奶、奶酪可提供蛋白质和钙,坚果中富含优质脂肪(多不饱和脂肪酸)
少吃高盐、高糖、高脂肪零食	学龄前期是儿童养成良好饮食习惯的关键期,高盐、高糖、高脂肪的零食对儿童健康不利
不喝或少喝含糖饮料	家长以身作则,推荐学前儿童多喝白开水
零食应新鲜、多样、易消化、营养卫生	尽可能选择无添加、无污染、纯天然的"三无"产品
安静进食零食,谨防呛堵	儿童需要养成专注进食的习惯,边玩或边看动画片边进食,易进食过量,同时注意零食的性状选择,如避免果冻,谨防呛咳
保持口腔清洁,睡前不吃零食	儿童进食零食后要养成及时漱口的好习惯,避免高糖、高脂、高盐食物残渣在牙齿的残留,预防龋齿。睡前 1 小时不建议吃零食,尤其是不易消化的零食,容易影响儿童睡眠

第四节　学前儿童食谱编制和评价

案例思考

小陈新入职一家幼儿园担任营养师,今天要负责为小班的 120 名小朋友制订午餐食谱,她需要考虑哪些方面呢?

分析:

这个年龄的儿童摄入的食物种类和膳食结构已开始接近成人。制订食谱需要充分考虑儿童的生理、心理特点和营养需求,在膳食原则的指引下,不仅要做到合理的荤素搭配、粗细搭配和色彩形状搭配,还应注重烹饪方式使之易于消化吸收。这个时期也是孩子饮食行为和生活方式形成的关键时期,要注意培养他们健康的饮食习惯。

请思考: 为学前儿童编制食谱的具体步骤是什么?应从哪些维度对食谱进行评价?

科学合理的营养食谱编制,提供均衡营养,是保证学前儿童健康成长的重要基石。根据学前儿童的生理特点和营养需求,应用平衡膳食的理论及营养配餐的程序,进行合理的食物选择、膳食安排和烹饪,供给其生长发育所需的足够营养,帮助其建立良好的饮食习惯,对切实改善学前儿童健康、为其一生建立健康膳食模式起到积极的促进作用。

一、膳食营养目标

学前儿童代谢旺盛、生长迅速、智力发育快、活动量大，因此对营养的需求相对较高。学前儿童摄入的食物种类和膳食结构已开始接近成人，是饮食行为和生活方式形成的关键时期。每日膳食应保证充足的能量、蛋白质、维生素和矿物质摄入。需要注意的是，学前儿童消化器官尚未完全发育成熟，因此食物制备时要注意质地细软、容易消化。由于儿童的进食量不大，容易饥饿，可以适当加餐。学前儿童的行为表现特征是注意力分散、好奇心增强，易受到食物色彩和外形的影响。在烹饪中可变换食物种类，烹饪方法多样，饭菜色彩协调，以增进儿童食欲[①]。

二、膳食制订原则

(一) 多样食物合理搭配

食物多样是实践平衡膳食的关键，多种多样的食物才能保证学前儿童充分地获得健康成长所需的能量和各种营养素。每日膳食应由适宜数量的谷类、乳类、肉类(或蛋类、鱼类)以及蔬菜和水果类四大类食物组成。同一类中各种食物所含营养成分往往大致相近，可以互相替换，以丰富食物的品种。同时，巧妙地粗细搭配、荤素搭配和食物色彩搭配，不仅可以增加食物种类的数量，还可以发挥各种食物的营养互补作用，改善食物口味和口感，保证膳食供给的能量、营养素数量及营养素之间的比例，满足学前儿童需要。

(二) 合理烹饪，易于消化

学前儿童的咀嚼和消化能力低于成人，应为其提供质地细软、容易消化的膳食，并随着年龄的增长逐渐向成人膳食过渡。学前儿童的食物要专门制作，可以将蔬菜切碎、瘦肉加工成肉末，软饭逐渐转变成普通米饭、面条及包点。加工烹调应减少营养素的损失，多采用蒸、煮、炖等方式，一定要将食物煮熟。减少食盐和调味品的使用，避免整粒的硬果、带刺或骨的食物以及刺激性强和油腻的食物。此外，可以经常更换烹调方法，食物做到色香味形俱佳，增进儿童食欲。

(三) 制订合理膳食制度

学前儿童的胃容量较小(350~400 mL)，胃肠道排空较快(3~4 小时)，加之儿童活泼好动，易饥饿，并且按每公斤体重计，其对营养素的需要量高于成人，应该科学安排进餐次数和时间。学前儿童以一日"三餐两点"或"三餐三点"的膳食制度为宜，各次间隔 3~4 小时，每次进餐时间 15~30 分钟。科学分配各餐的能量和营养素，早、中、晚正餐之间加适量点心，即可保证营养需要，又不增加胃肠道过多的负担。三餐能量分配为早餐(含上午 10 点加餐)占 30%，午餐(含下午 3 点加餐)占 40%，晚餐(含晚上 8 点少量水果、牛奶)30%。

(四) 培养健康的饮食习惯

学前时期是培养儿童饮食习惯的最佳时期，从小培养定时、定点、定量的良好饮食习惯，关系着儿童营养状况和未来的健康。健康的饮食习惯使大脑能定时兴奋消化器官，产生餐前饥饿感，在餐前形成有益的条件反射，顺利进餐。同时，应鼓励儿童进食不同种类的食物，养成不偏食、不挑食、少零食、

---

① 杨月欣，葛可佑. 中国营养科学全书[M]. 北京：人民卫生出版社，2019：9.

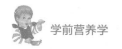

细嚼慢咽、不暴饮暴食、口味清淡的饮食习惯,预防成年后肥胖和慢性病的发生。

三、编制食谱

编制学前儿童食谱是依据学前儿童食物结构、膳食指南等要求,有计划地进行膳食调配的一种科学方法。其目的在于满足学前儿童生长发育对于各种营养素的要求,促进学前儿童身心健康成长。内容应该包括食品种类的选择、数量的计算和烹饪方式的选择以及制成食品的名称等。学前儿童食谱的编法主要包括一日食谱与一周食谱的编制,编制方法和步骤如下:

(一)确定学前儿童每日能量供给量

学前儿童每日三餐和点心的能量供给量可以参照中国营养学会制订的《中国居民膳食营养素参考摄入量》中 3~6 岁儿童能量摄入量,并可依据儿童的活动强度和饮食习惯等因素适量调整。以 6 岁男童为例,查《中国居民膳食营养素参考摄入量》表可知其每日能量参考摄入量为 1 600 kcal。

(二)计算宏量营养素每日提供的能量

能量的主要来源为蛋白质、脂肪和碳水化合物。为了维持学前儿童的身体健康,三者占总能量的比例应适当。一般蛋白质占 12%~15%,脂肪占 20%~30%,碳水化合物占 50%~65%。

如 6 岁男童可可一日总能量供给量约为 1 600 kcal,由于儿童处于生长发育阶段,需要足量的优质蛋白质,蛋白质取最大比例,脂肪和碳水化合物取中间值,则三种宏量营养素分别提供的能量如下:

蛋白质:1 600 kcal×15%=240 kcal

脂肪:1 600 kcal×25%=400 kcal

碳水化合物:1 600 kcal×60%=960 kcal

(三)计算三种宏量营养素的每日需要量

根据三种宏量营养素的能量系数折算出具体质量。蛋白质的产能系数是 4 kcal/g,脂肪的产能系数是 9 kcal/g,碳水化合物的产能系数是 4 kcal/g,则三种宏量营养素的需要量如下:

蛋白质:240 kcal÷4 kcal/g=60 g

脂肪:400 kcal÷9 kcal/g=44.44 g≈44 g

碳水化合物:960 kcal÷4 kcal/g=240 g

(四)计算三种宏量营养素的每餐需要量

根据三餐能量分配比例(一般适宜的比例为早餐占 30%,午餐占 40%,晚餐占 30%)计算出三种宏量营养素的每餐需要量,具体如下:

早餐:蛋白质,60 g×30%=18 g;脂肪,44 g×30%=13.2 g;碳水化合物,240 g×30%=72 g

午餐:蛋白质,60 g×40%=24 g;脂肪,44 g×40%=17.6 g;碳水化合物,240 g×40%=96 g

晚餐:蛋白质,60 g×30%=18 g;脂肪,44 g×30%=13.2 g;碳水化合物,240 g×30%=72 g

(五)确定主食的品种和数量

已知能量和三种宏量营养素的膳食目标,根据食物成分表中不同食物营养素含量多少,确定主食的品种和数量。由于谷类是碳水化合物的主要来源,因此主食的品种、数量主要根据各类主食原料中碳水化合物的含量确定。主食的品种可依据用餐者的饮食习惯来选择大米、面粉,或者薯类、豆类及其他杂粮等,一天要保证两种以上的谷类食物原料。

该6岁男童可可早餐中含有碳水化合物72 g,若早餐以馒头为主食,查"食物成分表"得知,每100 g馒头含碳水化合物44.2 g,则:

所需馒头重量＝72 g÷(44.2/100)≈163 g

由此类推,可以确定其他餐次主食的数量。

(六) 确定副食的品种和数量

蛋白质主要来源于谷类、动物性食物和豆制品。因此,在已确定主食用量的基础上,可根据就餐者的蛋白质需要量,确定副食的品种和数量。计算步骤如下:

1. 计算主食提供的蛋白质重量

该6岁男童可可每日午餐需要蛋白质24 g、脂肪17.6 g、碳水化合物96 g,若以米饭为主食,查"食物成分表"知100 g米饭含碳水化合物25.9 g,蛋白质2.6 g。

午餐主食中蛋白质的含量＝96 g÷(25.9/100)×(2.6/100)＝9.6 g

2. 计算副食应提供的蛋白质重量

蛋白质摄入目标量减去主食中蛋白质重量,即为副食应提供的蛋白重量。

午餐副食中蛋白质的含量＝24 g－9.6 g＝14.4 g

3. 计算各类食物分别提供的蛋白质的重量

副食中蛋白质 $\frac{2}{3}$ 由动物性食物供给,$\frac{1}{3}$ 由豆制品供给,据此可算出各自的蛋白质重量。

动物性食物应含蛋白质重量＝14.4 g× $\frac{2}{3}$ ＝9.6 g

豆制品应含蛋白质重量＝14.4 g× $\frac{1}{3}$ ＝4.8 g

4. 查食物成分表并计算各类动物性食物及豆制品的供给量

若选择的动物性食物为猪肉(里脊肉),豆制品为豆干,查"食物成分表"知每100克猪肉(里脊肉)中蛋白质含量为20.2克,每100克豆干中蛋白质含量为15.8克,则:

猪肉(里脊肉)重量＝9.6 g÷(20.2/100)≈47.5 g

豆干重量＝4.8 g÷(15.8/100)≈30.4 g

(七) 设计蔬菜水果的品种和数量

在确定动物性食物和豆制品重量,保证优质蛋白质摄入的基础上,最后选择蔬菜的品种和数量。根据《中国学龄前儿童膳食指南》要求,学前儿童每天蔬菜摄入量为150～300 g,水果摄入量为150～250 g。必须调配足量的蔬菜和水果,保证维生素、矿物质和膳食纤维的摄取。蔬菜水果的品种和数量可根据季节供应情况,以及与动物性食物和豆制品配菜的需要,以少量多品种方式配制。

(八) 确定纯能量食物的量

纯能量食物的摄入应多选用富含必需脂肪酸的植物油,如大豆油、优质菜籽油等。查"食物成分表"可知每日摄入各类食物提供的脂肪量,将需要的总脂肪量减去主、副食物提供的脂肪量即为每日植物油量。根据膳食指南要求,学前儿童每日植物油摄入量为20～25 g,食盐不超过3 g,水的总摄入量为700～800 mL。

(九) 食物带量搭配

根据计算,一日食谱(见表3-4-1)搭配食物提供的总能量、营养素、餐次供能比、宏量营养素供能比

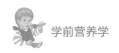

应与《中国学龄前儿童膳食指南》建议摄入量相接近,达到设计要求。一日食谱确定后,可参照食物交换份表(见表3-4-2)、饮食习惯、市场供应情况等在同一类食物中更换品种和烹调方法,编排成一周食谱。

表 3-4-1　学前儿童一日带量食谱示例(1 600 kcal)

餐次	食谱	可食用量
早餐(8:00)	西红柿鸡蛋面条	面条 50 克、鸡蛋 25 克、西红柿 20 克
	玉米棒	玉米 40 克
早点(10:00)	原味酸奶	牛奶 150 克
	葱油火腿丁花卷	面粉 20 克、火腿 5 克
午餐(11:30)	糙米饭	大米 50 克、糙米 10 克
	土豆胡萝卜炖牛腩	牛肉 45 克、土豆 10 克、胡萝卜 10 克
	西红柿烩豆腐	豆腐 50 克、瘦猪肉 10 克、西红柿 10 克
	清炒鸡毛菜	鸡毛菜 30 克
	植物油	植物油 6 克
午点(15:00)	水果	苹果 100 克
	糕点	动物饼干 25 克
晚餐(17:30)	米饭	大米 55 克
	蜜汁鸡腿肉丁	鸡腿肉 40 克、杏鲍菇 10 克
	清炒西蓝花	西蓝花 40 克、胡萝卜 10 克
	上汤娃娃菜	白菜 40 克
	紫菜虾皮汤	紫菜 3 克、虾皮 10 克
	植物油	植物油 7 克

注:建议幼儿每日在家饮奶250 g,以保证钙摄入量。

表 3-4-2　各类食物的等值交换表

表 3-4-2-1　谷薯类食品的能量等值交换份表

食品名称	质量(g)	食品名称	质量(g)
大米、小米、糯米、薏米	25	干粉条、干莲子	25
高粱米、玉米渣	25	油条、油饼、苏打饼干	25
面粉、米粉、玉米面	25	烧饼、烙饼、馒头	35
混合面	25	咸面包、窝窝头	35
燕麦片、莜麦面	25	生面条、魔芋生面条	35
荞麦面、苦荞面	25	马铃薯	100
各种挂面、龙须面	25	湿粉皮	150

（续表）

食品名称	质量（g）	食品名称	质量（g）
通心粉	25	鲜玉米（1个,带棒心）	200
绿豆、红豆、芸豆、干豌豆	25		

注：每份谷薯类食品提供蛋白质 2 g、碳水化合物 20 g、能量 376 kJ（90 kcal），根茎类一律以净食部分计算。

表 3-4-2-2　蔬菜类食品的能量等值交换份表

食品名称	质量（g）	食品名称	质量（g）
大白菜、圆白菜、菠菜、油菜	500	白萝卜、青椒、茭白、冬笋	400
韭菜、茴香、茼蒿	500	倭瓜、南瓜、菜花	350
芹菜、苤蓝、莴笋、油菜苔	500	鲜豇豆、扁豆、洋葱、蒜苗	250
西葫芦、番茄、冬瓜、苦瓜	500	胡萝卜	200
黄瓜、茄子、丝瓜	500	山药、荸荠、藕、凉薯	150
芥蓝、瓢菜	500	慈菇、百合、芋头	100
蕹菜、苋菜、龙须菜	500	毛豆、鲜豌豆	70
鲜豆芽、鲜蘑、水浸海带	500		

注：每份蔬菜类食品提供蛋白质 5 g、碳水化合物 17 g、能量 376 kJ（90 kcal），每份蔬菜一律以净食部分计算。

表 3-4-2-3　肉蛋类食品能量等值交换份表

食品名称	质量（g）	食品名称	质量（g）
熟火腿、香肠	20	鸡蛋（1大个带壳）	60
肥瘦猪肉	25	鸭蛋、松花蛋（1大个带壳）	60
熟叉烧肉（无糖）、午餐肉	35	鹌鹑蛋（6个带壳）	60
熟酱牛肉、熟酱鸭、大肉肠	35	带鱼	80
瘦猪、牛、羊肉	50	草鱼、鲤鱼、甲鱼、比目鱼	80
排骨（带骨）	50	大黄鱼、黑鲢、鲫鱼	80
鸭肉	50	对虾、青虾、鲜贝	80
鹅肉	50	蟹肉、水发鱿鱼	100
兔肉	100		

注：每份肉类食品提供蛋白质 9 g、脂肪 6 g、能量 376 kJ（90 kcal），除蛋类为市品质量，其余一律以净食部分计算。

表 3-4-2-4　大豆类食品能量等值交换份表

食品名称	质量（g）	食品名称	质量（g）
腐竹	20	北豆腐	100
大豆	25	南豆腐（嫩豆腐）	150
大豆粉	25	豆浆	400
豆腐丝、豆腐干、油豆腐	50		

注：每份大豆及其制品提供蛋白质 9 g、脂肪 4 g、碳水化合物 4 g、能量 376 kJ（90 kcal）。

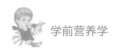

表 3-4-2-5　奶类食品能量等值交换份表

食品名称	质量(g)	食品名称	质量(g)
奶粉	20	牛奶	160
脱脂奶粉	25	羊奶	160
乳酪	25	无糖酸奶	130

注:每份奶类食品提供蛋白质 5 g、碳水化合物 6 g、能量 376 kJ(90 kcal)。

表 3-4-2-6　水果类食品能量等值交换份表

食品名称	质量(g)	食品名称	质量(g)
柿子、香蕉、鲜荔枝	150	李子、杏	200
梨、桃、苹果	200	葡萄	200
橘子、橙子、柚子	200	草莓	300
猕猴桃	200	西瓜	500

注:每份水果提供蛋白质 1 g、碳水化合物 21 g、能量 376 kJ(90 kcal),每份水果一律以市品质量计算。

表 3-4-2-7　油脂类食品能量等值交换份表

食品名称	质量(g)	食品名称	质量(g)
花生油、香油(1 汤匙)	10	猪油、牛油、羊油、黄油	10
玉米油、菜籽油(1 汤匙)	10	核桃、花生米、杏仁、葵花籽(带壳)	25
豆油(1 汤匙)	10	西瓜子(带壳)	40
红花油(1 汤匙)	10		

注:每份油脂类食品提供脂肪 10 g、能量 376 kJ(90 kcal)。

同类食物之间可以互换,一般是粗细粮之间、蔬菜之间、肉鱼禽蛋之间、豆制品之间,按照相同的营养价值在同类别中替换。水果一般不和蔬菜交换,因水果含糖量高,不能用水果代替蔬菜。营养含量相似的食物间可以互换。注意食物品种尽可能多样,搭配烹饪尽可能符合口味习惯,注意食物的色、香、味。

四、食谱的营养评价

完成营养食谱设计后,还应对食谱进行评价,确定编制食谱的科学合理性。膳食评价的方法包括食物结构分析、能量来源分析、蛋白质来源分析、营养素供给分析等。可依据《中国学龄前儿童膳食指南》提出的食物结构、数量和观点,并参照《食物成分表》初步核算该食谱提供的能量和各种营养素的含量,与《中国居民膳食营养素参考摄入量》进行比较[①]。能量和各种营养素的含量相差在±10%可认为符合要求,否则要增减或更换食品的种类或数量。

1. 食物结构分析

按类别将食物归类排序,并列出每种食物的数量。分析膳食结构和数量是否符合膳食指南的建议,是否满足食物种类多样化,以及全谷物、牛奶、深色蔬菜数量是否满足要求。

2. 能量来源分析

计算三大供能营养素(蛋白质、脂肪、碳水化合物)比例是否恰当,食物来源与膳食指南的参考相比

---

① 中国营养学会.中国居民膳食指南(2022)[M].北京:人民卫生出版社,2022:4.

是否适宜。

3. 蛋白质来源分析

计算来源于动物和大豆蛋白质是否有 $\frac{1}{2}$ 以上,优质蛋白比例是否合理。

4. 营养素供给分析

分析膳食提供的主要营养素是否符合《中国居民膳食营养素参考摄入量》要求,主要营养素如钙、铁的食物来源是否得当。

其他,如三餐能量分配是否合理,早餐是否保证能量和蛋白质供应,盐和油的用量是否得当。

第五节 幼儿园膳食应用和管理

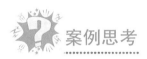案例思考

晓晓和笑笑是邻居,也在同一所幼儿园上学(中班),平时幼儿园的活动十分丰富,晓晓17公斤,笑笑16.5公斤,都是很活泼的小朋友。学校的营养师十分注重孩子们的营养,打算为中班的小朋友设计午餐和点心。

分析:

幼儿园的午餐是儿童一天膳食中最丰富的一餐,应保证主食、肉、蛋和蔬菜的足量摄入。主食应米和面交替,粗细搭配,荤素搭配,动物和植物蛋白搭配,深色和浅色蔬菜搭配;副菜可以两菜一汤或三菜一汤的形式。

1. 午餐

主食一份:米饭、面条、馒头、水饺等交替,可适当搭配少量杂粮,或者部分玉米、红薯、紫薯、山药等作为主食。颜色丰富,每餐种类1～3种。

荤菜和汤:2～3个菜(可多选混炒菜),1个汤。

烹调方式:避免辛辣刺激,少选油炸、油煎等烹调方式。

食谱案例:小米饭(小米、粳米);虾仁炒豆芽、鸡蛋木耳西蓝花;番茄青菜汤。

2. 点心

可选择奶制品、粥、羹、水果、饼干、花式馒头、面包、豆制品等食物,干湿搭配,细软易消化,避免过量。

请思考:学前儿童每日能量和营养素需要量是多少？如何体现在膳食搭配中？

幼儿期儿童的体格发育平稳增长,机体的合成代谢大于分解代谢,新陈代谢旺盛,活动量大,智力发育迅速,对营养的需要量相对较高。合理的饮食不仅可以保证其正常生长发育,而且有助于培养儿童健康的饮食习惯,将为其建立健康的饮食模式打下坚实的基础。

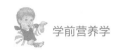

一、幼儿园膳食搭配

(一) 能量和营养素

为满足学龄前期儿童的基础代谢、体力活动、食物热效应和生长发育,充足的能量、合理比例的三大营养素是非常必要的。若能量摄入偏多,则容易导致儿童超重,甚至肥胖。若能量摄入不足,则将增加儿童生长发育迟缓、消瘦、贫血的风险。为此,根据《中国居民膳食营养素参考摄入量(2013 版)》的推荐,3～6 岁儿童的能量推荐范围应在 1 200～1 400 kcal/d(5.02～5.86 MJ/d)。在此阶段,蛋白质的单位体重需要量、脂肪的供能比例有所降低,但整体需要量较前增加,见表 3-5-1。

表 3-5-1　学龄前儿童能量和三大营养素需要量[①]

年龄/岁	能量(EER)		蛋白质(RNI)		总碳水化合物		脂肪供能比(%E)
	kcal/d		g/d		EAR	AMDR	
	男	女	男	女	g/d	%E	
3～	1 250	1 200	30	30	120	50～60	20～30
4～	1 300	1 250	30	30	120	50～60	20～30
5～6	1 400	1 300	30	30	120	50～60	20～30

注:AMDR,即主要营养素分布的可接受范围(Acceptable Macronutrient Distribution Ranges)。

(二) 膳食搭配

学龄前期的儿童每天应安排早、中、晚 3 顿正餐,至少 2 顿加餐。加餐一般在上午和下午各一次,当晚餐时间比较早时,可在睡前 2 小时安排一次加餐,但是不宜安排甜食和油腻的食物。各餐的能量分配为:早餐供给的能量约占 30%(包括上午的点心),午餐供给的能量约占 40%(包括下午的点心),晚餐供给的能量约占 30%(包括晚上的点心)。一般情况下,在幼儿园期间,儿童在校就餐的餐次为中餐、上午点心和下午点心,即一餐两点,所需的营养达到一天的一半左右。

幼儿园的膳食设计应以《中国居民膳食营养素参考摄入量》和《膳食指南》为参考依据,根据不同年龄制订合适的食谱,每 1～2 周制订和更新食谱,合理有规律地安排儿童在校期间的膳食,每天的膳食需要量见表 3-5-2,具体摄入量根据年龄和在校就餐次数进行换算。

表 3-5-2　学前儿童各类食物每天建议摄入量

食物	2～3 岁	4～5 岁
谷类	75～125 g	100～150 g
薯类	适量	适量
蔬菜	100～200 g	150～300 g
水果	100～200 g	150～250 g
畜食肉鱼	50～75 g	50～75 g
蛋类	50 g	50 g

---

① 中国营养学会.中国居民膳食营养素参考摄入量(2013 版)[M].北京:科学出版社,2014.

（续表）

食物	2～3 岁	4～5 岁
大豆（适当加工）	5～15 g	10～20 g
坚果（适当加工）	—	适量
奶类	350～500 mL	350～500 mL
烹调油	10～20 mL	20～25 mL
食盐	＜2 g	＜3 g
饮水量	600～700 mL	700～800 mL

注：选自《中国居民膳食指南（2022）》（中国营养学会，2022 年）。

在食材选择方面，应遵循多样化的原则，每周的食材不重复，每天食材品种在 5 种以上（中餐和点心），且以当季食材为主，选择新鲜的食物，不用或少用加工类的食物。幼儿园的午餐是儿童一天膳食中最丰富的一餐，应保证主食、肉、蛋和蔬菜的足量摄入。主食应米和面交替，粗细搭配，荤素搭配，动物和植物蛋白搭配，深色和浅色蔬菜搭配；副菜可以两菜一汤或三菜一汤的形式；点心可选择奶制品、粥、羹、水果、饼干、花式馒头、面包、豆制品等食物，干湿搭配，细软易消化，避免过量。

在烹调方式上，建议采用蒸、煮、炖、煨等烹调方式，注意更换烹调方法，并尽量注意色香味的合理搭配。调味以清淡为主，不宜过甜、过咸、辛辣、油腻，可以食物原材料为烹调用品，如番茄、香菜、洋葱、水果等进行调味，还可以适当选用八角、桂皮等天然香料调味。对于有特殊疾病的儿童，如甲状腺疾病、糖尿病、遗传代谢疾病等，应咨询家长，并给予个体化烹调。

在切配方面，应注意去掉食物的骨头、刺、核等，花生、核桃、大豆、红豆等小颗粒的食物，应先碾碎，再进行烹调。小班儿童的食材应细、软、碎、烂，蔬菜切成小丁、小丝、小片，荤菜去骨和刺；中班和大班儿童的食材切配应以稍大的丁、块为主，并逐步向成人的食材种类和大小过渡。

二、幼儿园膳食评价

为评价幼儿园儿童在园期间每日能量和营养素的摄入是否满足其生长发育所需要的营养，幼儿园应定期开展膳食营养和生长发育情况评价，以便发现营养问题，并及时采取相应的干预措施，改善儿童膳食营养质量[①]。

（一）建立膳食管理委员会制度

膳食管理委员会应包括园长、职能部门负责人、班主任、营养师、卫生保健人员、厨师、生活老师、家长代表等人员。委员会应定期召开例会，每月或者每两周一次，讨论儿童膳食的食品安全措施、食谱修改、采购、加工、烹调、发放等问题。

（二）膳食调查

膳食调查可以评估儿童的营养摄入和膳食结构是否合理，可以为食谱的修订起到参考作用，也有利于合理分配膳食费用，避免浪费。幼儿园通常采用称重法和记账法来进行膳食调查。

称重法是一种较为准确的方法，通过称量幼儿园集体一日各餐食物的量，来评估人均每日各种食物消耗的重量，从而得出能量和各种营养素的摄入量。一般情况下，在季节变化不明显或食品种类较少的情况下，往往调查 1 天的膳食就可以了解膳食摄入情况。但当每日膳食品种丰富、季节变化明显

---

① 杨月欣，葛可佑.中国营养科学全书[M].北京：人民卫生出版社，2019.

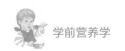

时,应增加调查的天数和频次。由于每个季节食物的品种具有明显的差异,通常膳食调查一个季度一次,并根据食物的品种增加调查的天数,一般3天左右,但不宜超过一周。在采用称量法的过程中,要注意掌握每种食物和调味品在烹调前的生重、烹调后的重量以及剩余的熟食量。在称重的过程中,应考虑到不同年级的年龄和性别差异,条件许可时,可对不同年级进行称重。

记账法是通过幼儿园的账目分析调查对象的膳食情况,由调查员或被调查对象记录一定时期内单位食物的采购、废弃、结存、剩余实物量等,从而得到在一定期间内的各种食物消耗的总量,并根据就餐者的人日数,计算各种食物的人均摄入量,进而得到儿童的能量和营养素的摄入情况,以及膳食结构情况。记账法的优点是操作简单、不需要过多的人力和财力,适用于大样本和长期调查,但是往往难以分析个体的膳食营养摄入情况。

(三) 食品安全

膳食管理委员会应建立膳食相关的安全监管制度,如食品安全管理制度、食品安全事故紧急处理制度、食品从业人员健康管理制度等,并定期监察各项制度的落实情况。[①] 在食品采购方面,供应商应具有卫生许可证、生产许可等资质,且许可证的经营范围应包含所采购的食品原料和种类,在采购时应索取购物凭证。此外,还应建立采购食品的进货查验台账,台账应记录食品名称、进货时间、规格、数量、生产批号、保质期、供货商及其联系方式,保存时间不低于食品进货后的2年[②]。食品的储存由于不能产生直接效应而往往被忽略,但若保存不当,则会直接影响食品的安全。因此,在食品的保存中,应注意分类贮存、先进先出、贮存条件、保质期限等要求,并严格执行。对于超过保质期、变质等不合格的食品,应及时清除,并放于专门的场所,及时销毁和记录[③]。

对于食品的加工,主要包括挑拣、解冻、清洗、切配以及加工后半成品的贮存等环节。在这些环节中,应注意及时去除有害物质和污染物、正确进行解冻、避免交叉污染,并按照要求使用食品添加剂。在烹调的过程中,应注意煮熟煮透,杀灭食品中的致病微生物。

三、幼儿园膳食教育

在幼儿园期间,通过开展多种多样的食育教育的活动,可以帮助学生认识食物,培养健康的饮食习惯以及节约粮食的良好美德。

(一) 认识食物,了解食物的种类

日常生活中,我们的食物大致可以分为谷薯类、豆类、蔬菜类、水果类、畜禽鱼虾类、乳类、坚果种子类、油脂类、调味品类等。幼儿园每周可以组织一次食育课程,教育儿童认识和了解食物,如每种食物有哪些营养价值、对我们的身体有什么作用。

(二) 培养就餐习惯,节约食物

根据儿童的年龄特点,开展不同形式的进餐习惯教育,指导儿童在进餐时不挑食,不浪费食物,合理搭配主食、蔬菜和荤菜,不浪费粮食。

(三) 家校联合,开展多形式的体验活动

在端午节、中秋节、重阳节期间,可以邀请家长进入校园开展亲子活动,开展节日食物制作、厨艺大比拼、营养搭配比赛等活动。

---

①②③ 上海市餐饮服务从业人员食品安全培训推荐教材编委会. 食品安全就在你手中(2011版)[M]. 上海:上海文化出版社,2014.

第六节　学前儿童饮食行为

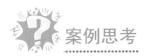 案例思考

　　安安今年4岁,是一名幼儿园中班小朋友。在幼儿园安安吃饭很慢,别的小朋友在规定的时间内都可以将餐盘里的饭吃光,安安总喜欢边玩边吃,而且饭菜经常含在嘴巴里,不喜欢吃的食物都吐出来,老师跟安安妈妈反映了这个问题,一开始妈妈并不重视,她认为在家里安安的饭量很大,让他看一集动画片可以吃一碗饭,奶奶还会经常做安安特别喜欢吃的红烧肉。当安安不吃蔬菜时,给他一颗糖果奖励,安安马上张开嘴巴吃一小口来敷衍。但半年过去了,安安的身高、体重始终不见长,于是妈妈带着安安来到医院,医生完善病史询问和相关检查后,明确安安存在多种不良的饮食行为问题,如无法独立进餐、进食时间长、挑食、偏食等。医生建议家长要严格控制儿童的不良饮食行为并注重引导,就餐时要让玩具、电子产品远离孩子的视线,并处理好正餐和零食的关系,以免影响孩子的正常进食。最后告知家长须注意定期医院随访,监测孩子体格生长发育情况和饮食行为问题改善情况。

　　请思考:学前儿童不良饮食行为包括哪些类别? 应如何应对?

一、学前儿童饮食行为的定义

　　学龄前期是儿童各方面能力发展的关键期,也是儿童良好饮食行为形成的重要阶段,儿童良好的饮食行为对其生长发育和健康成长至关重要。儿童饮食行为大致可概括为喂养行为、进食行为、进食氛围,也涵盖食物的选择和购买、食用食物的种类和频度、进餐时间、进餐专注性、进餐规律性、独立进餐、挑食偏食行为、零食行为、饮料消费、快餐行为、进餐地点以及如何食用、和谁一起食用等。

二、学前儿童常见的不良饮食行为

(一) 偏爱零食

　　偏爱零食是儿童最容易出现且出现频次最多的不良饮食行为,儿童一旦养成爱吃零食的习惯,会在正常进餐时食欲不振,甚至不愿意吃饭,这种行为会逐渐造成一系列营养相关问题。

(二) 挑食偏食

　　挑食偏食行为也是学前儿童普遍出现的不良饮食行为。偏食通常是指儿童爱吃某种或者某些食品,而不吃另一些食物,如喜欢吃肉类,不喜欢吃蔬菜。挑食通常是指孩子只吃自己喜欢吃的食物,对于不喜欢或者新鲜的食物拒绝进食。学前儿童长期挑食偏食,会导致营养摄入不均衡,从而影响其生长发育。

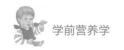

（三）进餐不专注

进餐不专注也是学前儿童不良的饮食行为，儿童在吃饭时注意力不集中，经常被其他事情所干扰。例如，边看电视边吃饭，边玩玩具边吃饭，有时甚至边看边玩边吃，经常把饭菜含在嘴里不经咀嚼就下咽，既不利于口腔肌肉群的协调性发展，也增加了近视风险。

此外，无法独立进餐、进餐时间长、进餐不规律、不吃早餐、暴饮暴食等也是学前儿童较为常见的不良饮食行为。

三、不良饮食行为的形成原因

学前儿童饮食行为包括诸多方面的内容，比如喂养行为、进食行为、食物选择及进餐氛围等，由于饮食行为内涵丰富，儿童饮食行为问题的形成受诸多因素的影响。

（一）家庭因素导致学前儿童养成不良饮食习惯

家庭教养方式对儿童饮食习惯影响较大，专制型的教养方式可以提高儿童进餐的独立性、培养儿童进餐的正常速度，但这种教养方式会限制儿童对食物的自由选择；溺爱型的教养方式会给予儿童充分的食物选择权，但很容易导致儿童过度进食和挑食偏食行为。家庭中经常会出现过度满足孩子的进食要求、诱导他们的食欲、促使其过度进食的情况，祖辈喜欢用食物奖励孩子的良好饮食行为，并以不给予某种食物惩罚孩子的不良饮食行为，比如把碗里的蔬菜吃掉，会给孩子吃一颗糖，不吃蔬菜的话就没有糖果奖励，久而久之，孩子会形成依赖，一味想着获取奖励，没有奖赏就不吃饭。

儿童最初的食物提供者和控制者来自家庭，主要养育者决定了儿童早期饮食的频率、食物种类和数量。研究发现，家长的喂养行为和儿童的饮食行为、饮食偏好、食物选择等关系密切[1]，娇惯、溺爱、家长不良的示范、正确喂养知识的缺乏均会导致饮食行为问题的发生，具体可从以下四个方面看出。

① 婴儿期未能及时并循序渐进添加辅食，或者食物质地过软，幼儿期过多摄入液体和半固体食物，使得儿童缺乏咀嚼技巧，对固体食物缺乏兴趣。

② 3~6 岁的学前儿童正值活泼好动、好奇心旺盛的阶段，此时注意力很难集中，经常不能好好进餐，导致饮食无规律，若家长不及时引导，常常会使儿童形成不良的饮食习惯。

③ 就餐不规律、食物烹调方式不合理、零食摄入过多、正餐和零食安排不妥当、家庭成员挑食偏食的不良习惯等都会对儿童造成不良影响，进而使其形成不良的饮食行为习惯。

④ 隔代抚养的学前儿童相较于父母抚养的，更容易出现饮食行为问题。现今，很多父母由于工作繁忙无暇亲自照看孩子，爷爷奶奶或者外公外婆常常成为学前儿童的主要看护者，老人往往对孩子的需求采取听之任之的态度，认为孩子白白胖胖就是福，有时也会一味满足孩子的无理要求，殊不知，这种"隔代亲"会成为学前儿童良好饮食行为习惯养成的绊脚石。

（二）社会因素也对学前儿童良好饮食行为习惯的养成发起了挑战

近年来快餐店的数量越来越多，随处可见各式各样的快餐店，众多快餐广告中多为饼干、糖果、汉堡、薯条等高热量低营养的食物，这些广告上的食物色彩鲜艳，对孩子极具诱惑力，有些商家为达到销售目的，会附带赠送一些精美的玩具、礼品等吸引儿童。同时，有些家长甚至会把带儿童吃顿快餐作为一种奖励的方式。这些社会因素也会使学前儿童养成不良的饮食行为。

---

① 管梦雪，周楠. 国内学前儿童饮食行为研究进展[J]. 中国公共卫生，2020，36(5)：845—848.

（三）其他因素也会导致儿童形成不良饮食行为

有些孩子生来食欲旺盛，吃嘛嘛香，还有一些孩子对食物缺乏兴趣，进食困难，这些差异与生俱来，可能与遗传相关；此外，随着孩子年龄增长，消化系统逐渐发育成熟，喂养方式可从按需逐渐过渡为按时喂养或规律进食，孩子也逐渐懂得饥饱感，进食技能不断提高，进食总量逐渐增加，这些改变形成不同阶段的饮食行为问题。

四、良好饮食行为促进策略

学前儿童是良好饮食行为和习惯养成的关键阶段，应着重从以下三个方面促进良好饮食行为习惯的养成。

（一）改变家长的态度与行为

首先，家长要严格控制儿童的不良饮食行为并注重引导、及时纠正，合理安排儿童的正餐，处理好正餐和零食的关系，正确选择零食等；其次，家长应发挥榜样的作用，在要求儿童不挑食、偏食之前要亲身示范。

（二）营造良好的用餐环境

进餐时应营造轻松的就餐环境，要使玩具、电子产品远离儿童视线，对待儿童出现的不良饮食行为避免过度干预，不强迫，不威胁哄骗，更不应该把用餐时间当作教育孩子的时间。

（三）发挥幼儿园与教师的作用

幼儿园可以开展相关饮食教育的主题活动，让儿童认识食物、了解健康饮食，并认识到不良饮食行为的危害，逐渐培养良好的饮食行为。

五、饮食行为培养建议

学前儿童生长发育逐渐平稳，智能发育更加迅速，通过与社会事物和人的广泛接触，学前儿童的知识面逐步扩大，并具备一定的自理能力和理解能力。此阶段儿童的消化道功能接近成人，在食物制备和进食安排上可与成人同步，也可进行较为粗浅的营养教育。

学前期是儿童生长发育的关键时期，也是良好饮食习惯培养的关键时期，为保障学前儿童获得全面的营养，构建良好饮食行为习惯，需要保证学前儿童每日的食物足量、平衡膳食、规律就餐以及养成良好饮食习惯[1]。

（一）足量食物，平衡膳食

学前儿童的每日饮食搭配要巧妙，食物烹调要适宜，食物品种要多样。鼓励学前儿童每日饮奶300～400 mL或者相当量的奶制品，另外每天保证约8杯的饮水量，饮水时以白开水为主，选择营养又健康的零食，避免含糖饮料和高脂的油炸食物。

（二）注意引导，规律就餐

家长要注意引导学前儿童有规律、自主地进餐，保证每日的正餐和加餐次数，一般建议安排三次正

---

① 中国营养学会.中国居民膳食指南[M].北京：人民卫生出版社，2016.

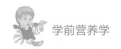

餐、两次加餐,并且不随意改变就餐时间。睡觉前避免进食,就餐期间自主进食,避免追逐喂饭、边玩边吃、边看电视边吃等不良饮食习惯。

(三)树立榜样,培养习惯

家长要以身作则,不在儿童面前对食物"挑肥拣瘦",不在就餐期间看手机、吵骂孩子,不暴饮暴食。要有意识地培养学前儿童养成多样化进食、自主进食且不挑食的饮食习惯,纠正儿童偏食、挑食等不良饮食行为。鼓励儿童参与部分家庭食物的选择和制作,比如一起去菜市场买菜、回家洗菜等,帮助儿童了解食物的特性,增加对食物的喜爱。

六、学前儿童饮食行为问题干预

儿童时期是饮食行为发展和形成的关键时期,也是针对饮食行为问题干预的最佳阶段,并且干预越早,接受度越高、作用越持久、效果越显著。对儿童饮食行为问题的干预是综合性的,首先需进行个体化全面评估,综合各项测量指标(身高、体重等)评估儿童生长发育情况,针对暴露的问题逐一攻破并妥善解决。同时,家长要主动学习并更新儿童喂养方面的知识与技能,在良好的饮食行为习惯上做好榜样,在亲子互动中解决儿童饮食行为问题。

(一)平衡膳食,食物搭配要合理,做到足量多样

除了母乳可以满足 6 月龄内婴儿的营养需要外,没有一种食物可以含有人类所需要的全部营养素[1],我们日常中的食物可以分为五大类,即谷薯类、蔬菜水果类、畜禽鱼蛋奶类、大豆坚果类和油脂类,不同种类的食物含有不同的营养素,为了更好地满足儿童的营养需求,每天须至少摄入 12 种食物,每周至少摄入 25 种食物。此外食物搭配要巧妙,避免单一,有粗有细,有荤有素,五颜六色,这样才对儿童更具有吸引力。就餐时做小分量选择,将每个人吃的食物放到一个固定的盘子里,一段时间内,同类型的食物可以进行交换,从而避免食物品种单一,促进食物多样性。

(二)规律就餐,合理安排膳食

足量食物、平衡膳食、规律就餐是学前儿童获得全面营养和良好消化吸收的保障,学前儿童每天应安排三次正餐,分别是早餐、中餐、晚餐,并在此基础上可以安排两次加餐,一般是上午一次,下午一次。如果晚餐时间比较早,可以在儿童睡觉前 2 小时安排一次加餐,一般加餐分量宜少,以免影响正餐进食量。加餐建议以奶类和水果为主,配以少量松软面包,晚餐加餐不宜安排甜食,以预防龋齿。

(三)学前儿童的膳食安排注意事项

① 两顿正餐之间最好间隔 4~5 小时,正餐与加餐之间应间隔 1.5~2 小时;
② 加餐的分量不宜过多,以免影响儿童正餐的进食量;
③ 应根据季节和地区的饮食习惯适时更换和搭配食谱。

(四)学前儿童易受外界环境影响,注意力不易集中

儿童在就餐期间玩玩具、看电视等都会分散注意力,同时会大大降低对食物本身的关注度,从而影响进食和营养摄入。家长可以通过以下方式引导学前儿童规律就餐、专注进食:
① 在家庭场景下尽量为儿童提供固定的就餐座位,家庭成员的座位也尽量固定,做到定时、定量、定点进餐;

---

① 中国营养学会. 中国居民膳食营养素参考摄入量(2013 版)[M]. 北京:科学出版社,2014.

② 就餐环境中避免出现玩具、电子产品等,以免分散儿童注意力,同时避免追逐喂饭、边看电视边吃饭、边玩边吃等行为;

③ 就餐时细嚼慢咽,不要大声喧闹,以免引起呛咳,同时注意用餐时间,不能拖延,一般建议在半小时内吃完;

④ 让儿童养成自主进餐的习惯,逐步学会用勺子、筷子进食,适时鼓励和表扬,培养儿童自理能力和自信心,增加进食兴趣。

(五) 合理选择食物烹调方式

家长在为学前儿童烹调加工食物时,要尽可能保持食物的原汁原味,尽可能让儿童品尝和接纳各种食物本身的味道。在烹调方式上,宜采用蒸、煮、炖、煨等烹调方式,尽量少用油炸、烤、煎等方式。口味上建议以清淡为好,不应过咸,不能过于油腻和辛辣,少用或者不用味精、鸡精、色素、糖精等调味品,可选天然、新鲜香料(如葱、姜、蒜、柠檬等)和新鲜蔬果汁(如南瓜汁、菠菜汁等)进行调味,另外在为儿童烹调食物时,应严格控制食盐的用量,不食用腌制食品。

(六) 增进学前儿童对食物的认知和喜爱

学前儿童生活能力逐渐提高,对食物选择也有一定的自主性,开始表现出对食物的喜好。家长应鼓励儿童体验和认识各种食物的天然味道与质地,帮助儿童了解食物的特性,增进对食物的认知和喜爱;同时在保证安全的情况下,家长也要多鼓励儿童参与食物的选择和制作,帮助儿童了解食物的基本常识和每种食物对自身健康的重要意义,让儿童对食物产生心理认同和喜爱,减少对食物的偏见,从而学会尊重和爱惜食物。

家长或幼儿园老师也可带学前儿童去菜市场或者超市选购食材,在条件允许的情况下,家长在节假日也可以带儿童去农田认识农作物,参与植物的种植,让其观察植物生长的过程,为其介绍蔬菜的生长方式、营养成分以及蔬菜对身体的好处,并带动儿童亲自动手采摘蔬菜,激发对食物的兴趣,享受自己的劳动成果。此外,家长也可以让儿童参与一些力所能及的食材准备活动,如择菜,体会参与制作食物的乐趣。

(七) 注重示范引导,培养良好饮食行为习惯

让儿童爱上吃饭,家长们要先以身作则,在保证安全的情况下,可以鼓励儿童参与食物的选择和制作,帮助他们了解食物的基本常识和对健康的重要意义,增加对食物的认知。对于儿童不喜欢的食物,比如蔬菜,家长可以把蔬菜变成馅料包饺子,也可以把蔬菜切成各种形状,激发儿童的食欲,还可以通过"比比看谁吃的蔬菜种类多"调动儿童进食的积极性。

(八) 处理好零食和正餐的关系,合理选择零食

儿童爱吃零食是天性,且零食可以作为学前儿童膳食营养的补充,是儿童饮食中的重要内容,只要家长合理选择零食并正确引导儿童进食,让零食与加餐有机结合,可为儿童生长发育提供多种营养素,进而促进儿童健康成长。

零食选择应注意以下四方面:

1. 要充分考虑零食的营养价值

一般来说,低脂、低糖、低盐的零食是健康的,少选油炸食品和膨化食品,可以选择新鲜、天然的食物,如水果类、奶类和坚果类,水果应是当季新鲜水果,最好不要榨汁,而是整个吃掉,以免水果中的膳食纤维被破坏。常吃的坚果如核桃、花生、杏仁富含优质的植物蛋白、矿物质和不饱和脂肪酸,有利于儿童大脑发育,最好吃原味的,不要油炸,以免热卡增加造成肥胖,新鲜的、天然的才是最好的。

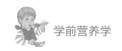

2. 不同年龄的儿童选择零食也有讲究

由于坚果、豆类质地硬,不易嚼碎,且稍不注意就有可能误入气道,家长在选择零食时注意零食的食用安全,避免整粒的豆类、坚果类食物呛入气管发生意外,建议坚果和豆类食物磨成粉或打成糊食用。随着年龄增长,可逐渐增加一些较硬的零食,促进儿童咀嚼能力发展。对于年龄较大的儿童,要引导其认识食品的标签,学会辨识食品的生产日期和保质期。

3. 合理安排吃零食时间

两餐之间,上午十点钟和下午三四点钟,离正餐还有 2~3 小时,此时适当地吃些零食既可以防止饥饿、增加营养,也不会影响正餐的进食,因此零食最好安排在两次正餐之间,量不宜多。睡觉前 30 分钟内不要吃零食,以免影响睡眠。此外,还须注意吃零食前要洗手,吃完漱口,以免出现蛀牙。

4. 正确把握吃零食的量

无论儿童多喜欢吃零食,都要坚持正餐为主,零食为辅的原则,把零食作为正餐的补充,零食的摄入不能影响正餐的摄入。另外,不能将零食作为奖励,让儿童养成以吃零食作为"交换条件"的毛病。

总之,正确为儿童选择零食,并严格控制吃零食的时间与方法,有益于儿童每天摄入均衡营养,有益于生长发育。

七、学前儿童饮食注意事项

(一)学前儿童应少食外卖

随着互联网技术和移动平台的发展,越来越多的人喜欢吃外卖。有些家长由于工作繁忙,无暇烧制三餐,干脆让孩子也吃外卖餐,殊不知,这样会对儿童的生长发育造成非常不利影响。

1. 外卖的食品卫生问题堪忧

外卖表面光鲜亮丽,但实则真的卫生吗?很多外卖平台都存在网上"高大上",网下"脏乱差"的现象。外卖的目的是盈利,有些商家用的油不卫生,食材不新鲜,孩子吃了可能会"闹肚子"。而且现在的外卖基本都是塑料包装,当遇到高温、高油脂的食物后,塑料包装中的有害物质会转移进入食物中,再通过食用进入人体,若儿童长期进食,会造成内分泌紊乱、性早熟,甚至致癌,可见儿童长期吃外卖所带来的健康问题不容小觑。

2. 外卖的食物搭配不合理

外卖食材品种不够丰富,多为大米做主食,土豆白菜乱炖,并且肉菜配比不合理,蔬菜量远达不到人体所需量,造成儿童营养摄入不均衡。有研究显示,外卖食品的热量高,而维生素和矿物质含量偏低,经常吃外卖的儿童不仅体脂百分比高,血液中的胆固醇含量也高,并且会增加远期心脏病和糖尿病患病风险。可见常吃外卖是种不健康的习惯,对儿童来说尤其如此,切莫"美了嘴伤了心"。

3. 外卖的食物烹调不健康

一些外卖商家为了食物口感,并适应快速进食的需要,味道往往做得很浓,重油重盐,儿童长期吃外卖,会逐渐改变原来清淡的饮食习惯,变得越来越重口味,嘴巴也逐渐"刁钻",用新鲜的优质食材烹饪的美味佳肴在他们眼里逐渐变得索然无味。因此,家长再忙也要抽点时间给孩子做饭吃,趁早切断孩子的外卖瘾。

(二)学前儿童应爱上吃蔬菜

在日常生活中,很多家庭都会遇到孩子不喜欢吃蔬菜的情况。由于大部分蔬菜含有丰富的纤维,不易咀嚼,味道清淡,不如肉类的口感、水果的香甜,有的蔬菜味道奇特、嚼之发涩,让孩子爱上吃蔬菜成为了很多家长的难题。

蔬菜中含有丰富的维生素、膳食纤维,儿童不爱吃蔬菜,长期下来容易使纤维素摄取不足,肠蠕动减弱,导致经常便秘。另外,会引起如维生素 A、维生素 C 的缺乏,以致影响儿童的健康和智力发育。基于蔬菜的独特性和重要性,家长应通过多种方式养成孩子爱吃蔬菜的习惯。

1. 榜样的力量

模仿是儿童最初认识世界的重要手段和学习方式,如果家长自己都不吃蔬菜,那如何要求孩子一定要吃呢? 所以,让孩子爱上吃蔬菜,家长们要先以身作则。

2. 将蔬菜化为"无形"

切勿强制孩子吃蔬菜,否则不但达不到目的,反而会适得其反。家长可以调整烹饪方式,把蔬菜变成馅料,用蔬菜汁和面,抑或把蔬菜切成各种形状,如方块、花瓣状,自然地激发儿童食欲,让儿童养成爱吃蔬菜的习惯。

3. 带着孩子一起做饭

家长在给孩子制作蔬菜美食前,可以问问孩子想要吃什么,然后带着孩子去准备食材。可以去农场体验采摘过程,也可以去菜市场练习挑菜,随后让孩子做小帮厨,让孩子在参与过程中爱上蔬菜,体验做菜的乐趣。

4. 同孩子做蔬菜游戏

孩子是童真的,很多孩子都喜欢做游戏,家长可以准备一些与蔬菜相关的绘本或故事书,给孩子讲讲蔬菜的好处,比如,吃胡萝卜可以让眼睛变得更加明亮;可以准备一些蔬菜卡片,让孩子自己挑出吃到的蔬菜;也可以比赛看看谁吃的蔬菜种类多。总之,碰到不吃蔬菜的孩子,家长不要急躁,要多多想办法,不轻易给孩子贴上"不爱吃蔬菜"的标签。

(三) 学前儿童应少食汤拌饭

近年来,关于"吃肉"还是"喝汤"的辩论始终相持不下,越来越多的家长为了增加孩子饭量,想尽办法改变烹饪方式及饮食习惯,比如汤拌饭、糖拌饭,孩子非汤饭不吃、非糖不欢。老一辈甚至认为无论是鸡汤、鱼汤还是排骨汤,营养都在汤里,孩子只要喝汤就可以了。殊不知这些做法看似填饱了肚子,实则会影响儿童生长发育,拖累儿童成长。

因为吃汤拌饭,儿童几乎不用咀嚼就能把饭送下去。长期这样吃,使得食物的消化吸收缺少口腔咀嚼这道重要的消化程序,唾液中的淀粉酶也来不及对食物进行初步消化,时间久了,这种饮食习惯会大大增加胃肠的工作量,胃肠道可能会因过于劳累而"罢工",以致影响消化吸收功能。儿童经常会拒绝进食颗粒大的固体食物,也不喜欢吃有嚼劲的蔬菜,造成偏食或挑食,以致营养元素失衡,后续营养问题源源不断。

因此,学前儿童饮食要丰富,无论是什么汤,营养都难以超过肉质,给儿童喝汤的同时也要让其吃肉,并且尽可能加入一些有硬度的辅食。比如,可以尝试做些小饭团,里面加些虾皮、胡萝卜、黄瓜、鸡蛋等,用香脆的紫菜包裹起来。饭后让儿童从众多蔬菜水果卡片中找出自己吃到的食物,增加吃饭的趣味性。

(四) 学前儿童运动后应注意营养补充

《学龄前儿童(3~6 岁)运动指南》建议学龄前儿童每天 24 小时内的累计运动时间应至少达到180 分钟,每天应进行至少 120 分钟的户外活动,每天应累计 60 分钟以上的中等至高强度的身体活动,任何久坐行为每次持续时间均应限制在 60 分钟以内,每天看屏幕时间累计不超过 60 分钟,且越少越好,每天应有 10~13 小时的睡眠。

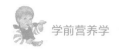

儿童处于生长发育的黄金阶段,生理机能尚不完善,对于营养物质的吸收、代谢和调节能力都不如成人,如果经常进行大量的、长时间的运动而不注意合理的营养补充,容易导致营养不良。因此学前儿童运动后的营养补充也很重要,以下方法可促进儿童运动后的营养补充。

1. 运动后应注意补充富含糖类的食物

儿童青少年在运动时主要的能量来源于糖类,同样,儿童在运动后最需要补充的也是糖类,运动后可以吃富含糖类的食物,如米饭、馒头、土豆、红薯、香蕉等。但要减少非主食类的甜品的摄入量,养成健康的饮食习惯。此外,喜欢运动的儿童的家长要注意给儿童补充优质蛋白质,日常生活中将豆类食物和谷类食物同食可互通有无,提高食物中蛋白质的利用率。

2. 运动后应注意补充富含矿物质的食物

不管是儿童还是成人,在运动中或者运动后都会产生很多汗液,汗液中除了水分,还含有较多的钾、钠、钙、镁等矿物质。因此,在锻炼后除了补水外还要及时补充无机盐。建议儿童在运动后补充含有钠、钾的运动饮料或果汁,并且在补充时应该少量多次,不应该在运动中或者运动结束后暴饮。儿童阶段应该保证矿物质的摄入,一般来说,可以通过平衡膳食来满足需求。儿童的骨骼生长较快,因此应该加大钙的摄入量,运动后尤其应该注意,可以通过喝鲜奶或酸奶等奶制品获得。

3. 运动后应注意补充富含维生素的食物

运动会导致维生素的消耗增加,因此在运动后应该注意儿童维生素的补充。通常平衡膳食可以满足儿童对维生素的需求,在运动后可以吃水果、绿叶蔬菜、鱼、蛋类等进行补充,在水果和蔬菜上尽量保证品种的多样化。

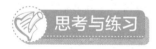 本章小结

本章详细介绍了学前儿童的营养需求和膳食特点,基于学前儿童膳食指南,说明了家长应如何逐步为儿童提供多样化的食物,科学合理地配制适合其生长发育的餐点。同时,对食谱进行了系统科学的营养评价与分析,以帮助幼儿园提高膳食营养供给的完善程度。期望家园协作,帮助学前儿童建立良好的饮食习惯,为其一生建立健康膳食模式奠定坚实的基础。

思考与练习

一、单选题

1. 以下哪一种食物富含维生素 A 且吸收利用率最高?(　　　)

　　A. 蛋黄　　　　　　　B. 菠菜　　　　　　　C. 牛奶　　　　　　　D. 动物肝脏

2. 从何时起开始考虑添加婴儿辅食,且首选富含铁的食物?(　　　)

　　A. 婴儿有需求即可　　B. 4 月龄　　　　　　C. 6 月龄　　　　　　D. 8 月龄

3. 初乳指分娩后(　　　)天内分泌的乳汁。

　　A. 7　　　　　　　　　B. 3　　　　　　　　　C. 14　　　　　　　　D. 5

4. 婴儿出生后建议每日补充多少维生素 D?(　　　)

　　A. 10 mg　　　　　　　B. 300 IU　　　　　　C. 15 mg　　　　　　D. 500 IU

5. 4～6 岁儿童每日膳食钙推荐摄入量为(　　　)。

　　　A. 400 mg　　　　　B. 600 mg　　　　　C. 700 mg　　　　　D. 800 mg

6. 牛乳与母乳相比（　　）。

　　A. 酪蛋白微粒更小　　　　　　　　　　B. 有更多免疫活性物质

　　C. 钙磷比例不如母乳　　　　　　　　　D. 渗透压更低

7. 转乳期首先引入辅食的原则是（　　）。

　　A. 增加能量　　　　　　　　　　　　　B. 补充蛋白质

　　C. 易消化且不易引起过敏　　　　　　　D. 补充铁，练习咀嚼

8. 3个月纯母乳喂养的婴儿因"母乳量不足，体重增长缓慢"来营养门诊，以下喂养建议最为合适的是（　　）。

　　A. 完全改为婴儿配方乳喂养

　　B. 完全改为维生素A及维生素D强化乳喂养

　　C. 继续母乳喂养，在此基础上尽快添加富含铁的婴儿米粉

　　D. 继续母乳喂养，同时与医生商议添加配方奶进行补充

9. 3月龄婴儿，经常烦闹，多汗，摇头，血清25-(OH)D_3水平下降，PTH升高，一过性血钙下降，血磷降低，碱性磷酸酶正常，骨骼X线显示正常。该婴儿可能存在哪种营养问题？（　　）

　　A. 钙缺乏　　　　　B. 维生素D缺乏　　　　C. 铁缺乏　　　　D. 锌缺乏

10. 第9题中，对该婴儿的建议治疗方法是（　　）。

　　A. 经常在太阳下直晒

　　B. 大剂量维生素D治疗

　　C. 合理饮食，多晒太阳，与医生商议后补充维生素D

　　D. 改用强化乳喂养

二、多选题

1. 婴儿辅食添加原则包括（　　）。

　　A. 由少到多　　　　B. 由稀到稠　　　　C. 有粗到细　　　　D. 循序渐进

2. 学前儿童常见的饮食行为问题有（　　）。

　　A. 挑食　　　　　　B. 偏食　　　　　　C. 进餐不专注　　　D. 暴饮暴食

三、简答题

1. 简述适时添加辅食的原因和好处。

2. 婴幼儿应该如何添加辅食？请简单论述。

3. 大豆中存在的抗营养因子指什么？

4. 简述畜禽肉类及水产类食物的营养价值及其对学前儿童的健康效益。

5. 如果你是端午节活动的策划人，如何将合理膳食融入该次活动中？

6. 如何对学前儿童一日带量食谱进行营养评价？

7. 什么是儿童饮食行为？

8. 如何合理安排学前儿童的膳食？

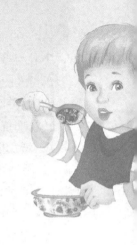

第四章
食物与学前儿童脑肠轴功能

教学课件

章节导读

　　本章将以逐步推进的方式阐述食物、肠道微生物、脑肠轴与认知功能间的关系,共分为三小节:第一节主要阐述食物与大脑间的相互作用;第二节主要阐述微生物组作用与神经系统发育的研究进展;第三节通过介绍脑肠轴阐述微生物组对神经发育的可能机制。

学习目标

　　了解食物通过改变微生物组,经由脑肠轴影响大脑功能的作用机理。

内容结构

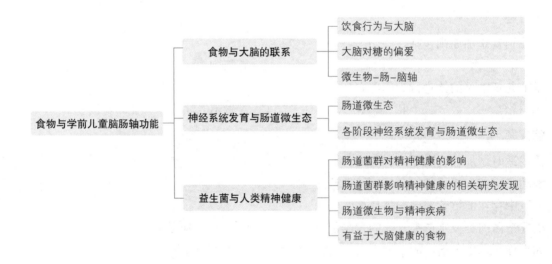

食物与学前儿童脑肠轴功能

- 食物与大脑的联系
  - 饮食行为与大脑
  - 大脑对糖的偏爱
  - 微生物–肠–脑轴
- 神经系统发育与肠道微生态
  - 肠道微生态
  - 各阶段神经系统发育与肠道微生态
- 益生菌与人类精神健康
  - 肠道菌群对精神健康的影响
  - 肠道菌群影响精神健康的相关研究发现
  - 肠道微生物与精神疾病
  - 有益于大脑健康的食物

第一节 食物与大脑的联系

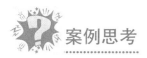 案例思考

壮壮 3 岁了,只会说简单的"爸爸妈妈""奶奶""饿""渴"等词,不会使用短语及短句,经常拉着妈妈的手去拿他想要的东西,发脾气的时候会发出音调很高的声音,叫他名字几乎没有反应,搭积木的时候只会把积木摆成长长的一条,尤其偏爱米饭,排便很费力。后来经医生完善病史询问和相关检查后诊断为孤独症谱系障碍,又称自闭症(ASD,Autistic Spectrum Disorder),同时伴随肠道菌群失调、多种食物过敏、营养缺乏等问题。

请思考:肠道微生态究竟是不是治疗壮壮的关键呢?

大脑在一定程度上决定了人们对食物的选择,同时食物选择的偏好也将影响大脑的功能。食物可以调节与食欲行为以及认知控制相关的特定大脑区域的神经活动,这些神经活动会导致唾液分泌、胃酸和胰岛素的分泌。当人们遇到食物的时候,气味和味道将作为刺激让人们回忆起与特定食物相关的事件或情景。这些具有纪念意义的情景可以是愉快的或者痛苦的,如我们对糖的渴望。同时,食物可以影响大脑的功能,食物中所含的丰富的营养物质是大脑构建神经网络的关键,对神经元的功能及可塑性有广泛且积极的作用,因此对于提高认知水平甚至是学习成绩会有一定程度的帮助,如藻类和鱼类中富含大量的 Omega-3。然而,富含糖、饱和脂肪酸或高热量的食物被认为对神经功能有害,因为它们会提高氧化应激水平并降低突触可塑性和认知功能。脑功能依赖于充足与适当的营养摄入,本节主要对食物与大脑间的关系进行介绍。

一、饮食行为与大脑

营养对大脑非常重要,大脑是人体最耗能的器官,尽管它的重量只有约 1.5 kg,但却使用了大约 25% 的身体能量需求。

食物不仅仅为我们的身体提供能量,当我们联想到食物时,它是令人愉快的。现在的研究开始认识到食物和饮食因素对特定信号分子系统的重要作用以及对精神心理健康的影响。随着科学的进步,已经能够确定食物不仅会影响能量代谢,还会影响神经可塑性[1]。神经可塑性是我们的大脑响应损伤和学习经历而改变和重组自身的能力。

食物对认知和情绪的影响可以在进食行为之前开始,因为通过嗅觉和视觉感官输入对食物的回忆会改变大脑的情绪状态[2][3]。摄入食物会触发激素或肽,例如,胰岛素和胰高血糖素样肽 1(GLP1)释放

---

① Gómez-Pinilla F. Brain foods: the effects of nutrients on brain function[J]. Nat Rev Neurosci, 2008,9(7):568-578.

② Klarer M, Arnold M, Günther L, et al. Gut vagal afferents differentially modulate innate anxiety and learned fear[J]. J Neurosci, 2014, 34(21):7067-7676.

③ Staudacher HM, Mikocka-Walus A, Ford AC. Common mental disorders in irritable bowel syndrome: pathophysiology, management, and considerations for future randomised controlled trials[J]. Lancet Gastroenterol Hepatol, 2021, 6(5):401-410.

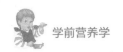

到循环中,然后这些物质可以到达下丘脑和海马体等,并激活突触活动,促进有助于学习和记忆的信号转导。反过来,由空腹发出的食物缺乏信号会引发生长素释放肽的释放。瘦素是由脂肪细胞释放的激素,抑制食欲,同时可以激活海马体和下丘脑中的特定受体,并影响学习和记忆。瘦素对海马体依赖性突触的可塑性有积极作用,即其对 NMDA(N-甲基-D-天冬氨酸)受体功能有长期增强的促进作用。胰岛素样生长因子 1(IGF1)由肝脏和骨骼肌产生,以响应来自新陈代谢和运动的信号。胰岛素样生长因子 1 可以向下丘脑和海马体中的神经元发出信号,从而对学习和记忆能力产生影响。除了调节食欲外,下丘脑还协调肠道内的活动,并将内脏功能与边缘系统结构(如海马体、杏仁核和大脑皮层)整合在一起。内脏信号还可以通过下丘脑-垂体轴(HPA)调节认知和生理功能。迷走神经对肠道的副交感神经支配为大脑提供感觉信息,使肠道活动能够影响情绪。反过来,情绪也可以通过迷走神经中的副交感神经传出影响内脏。

以下是一些已被证明有助于刺激迷走神经和副交感神经活动的方法:

(一) 益生菌和益生元

健康的肠道细菌有助于产生信号分子,这些信号分子通过迷走神经传递到大脑并防止炎症。细菌还能够产生神经递质,如血清素和多巴胺。吃富含益细菌的发酵食品,如酸菜和泡菜(都是发酵蔬菜混合物),有助于维持肠道平衡。此外,吃各种各样的蔬菜和水果有助于为细菌提供分解益生元纤维,从而为它们提供维持自身所需的基本燃料,并产生对大脑功能有积极影响的代谢物。

(二) 深呼吸

虽然呼吸是自主神经系统的一部分(这意味着它是一个自动发生的过程,无须经过思考),它也是一个可以控制的过程。深腹呼吸,特别是延长呼气,会对神经系统产生直接影响,刺激迷走神经,从而刺激副交感神经反应。最简单和最容易获得的呼吸技巧之一是箱式呼吸练习。

二、大脑对糖的偏爱

糖是一种非常美味的食物,人们对糖摄入的偏爱也植根于大脑回路中。糖所带来的热量及良好的味道会触发人们大脑中的奖赏系统,该回路致力于奖励对高能量食物来源的识别——这是一种对野生动物至关重要的机制,在进化过程中至关重要,但今天却被严重滥用,即利用该回路的特性来追求享乐。

甜味可以被舌头和上颚上皮中特定的味觉受体细胞检测到,感觉甜味的细胞通过味觉信号通路向大脑发送产生食欲的信号。这些回路允许识别供能类食物,以及该类食物与奖赏回路之间的关联。值得注意的是,动物可以完全独立于味觉系统对糖产生强烈的偏好,因此即使在没有功能性味觉信号通路的情况下,它们仍然会获得强烈的耗糖驱动力。利用这一特性,也许可以改变人们对糖的渴望的饮食习惯,并帮助对抗肥胖和相关的代谢紊乱[①]。

饮食研究一致表明,过度活跃的儿童比其他儿童吃更多的糖。其他研究证实,问题不在于糖本身,而在于它的形式、整体饮食缺乏均衡以及葡萄糖代谢异常。一项针对 265 名多动儿童的研究发现,超过四分之三的儿童表现出异常的葡萄糖耐量,也就是说,他们的身体无法处理糖分摄入和维持平衡的血糖水平。

在任何情况下,当儿童经常食用精制碳水化合物、糖果、巧克力、碳酸饮料、果汁和很少或根本没有纤维来减缓葡萄糖吸收时,他们血液中的葡萄糖水平会不断波动,并引发注意力不集中、过度活跃等多

---

① Zuker CS. Food for the brain[J]. Cell, 2015, 161(1): 9-11.

动症的症状。食用富含纤维的食物,如全麦谷物、根茎类蔬菜、豆类、绿叶蔬菜、坚果有助于稳定血糖水平,可以在一定程度上改善多动的症状。

三、微生物-肠-脑轴

定殖在宿主肠道内的上万亿肠道微生物历经数百万年的演化,与机体形成复杂而稳定的共生关系,是人体关键的组成部分。它们不仅参与营养物质的消化吸收,在保持肠道屏障完整及调节机体免疫与代谢等多方面也发挥至关重要的作用。近年来,随着肠道微生物与中枢神经系统相互作用研究的不断深入,人们提出了"肠脑轴"的概念,简单而言就是肠道微生物与大脑构成了双向通信系统,肠道和大脑之间存在"双向"交流。因此,肠道被称为"第二大脑"。几乎 90% 的血清素是在胃肠道中产生的。肠道中包含数十万亿微生物,包括至少 1 000 种不同的细菌。这些细菌有助于制造神经递质,帮助保护人们免受毒素和有害细菌的侵害,限制炎症并帮助人们从食物中吸收营养①。

微生物组在食物与大脑之间的联系中发挥了不可小觑的作用。肠道微生物会影响人类宿主从饮食中提取营养物质和生物活性信号分子。了解饮食和肠道菌群之间的生物相互作用,为提高食物的营养价值和人类健康提供了机会。

人类的肠道由大约 3 亿个神经元支配,这些神经元监测并告知大脑人体内部的生理和代谢状态。肠道和大脑之间的这条"信息高速公路"为涉及代谢、生理、认知和情绪状态的大脑中心提供了前所未有的"通道"。揭示这些肠脑回路的作用,可能会改变人们对食物、营养和人体生理学的看法。

人体肠道包含种类繁多、数量巨大的微生物(病毒、细菌、真菌等),它们主要分布在远端结肠,与宿主之间具有不对称的生物关系,携带的基因至少是人体宿主的 150 倍。人类肠道主要分为 6 个菌门:厚壁菌门、拟杆菌门、变形菌门、放线菌门、疣微菌门和梭杆菌门,其中厚壁菌门和拟杆菌门为主要优势菌群。肠道菌群的种类和比例受到不同性别、年龄、体重和地域等因素的直接影响。

胎儿出生后接触到有菌环境时,人体真正的肠道菌群开始定殖。影响细菌首次定殖的因素包括分娩方式及母体健康状况,而早产、母乳喂养、饮食、抗生素使用等会影响婴儿期的肠道菌群,直到儿童期人体肠道微生物群基本达到成熟稳定。

肠道微生态平衡是保证机体生理稳态和健康的重要基础,当不良因素(年龄增长、生活习惯、精神状态、环境污染、疾病用药等)使微生态平衡失调,则可导致疾病的发生或促进疾病的发展。目前,已发现菌群失调和多种急性与慢性疾病有关,如肥胖、炎症性肠炎、帕金森等。一直以来,饮食都被认为是肠道菌群构成的重要因素,不同食物使微生物群产生巨大变化,譬如食物结构长期以蛋白质为主的人群,其肠道以拟杆菌居多;而以摄入碳水化合物为主的人群,以普氏杆菌占优;普里沃菌属则主要与高糖类饮食有关。这些肠道微生物与肠道黏膜的互相作用可促进肠道免疫系统的形成和发展,影响肠道黏膜血管的生成及营养物质的消化吸收,其代谢产物在机体代谢以及免疫反应等方面也发挥着重要作用。

支持良好心理健康的饮食模式包括地中海饮食和传统的日本饮食,这两种饮食的共同点是包含大量的蔬菜、水果、未加工的谷物、鱼、海鲜和适量的瘦肉及奶制品,精细加工的碳水化合物食品明显缺乏,这在"西方"饮食中更为常见。这些饮食模式还包括富含益生菌的食物(即味噌、豆豉、酸奶),它们有助于肠道中有益细菌的存活。Omega-3、B 族维生素、磷脂、胆碱和植物抗氧化剂(包括维生素 E 和 C)都已被证明对改善认知功能有益,对大脑细胞结构的构成至关重要。身体不能完全或足够量地制造这些营养素,因此确保定期从饮食中获得充足的营养素非常重要。

① S, Teichman EM, van de Wouw M, Ventura-Silva AP, Wallace-Fitzsimons SE, Hyland N, Clarke G, Dinan TG. The Microbiota-Gut-Brain Axis[J]. Physiol Rev, 2019, 99(4): 1877-2013.

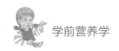

第二节 神经系统发育与肠道微生态

肠道为各种微生物提供了良好的寄居场所,栖息在肠腔内的微生物相互依存、相互制约,形成了一个复杂的肠道微生态系统。肠道微生态对维持人体的正常生理活动有重要作用,与多种人类疾病的发生发展相关。肠道微生物群及其代谢产物可以通过神经内分泌、免疫系统等作用于中枢神经系统,参与神经发育过程,通过多种方式对神经元生成、小胶质细胞成熟、髓鞘和血脑屏障的形成产生影响,与自闭症谱系障碍、注意缺陷多动障碍、精神分裂症等多种神经系统疾病密切相关。研究肠道微生物群与神经系统在发育过程中的关系,探究神经系统发育受肠道菌群影响的机制,探索通过改变肠道微生物组成来控制神经系统疾病的方法,对神经发育障碍类疾病有着深远的影响。本节主要对肠道微生态的组成及其与神经系统发育的关系进行介绍。

一、肠道微生态

(一)肠道微生态系统的形成

人体微生态系统可分为口腔、呼吸道、胃肠道、泌尿道、阴道及皮肤六大微生态系统,其中以肠道微生态最重要且最为复杂。肠道微生态系统由肠道正常菌群及其所生活的环境共同构成,其中以细菌在肠道菌群中的影响最为重要。人体肠道微生态系统生物群数量庞大,占人体总细菌量的80%左右,包括了原籍菌(固有菌)、共生菌、过路菌(外籍菌),主要由厚壁菌、拟杆菌、变形菌、放线菌、梭杆菌和疣微菌等组成。肠道菌群表现出个体之间巨大的多样性和变异性,对宿主的健康与营养起着重要作用。组成人体肠道微生物群的主要类型非常相似,但在宿主的不同个体之间,各微生物类群的相对含量以及各菌株的有无或比重等存在着很大的差异性,并可能随着宿主个体的年龄、性别、种族、地域、生理状况、饮食习惯甚至摄入饮食的变化等而发生改变[1][2]。

通常认为人体肠道细菌的定殖最早发生在分娩阶段,出生后消化道与外界相通,细菌进入肠道定居繁殖。早期主要通过分娩、喂养等方式使婴儿肠道形成最初的肠道微生物群,不过该过程可能受到剖宫产、孕期感染及围产期使用抗生素、饮食(如婴儿配方奶粉喂养)等因素的影响。分娩方式的不同将极大地影响婴儿肠道微生物群的组成,自然分娩婴儿的肠道微生物群类似于母亲的阴道和肠道正常菌群,其肠道菌群的特点是多样性低,并且变形杆菌和放线菌具有相对优势。而剖宫产婴儿的则更类似于母亲的皮肤正常菌群,葡萄球菌、棒状杆菌和丙酸杆菌是最常见的定居。还有某些细菌来自环境,如医护人员和医院环境。纵向研究表明,剖宫产分娩婴儿的定居模式延迟和改变至少持续到1岁,并由此影响到婴儿在后天发育过程中对营养的吸收利用,甚至成长后的脾气、性格、行为方式等。另外,根据产妇分娩前的不同暴露情况,胎盘和胎儿肠道菌群的组成可能有很大差异。抗生素治疗、营养不

① Rinninella E, Raoul P, Cintoni M, et al. What is the Healthy Gut Microbiota Composition? A Changing Ecosystem across Age, Environment, Diet, and Diseases[J]. Microorganisms, 2019, 7(1): 14.

② Clarke G, Stilling RM, Kennedy PJ, et al. Minireview: Gut microbiota: the neglected endocrine organ[J]. Mol Endocrinol, 2014, 28(8): 1221-1238.

良或营养过剩、肥胖、糖尿病和湿疹等都是可导致孕妇肠道菌群发生显著改变的因素,主要表现为潜在的负性肠道菌群增多,保护性肠道细菌的丰度降低。

(二) 肠道微生态系统的功能

肠道微生物群可分为益生菌、中性菌和有害菌。肠道益生菌主要由各种双歧杆菌、乳酸杆菌组成,是人体健康不可缺少的要素,可合成各种维生素、参与食物的消化、促进肠道蠕动、抑制致病菌群的生长、分解有害有毒物质等。中性菌即具有双重作用的细菌,如大肠杆菌、肠球菌等。在正常情况下,中性菌对健康有益,但一旦增殖失控,或从肠道转移到身体其他部位,就可能引发腹泻、脱水、败血症等。有害菌(如产气荚膜杆菌、绿脓杆菌)数量一旦失控大量生长,就会引发多种疾病,产生致癌物等有害物质,或者影响免疫系统的功能①。

人体选择性地让某些微生物定殖于肠道,并为其提供适宜的栖息环境和营养。人体肠道菌群与宿主之间,菌群、宿主与环境之间处于动态平衡状态,形成一个互相依存、相互制约的系统。正常情况下,菌群结构相对稳定,对宿主表现为不致病,这些微生物及其代谢产物在人体内的作用主要分为以下6个方面。

1. 保护作用

肠道菌群具有保持人体正常的组织学及解剖学结构作用。

2. 营养作用

促进维生素的合成,包括 B 族维生素、维生素 K、泛酸、叶酸等。参与蛋白质代谢,参与脂质与胆固醇代谢。肠道微生物能产生乳酸、丁酸,降低肠道的 pH 值,有利于钙、铁及维生素 D 的吸收。

3. 参与机体物质代谢

内源蛋白质等的代谢需要微生物菌群直接参与,肠道细菌产生 β-葡萄糖醛酸酶、硫化酶等,可间接或直接为人体利用。

4. 促进营养物质消化吸收

正常肠道菌群可促进肠道蠕动,进而促进机体对营养物质的消化吸收。

5. 菌群屏障作用

菌群屏障作用又叫定殖力,是机体免受外来细菌感染的可靠保证。侵入人体内的外籍菌很容易引起宿主免疫细胞活化,产生特异抗体。肠道正常菌群还可以通过微生物菌膜屏障参与肠黏膜屏障的构成。

6. 防癌抑癌作用

肠道黏膜免疫系统是机体免疫系统的重要组成部分,研究发现,厌氧棒状杆菌不仅不会致病,还可激活人体内免疫细胞,提高吞噬能力,具有抗癌抑癌作用。

二、各阶段神经系统发育与肠道微生态

肠道菌群是人体胃肠道内复杂的微生物群落,它们在生命早期(宫内)就与宿主建立了共生关系,并且在生命的最初几个月至几年内经历了快速的动态变化。肠道菌群除了参与肠道功能、机体代谢和免疫调节,还对生理行为及神经发育有着重要影响。人类神经系统发育主要包括原始神经胚形成、神经细胞增殖、移行与分化、突触连接及神经回路建立、树突发芽、膜兴奋性形成及神经髓鞘化的发生。

---

① Kabat AM, Srinivasan N, Maloy KJ. Modulation of immune development and function by intestinal microbiota[J]. Trends Immunol, 2014, 35(11): 507-517.

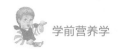

根据不同时期的不同暴露因素,肠道菌群对神经系统发育的作用也不尽相同。

(一)胎儿期及婴幼儿期的神经发育

人类胚胎发育的第 3 至第 4 个月是神经元增殖的主要时期,在神经发育过程中,神经细胞从其"出生地"出发,经过长短不等的路程,迁移到预定的位置,这对于从一个薄壁的神经管演化成结构复杂的脑是十分必要的。大量神经元经过扩张和迁移之后,约 50% 的神经元在妊娠的末期经历凋亡,只有那些已经整合到神经网络中并由神经营养信号支持的神经元才能存活。神经营养蛋白[包括脑源性神经营养因子(BDNF)]可作为神经元存活的信号,促进各种细胞群体的维持和分化,并参与介导神经元回路建立的各个阶段。通过利用神经营养蛋白及其受体控制神经元分化和存活的途径,肠道微生物可以影响大脑各个区域神经元的命运,进而影响神经发育和健康。根据神经营养假说,神经元建立的联系越多,其周围神经营养蛋白的浓度越高,存活的机会就越高。这一时期的遗传和环境的任何异常因素均可导致神经元移行障碍,引起多种疾病,如脑裂畸形、无脑回、多小脑回、灰质异位,临床常表现为智力和运动发育障碍及惊厥发作。

小胶质细胞是中枢神经系统的先天免疫细胞,通常起源于卵黄囊祖细胞,受损伤时可由骨髓来源的巨噬细胞补充。这两种细胞类型都可以在早期发育过程中受到微生物信号的作用。动物试验表明,在没有微生物群的情况下,小鼠携带的小胶质细胞具有明显改变的发育状态,衍生自无菌小鼠的小胶质细胞对病毒感染反应有限。

血脑屏障在妊娠期间形成,是大脑与血液循环之间的选择性屏障。肠道微生物组和微生物代谢产物在血脑屏障形成中的重要性在无菌小鼠中得到证实:研究表明,在不存在肠道微生物的情况下,大脑内皮中关键紧密连接蛋白的表达减少,无菌小鼠与传统饲养的动物相比,血脑屏障对大分子物质渗透性增加。

(二)新生儿期及婴幼儿期的神经发育

新生儿脑的重量已达成人脑重的 25% 左右,此时神经细胞数目已与成人接近,但其树突与轴突少而短。出生后脑重的增加主要是神经细胞体积的增大和树突的增多、加长,以及神经髓鞘的形成和发育,神经髓鞘的形成和发育约在 4 岁完成。动物试验表明,完整的肠道微生物组的存在可调节髓鞘形成,微生物组信号可能参与调节神经元的凋亡和突触修剪。在出生后的大脑发育过程中,星形胶质细胞和小胶质细胞可通过补体激活和随后的吞噬作用促进对神经元突触的修剪,改善神经元网络。

在成年期,肠道微生物组在细菌丰度和多样性方面达到相对平衡,并且在稳定的环境或健康条件下不会发生明显变化。

益生菌与人类精神健康

一、肠道菌群对精神健康的影响

肠道菌群，作为寄居在人体肠道内微生物群落的总称，占据了人体微生物的80％，是近年来微生物学、医学、基因组学等领域最引人关注的研究焦点之一。胎儿在子宫中处于无菌状态，而在经产道娩出的过程中，以及伴随第一口呼吸，吸吮第一口乳汁，微生物就通过皮肤、消化道、呼吸道等进入肠道"安营扎寨"并不断壮大规模，扩充地盘，最终形成稳定的菌群构成。这个"外来户"从此伴随人体的一生，跟人体发生数不清的瓜葛。

近年来的研究逐渐揭示了肠道菌群的构成、数量以及如何进入人体、如何辅助消化，如何影响肠道发育，也揭示了肠道菌群参与了人体的代谢、免疫、信号转导和神经系统的发育与功能运行等过程。由于肠道菌群种类很多，因此基因数是人类的100多倍。微生物组被称为"人体第二基因组"，在长期共生进化过程中，人体微生物已经深度参与到人体的运行机制中。研究证实，肠道菌群失调会影响人类健康，是很多慢性疾病的罪魁祸首。由于肠道菌群跟人类的健康息息相关，肠道菌群又被科学家们称为人类的"第二个器官""第二个你"。

肠道菌群和人类健康的关系非常复杂，关于肠道菌群仍有诸多悬而未解的疑问。其中，肠道菌群与精神健康的关系是最引人瞩目的领域。肠道功能支配着人们的精神状态，这一观念可以追溯到100多年前，正在进行的探索研究有望使肠道和大脑之间的联系更加清晰。科学家们越来越相信，肠道菌群可能会对我们的精神状态产生重要影响。研究证实，中枢神经系统与肠道中数万亿个微生物群之间存在着千丝万缕的关系，被称为"肠道-大脑的信号轴"。数据表明肠道-大脑的沟通是双向的，并由神经和体液机制介导。下行通路包括自主神经和肠道通路以及下丘脑-垂体-肾上腺（HPA）轴。上行通路包括感觉迷走神经节和背根神经节通路、细胞因子和免疫介质以及微生物/肠道代谢物，包括色氨酸代谢和谷氨酸代谢产生的各种神经递质以及单链脂肪酸。

在肠道中，微生物区系、食物、胆汁酸和黏膜因子相互作用。然后，肠黏膜通过血液循环和感觉神经将信息传递到包括大脑在内的其他器官。反过来，大脑可以通过改变自主神经系统和内分泌功能，以及通过改变食物摄入量和选择，直接或间接（通过其他器官）影响肠道黏膜，最终影响肠道微生物区系的形成。

过去几年的动物实验研究表明，肠道微生物群在血脑屏障的形成、髓鞘形成、神经发生和小胶质细胞成熟等基本神经发生过程中发挥作用，从而影响神经系统发育，塑造大脑功能。益生菌可以防止应激导致的海马体神经发生减少，并增强参与突触可塑性的下丘脑基因的表达。而临床研究也证实，肠道菌群跟人类的记忆和社会行为存在相关性，与自闭症、抑郁症和神经退行性疾病的发生有关。因此，肠道菌群被称为人类的"第二个大脑"。

爱尔兰科克大学的神经学家约翰·克赖恩认为，微生物之所以可以与大脑进行交流可能有其自身的进化需求。只有人类维持频繁的交流和社会交往，微生物才能在人类群体中传播。

动物实验研究发现，无菌条件下繁殖的小鼠，缺乏肠道微生物，同时也缺乏识别与之互动的其他小鼠的能力，表现出社交能力受损和过分谨慎。通过粪菌移植对无菌小鼠进行处理，社交行为会趋于正

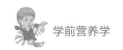

常化,且受体动物会表现出捐赠者气质性格的某些特点。科学家们发现,无菌小鼠在应激状态下的应激激素水平会升高,提示肠道菌群可以影响下丘脑-垂体-肾上腺轴,从而影响大脑的应激反应。而通过双歧杆菌对无菌小鼠进行处理后,会诱导小鼠产生正常的激素水平和应激反应。肠道菌群的破坏会导致小鼠出现类似人类的焦虑、抑郁甚至自闭症行为。

临床研究发现,患有肠道疾病的人通常会同时出现焦虑和抑郁等精神问题,这些问题不能完全用生病后的情绪反应来解释。肠易激综合征患者患有不明原因的便秘、腹泻、疼痛和轻度炎症。研究者使用肠易激综合征患者的肠道内容物来定殖无菌小鼠,小鼠在出现相同胃肠道症状的同时,也表现出了焦虑的行为。这些小鼠出现了肠漏,免疫系统因此被激活,产生一连串的促炎代谢物,其中许多都对神经系统有已知的影响。科学家也通过用某些菌株的有益细菌治疗实验人群,发现可以帮助恢复一部分正常行为。研究者认为饮食治疗或益生菌治疗有可能成为精神障碍的一种治疗方式,尽管大部分证据来自动物实验。

二、肠道菌群影响精神健康的相关研究发现

(一)肠道菌群与 HPA 轴

下丘脑-垂体-肾上腺(HPA)轴在调节应激反应中发挥着主导作用。应激通过刺激下丘脑产生促肾上腺皮质激素释放激素(CRH)来激活轴,导致垂体产生促肾上腺皮质激素(ACTH),最终由肾上腺产生皮质醇。

下丘脑-垂体-肾上腺轴功能障碍与多种精神疾病的发病有关,下丘脑-垂体-肾上腺轴功能可以预测抑郁症的临床症状严重程度和认知障碍。应激反应是由基因-环境相互作用决定的。早期生活压力是一个重要的环境变量,它会损害下丘脑-垂体-肾上腺轴的活动,导致未来对压力的不适应,并增加成年后精神障碍的风险。

肠道菌群对下丘脑-垂体-肾上腺轴的发育有深远的影响[1],动物研究发现,无菌小鼠在束缚压力后释放更多的应激激素,表现出不适应和夸张的反应,这种夸张的应激反应在通过益生菌诱导肠道菌群再繁殖后得到部分逆转而正常化。采用亲子分离作为早期生活压力诱导抑郁症的动物模型研究发现,应激幼鼠的血浆皮质酮水平增加,粪便菌群也发生了变化,压力应激不仅影响了下丘脑-垂体-肾上腺轴,而且还改变了肠道菌群的组成。

肠道菌群影响下丘脑-垂体-肾上腺轴的可能机制是通过改变杏仁核、海马体和前额叶皮质的基因表达,这些脑区在学习记忆和情绪调节方面发挥作用。下丘脑-垂体-肾上腺轴的发育和功能受到肠道菌群的组成和功能状态的影响。动物研究发现,肠道菌群会导致脑源性神经营养因子(BDNF)以及谷氨酸和5-羟色胺受体表达水平的变化,无菌小鼠海马体和皮质中脑源性神经营养因子和 N-甲基-D-天冬氨酸(NMDA)受体均减少。脑源性神经营养因子是一种参与神经元可塑性的关键神经营养因子,被认为在抑郁症的病因中起着重要作用。谷氨酸和5-羟色胺会影响下丘脑促肾上腺皮质激素释放激素的释放,这些神经递质受体表达的改变可能会改变无菌动物的下丘脑-垂体-肾上腺轴功能。

(二)肠道菌群与短链脂肪酸

肠道细菌的一个主要功能是消化我们摄入的碳水化合物和蛋白质,主要代谢物是单链脂肪酸,即乙酸、丙酸和 N-丁酸。单链脂肪酸一方面通过局部作用,为肠上皮细胞提供主要能源,调节能量稳态,并直接影响胃肠道信号分子的释放,如 YY 肽和5-羟色胺;另一方面作用于其他器官,如肝、肾、脂肪,

---

① Farzi A, Fröhlich EE, Holzer P. Gut Microbiota and the Neuroendocrine System[J]. Neurotherapeutics,2018,15(1):5-22.

并通过影响新陈代谢和免疫来间接影响大脑。丁酸盐可以通过抑制组蛋白去乙酰化影响基因转录,这是一种表观遗传过程、影响大量基因的表达和不同的病理生理途径。在精神健康方面,单链脂肪酸通过激活 G 蛋白偶联受体,直接刺激交感神经和自主神经系统[①]。

动物实验证实,丁酸盐表现出抗抑郁作用:在自闭症小鼠模型中,可以通过转录修饰来减轻社会交往缺陷,在亨廷顿病小鼠模型中,可以改善神经退化性改变并延长寿命,对帕金森氏症和阿尔茨海默病同样有益。因此,在神经精神疾病的治疗中有潜在的应用价值。

(三) 肠道菌群与胆汁酸

随着对胆汁酸功能的认识从简单的乳化剂扩展到器官间的交流,胆汁酸被称为"新的肠道激素",胆汁酸改变与一系列全身性疾病有关。牛磺酸熊去氧胆酸(TUDCA)是熊去氧胆酸的牛磺酸结合物,在动物模型中具有神经保护和抗炎特性,可以预防阿尔茨海默氏症和帕金森氏症。此外,循环中的胆汁酸与昼夜节律有关,而在阿尔茨海默病的动物和人类模型中,大脑中胆汁酸水平发生改变。

(四) 肠道菌群与神经递质

肠道菌群能够直接产生神经递质和神经调质,与人体细胞自身产生的完全相同。乳杆菌属和双歧杆菌属可产生 γ-氨基丁酸(GABA);大肠杆菌和酵母菌产生去甲肾上腺素;假丝酵母菌、链球菌和肠球菌产生 5-羟色胺;芽孢杆菌产生多巴胺和去甲肾上腺素;大肠杆菌产生去甲肾上腺素和 5-羟色胺;乳杆菌属产生乙酰胆碱。虽然肠道菌群产生的神经递质数量相对较少,但它们对人类神经信号传递的影响依然是一种潜在的机制,可以直接与人类细胞相互作用,参与情绪和认知的重要过程。

以 γ-氨基丁酸为例,其是大脑中主要的抑制性神经递质。γ-氨基丁酸系统与抑郁症和焦虑症的发病机制有关,γ-氨基丁酸受体是抗焦虑剂(如苯二氮卓类药物)的重要和有效的药理靶点。乳杆菌和双歧杆菌可以产生 γ-氨基丁酸,作用于肠道受体,从而影响免疫系统和神经系统功能。肠道细菌也会影响大脑中 γ-氨基丁酸浓度,如鼠李糖乳杆菌可调节皮质、海马体和杏仁核的 γ-氨基丁酸受体的表达,减少小鼠的焦虑和抑郁行为。

(五) 肠道菌群与迷走神经

迷走神经是人体的主要副交感神经,主要在调节心率、支气管收缩和肠道运动等器官功能中发挥关键作用。此外,刺激副交感神经通路具有抗炎作用,导致促炎细胞因子的产生减少和全身炎症反应的减弱,研究发现,迷走神经刺激可以产生抗抑郁药和止痛药效果。

迷走神经是肠道-脑轴的重要信号通路,迷走神经传入纤维分布于整个肠壁。由于肠上皮屏障的作用,迷走神经不能与肠道菌群直接接触,但暴露于肠道菌群的代谢物,如神经递质或单链脂肪酸,通过与肠道内分泌细胞的相互作用,间接地对细菌信号做出反应。对迷走神经在肠道-大脑信号中的作用的关键见解已经通过 GIT 感染的动物模型提供。

(六) 肠道菌群与血清素(5-羟色胺)

在抑郁症发病机制中,免疫激活、HPA 轴功能障碍与 5-羟色胺(5-HT)、谷氨酸等神经递质异常是被广泛认可的观点。"单胺假说"认为,抑郁是由单胺能神经元活动不足引起,其中包括 5-HT 能神经元活动减少。选择性 5-羟色胺再摄取抑制剂(SSRIs)是目前最常用的一类抗抑郁药物,可增加突触内

---

① Thomas RH, Meeking MM, Mepham JR, et al. The enteric bacterial metabolite propionic acid alters brain and plasma phospholipid molecular species: further development of a rodent model of autism spectrum disorders[J]. J Neuroinflammation, 2012(9):153.

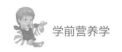

5-羟色胺的利用率。有趣的是，SSRIs 药物对肠易激综合征等胃肠疾病有缓解作用，这引起了人们对肠道菌群在色氨酸和 5-羟色胺代谢中的作用的浓厚兴趣。

血清素是一种神经递质，然而人体 90% 以上的血清素是在肠道中合成的，是由一种被称为肠嗜铬细胞的特殊内分泌细胞合成的。其代谢途径包括色氨酸在限速酶色氨酸羟化酶（TPH）的作用下转化为 5-羟色氨酸，并迅速转化为 5-羟色胺。肠道菌群（如梭状芽孢杆菌属）可以导致限速酶 TPH1 转录增加，从而增高 5-羟色胺水平。色氨酸从肠道吸收后，进入血液循环并进入大脑，少量用于蛋白质合成，其他大多数通过犬尿氨酸途径代谢，最终导致神经活性物质的产生，如犬尿酸和喹啉酸。犬尿酸被认为是一种神经保护物质，发挥 NMDA 拮抗剂的作用。相反，喹啉酸是一种 NMDA 激动剂，具有神经毒性。这一代谢途径的障碍对中枢神经系统的功能有重要影响，在阿尔茨海默病、抑郁症发病中均发挥着重要作用。

吲哚胺-2,3-双加氧酶（IDO）和色氨酸-2,3-双加氧酶（TDO）催化犬尿氨酸途径的最初限速代谢步骤，导致犬尿氨酸的产生。糖皮质激素诱导显著影响 TDO，而 IDO 水平受细胞因子调节。肠漏介导的免疫激活可增加 IDO 浓度。慢性应激，下丘脑-垂体-肾上腺轴激活，以及随之而来的糖皮质激素的产生会增加 TDO 浓度。其结果是犬尿氨酸途径功能障碍，继而导致 5-羟色胺和谷氨酸神经传递的异常。

动物实验发现，无菌小鼠血浆和海马体中 5-HT 浓度显著升高，血浆犬尿氨酸/色氨酸比值降低，表明肠道菌群通过影响色氨酸代谢途径改变中枢 5-羟色胺能神经传递。

三、肠道微生物与精神疾病

关于肠道菌群在精神疾病中作用的研究还处于初级阶段。在过去的 20 年里，微生物组-肠道-大脑研究已经取得了一些进展，让人们对可能的机制有了更好的理解。有心理疾病的患者，包括抑郁症、双相情感障碍、创伤后应激障碍和自闭症谱系障碍，显示出明显的肠道菌群组成变化。含有乳酸菌和双歧杆菌等益生菌已经被证实可以改善健康人群和患者群体的情绪、焦虑与认知功能。我们似乎已经发现了令人兴奋的冰山一角，有望为预防和治疗神经精神障碍提供新的策略。

（一）抑郁症

抑郁症又称抑郁障碍，是一种常见的精神障碍，主要以心境低落、兴趣缺乏和愉快感缺乏为特征，伴有相应的思维和行为改变。在青少年中发病率不断升高，具有高患病率、高复发率、高致残率的特点，给患者及其家庭带来巨大的疾病负担，给社会带来沉重的经济负担。抑郁症发病机制复杂，尚无共识，目前认为与遗传、生化、环境等因素有关，主要假说包括神经递质失衡、炎性激活、神经发生和可塑性障碍、氧化应激障碍及免疫调节紊乱等。

随着人们对肠道微生物研究的进一步深入，越来越多的证据提示，抑郁症与肠道菌群密不可分，可通过肠脑轴作用于中枢神经系统参与抑郁症疾病的发生和发展。抑郁症患者存在肠道微生态失衡、肠道菌群的多样性和丰富度下降、拟杆菌门和放线菌门的丰富度增加的情况。肠道菌群紊乱使外周免疫被激活，引起炎症反应，炎症因子通过不同途径进入中枢神经系统激活小胶质细胞。小胶质细胞是大脑中促炎因子的重要来源，促进了抑郁症的发生。约有 20% 的抑郁症患者会出现胃肠道表现，血清白细胞介素-6、肿瘤坏死因子-α、C 反应蛋白等炎症生物指标明显增加。微生物代谢产物（短链脂肪酸、丁酸钠等）也会对抑郁症产生影响，将抑郁症患者的粪便移植到大鼠身上会使大鼠产生类似抑郁的行为。

抑郁症患者肠道菌群组成与正常人存在差异，益生菌的补充被证实可以改善抑郁症状。一项针对两大欧洲人群的研究发现，抑郁症患者体内缺少几种肠道细菌。虽不能说这种缺失是疾病的原因还是结果，但研究表明许多肠道细菌可以产生影响神经细胞功能的物质，可能还会影响情绪。虽然不能证明肠道菌群与抑郁症存在因果关系，但却依然能证实两者密切相关。与此同时，一个瑞士团队正在测试粪便移植在缓解抑郁症方面的有效性。这类研究将会为肠道菌群和抑郁症发生的因果关系提供更加直接有力的证据。

为了寻找可以将微生物与情绪联系起来的物质，Raes和他的同事们编制了56种物质的清单，肠道菌群产生或分解的这些物质对正常的神经系统功能运行非常重要。他们发现，粪球菌属似乎能产生多巴胺的代谢物，而多巴胺是一种与抑郁有关的神经递质，目前尚不清楚肠道菌群能否分解多巴胺神经递质，也不清楚这种代谢物是否具有自身的功能。同样的微生物会产生一种名为丁酸盐的抗炎物质，而炎症反应也可能在抑郁症发病中起作用。将细菌与抑郁症联系起来"在生理学上是有意义的"，肠道微生物影响大脑的一个可能通道是连接大脑和肠道的迷走神经。

明确肠道菌群与大脑功能之间的关系可能会引领治疗上的创新手段。临床研究者已经在探索通过补充益生菌，如粪菌移植的方法来治疗抑郁症，尽管大多数补充剂不包括新研究中发现的缺失的肠道微生物。研究者评估抑郁症患者接受健康捐赠者粪便移植前后的心理健康和微生物群，目的是改变患者自己的肠道菌群。确定抑郁症与肠道菌群之间的关系还需要更多的研究[①]。

抑郁症患者膳食建议

1. 吃富含B族维生素的食物

富含B族维生素的食物包括全谷物、豆类、坚果、种子、水果和蔬菜等。叶酸在绿色蔬菜、豆类、小扁豆、坚果和种子中特别丰富，而维生素B_{12}仅存在于动物性食物中——肉、鱼、蛋和奶制品。可以通过补充多种复合维生素，以提供最佳水平的B族维生素或特定的B族维生素复合物。

2. 增加富含蛋白质的食物以增加氨基酸

色氨酸存在于许多富含蛋白质的食物中，如肉类、家禽（尤其是火鸡）、鱼、豆类、鸡蛋、扁豆、坚果和种子。每餐摄入蛋白质非常重要，蛋白粉是一种方便且容易摄取的氨基酸来源，不过应注意选择不含人造甜味剂的蛋白粉。许多减肥饮料和无糖糖果中都含有阿斯巴甜等人造甜味剂，阿斯巴甜可以阻止血清素的形成，导致头痛、睡眠不佳和情绪低落。为了让身体充分利用蛋白质所获得的色氨酸，需要碳水化合物来帮助色氨酸进入大脑，在那里它可以被使用。在吃蛋白质的同时吃复合碳水化合物可能会有所帮助。

（二）阅读障碍

阅读障碍会导致学习阅读、写作和拼写困难，短期记忆、数学、注意力也可能受到影响。阅读障碍很容易在家族中遗传，它似乎与影响大脑如何处理阅读和语言的某些基因有关，营养等环境因素也可以作为风险因素对疾病的发生发展产生影响。阅读障碍可以发生在任何智力水平，不是由于注意缺陷、情绪障碍、感觉障碍等所造成的结果，但它可能与这些疾病共患。大多数有阅读障碍的儿童可以通过辅导或专项教育项目在学校取得进步。

目前的证据表明，20%的儿童可能在一定程度上受到阅读障碍的影响。患有阅读障碍的儿童在学习阅读和写作时会遇到特定的问题，有时是因为视觉感知的细微变化。算术和阅读乐谱的困难也很常见，工作记忆力差，读写单字时语音语调有问题，书写单字时的方向感也有问题。大约5%的儿童患有

---

① Demura S，Sato S. Relationships between depression，lifestyle and quality of life in the community dwelling elderly：a comparison between gender and age groups[J]. Joural Physiol Anthropol Appl Human Sci，2003，22(3)：159-66.

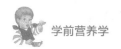

严重的阅读障碍,及时得到临床医生或者教育心理学家科学、系统的评估可以帮助患儿意识到自己存在读写困难,让他们及时地得到帮助,给予他们特殊的权利,如更多的考试时间以及在学校使用电脑等。

最近的研究表明,纯粹的阅读障碍——也就是说,原本聪明的孩子的阅读和写作时间延长——可能与这些孩子如何感知单词的发音或语音组成部分的细微大脑差异有关。这使得他们更难阅读和理解单词的含义,因为他们根本没有很好地掌握基础知识。弥补这一点的特殊教学技术可以显著提高孩子的阅读和写作技能。鲜为人知但同样普遍的运动障碍,涉及协调性差和难以执行复杂的顺序动作。患有这种疾病的孩子很难接球、系鞋带或扣扣子,但更严重的是,他们的字迹可能非常难以阅读,他们在组织协调能力和注意力方面会遇到真正的困难。

除了评估和量身定制的教学之外,患有阅读障碍的儿童还可以从正确的膳食摄入中受益——增加Omega-3 的摄入。

患有阅读障碍、运动障碍和学习困难的儿童通常缺乏必需脂肪和(或)适当利用它们所需的营养,许多研究清楚地证明了增加这些脂肪摄入量的好处。眼睛需要高浓度的必需脂肪才能控制与视力相关的非常快速的运动。

伦敦哈默史密斯医院的 Alex Richardson 博士及其同事对 97 名阅读障碍儿童进行的一项研究表明,原发性脂肪缺乏明显导致阅读障碍问题的严重性。与非脂肪缺乏症儿童相比,脂肪缺乏最严重的儿童的阅读能力和综合能力明显较差。牛津-达勒姆试验涉及 117 名 5 至 12 岁的儿童,他们都在主流学校就读并符合阅读障碍的标准,发现与安慰剂相比,在摄入富含 EPA、DHA、γ-亚麻酸饮食 3 个月后,患病儿童阅读、写作和注意缺陷多动障碍症状都有显著改善[①]。

如果孩子存在皮肤粗糙干燥、嘴唇开裂、头发暗淡或干燥、指甲柔软或易碎以及过度口渴的表现,这表明他们可能会遇到学习困难,如注意力或视力问题、情绪波动、睡眠模式紊乱以及在某些情况下的行为问题。这是因为阅读障碍、运动障碍、学习困难和多动症都与大脑中神经细胞通信不良有关,而必需脂肪酸对于保持神经元相互交流至关重要。为了测试补充必需脂肪酸在克服运动障碍中的价值,英国萨里大学的 Jacqueline Stordy 博士为 15 名儿童提供了含有 DHA、EPA、AA 和 DGLA 的补充剂,这些儿童原本在运动和协调技能标准化测量中的表现处于最底层的 1%。补充 12 周后他们的手部灵活性、运球技巧、平衡和父母对他们运动障碍症状的评分都有显著改善。

阅读障碍儿童膳食建议

1. 每周至少吃两次鱼,服用含有 EPA、DHA 和 GLA 的补充剂。

2. 富含 EPA 的鱼类有鲭鱼、鲱鱼/腌鱼、沙丁鱼、新鲜(非罐装)金枪鱼、鳗鱼、鲑鱼、鳟鱼等,金枪鱼汞含量高,最好每月食用不超过两次。

3. 富含不饱和脂肪酸的植物有亚麻籽和南瓜子。亚麻籽非常小,最好将它们磨碎并撒在谷物上,或者食用亚麻籽油,如加在沙拉酱中。此类食物可以提供 Omega-3,但这些种子中只有约 5% 的 Omega-3(α 亚麻酸),可以在人体内被转化为 EPA。

(三) 自闭症

自闭症又称孤独症,是一种由遗传和环境因素共同作用的复杂神经发育障碍性疾病,近年发病率

---

① Richardson AJ. Clinical trials of fatty acid treatment in ADHD, dyslexia, dyspraxia and the autistic spectrum [J]. Prostaglandins Leukot Essent Fatty Acids, 2004, 70(4): 383-390.

呈现急剧上升趋势,美国儿童和青少年患病率达到 1/59,我国儿童自闭症平均患病率达 1‰,0～14 岁儿童患者高达 300 余万,且每年新增约 20 万,其中男女患病率比例为(4～5)∶1。临床主要表现为沟通交流障碍、刻板行为和狭窄兴趣。肠道微生态在自闭症发病中起重要作用,自闭症患者的肠道菌群和正常人存在差异,患儿肠道菌群多样性及丰富度降低,有益菌少而有害菌过多,甚至有正常机体不具有的菌群,而这与患儿的饮食模式无明显相关性,从而进一步证明肠道菌群紊乱与自闭症的发生发展关系密切。已有一些研究发现,自闭症患儿粪便微生物菌群中拟杆菌门/厚壁菌门比值明显降低,乳酸菌属和脱硫弧菌属数量升高,与自闭症严重程度相关。自闭症动物研究和人群研究显示,肠道菌群也是一种有效且安全的自闭症治疗方法[①]。自闭症患儿的尿液、血清和粪便样本检测发现肠道菌群异常的人体内会产生异常的代谢产物,包括过量产生的短链脂肪酸,这会诱发大鼠出现行为兴趣受限、社会行为和认知功能受损。自闭症患者常伴有胃肠道症状,包括腹痛、腹泻、便秘、嗳气以及大便异常恶臭,其特殊的胃肠道表型特征是肠道通透性增加,肠道免疫功能异常。患有自闭症的人群血液中炎症细胞因子水平的升高与自闭症精神和行为症状严重程度呈正相关。肠道菌群和代谢产生的生物活性物质可能通过肠道-脑轴在自闭症发病中发挥着重要作用。

例如,Ethan 还没到 1 岁生日,他的肠道就出了问题。为了治疗严重的中耳炎,他被注射了几个疗程的抗生素,之后经历了严重的腹泻、腹痛。1 岁左右,Ethan 不再讲话,也不再跟人进行眼神交流。不久之后,他被诊断为自闭症谱系障碍(ASD)。随着 Ethan 年龄的增长,他的消化问题还在继续,同时他的社交障碍越来越严重,他在人群中常常会用手捂住耳朵。随后,Ethan 和其他自闭症儿童一起参与了一项研究,接受一种名为粪菌移植的实验性疗法。Ethan 首先服用抗生素万古霉素两周来清除现有细菌。然后,从没有自闭症的捐赠者那里获得了高剂量的肠道微生物-灌肠或口服饮料,同时服用一种抗酸剂,以中和胃酸,提高新微生物存活的机会。在为期 18 周的研究期结束时,儿童的胃肠道症状减少了 80%,大部分改善在最初研究两年后仍然存在。研究满两年时,孩子们的自闭症影响程度评分平均降低了 47%,同时发现这些儿童的肠道细菌多样性增加,肠道细菌数量增加,而患有自闭症儿童的肠道细菌数量通常较少,如双歧杆菌和普雷沃泰菌,这表明治疗已经成功地改变了他们的微生物群。

很多自闭症家长发现,通过改变孩子的饮食或给他们服用益生菌,不仅可以改善消化问题,还可以改善行为症状[②]。研究人员发现,除了帮助消化,肠道细菌还能产生生物活性物质,有助于调节大脑功能和社会发展。自闭症患者肠道菌群失调的主要指标是梭形芽孢杆菌水平升高,此外,乳酸菌、脱硫弧菌、苏特氏菌属等增多,韦龙菌科、双歧杆菌、普雷沃特氏菌减少。研究发现,自闭症儿童和正常儿童相比,粪便中单链脂肪酸和谷氨酸代谢物含量均有差异。梭状芽孢杆菌会在肠道中产生丙酸——一种已知能干扰神经递质产生的短链脂肪酸,丙酸会导致大鼠出现类似自闭症的症状。有益肠道细菌的缺乏也可能影响大脑功能。当患有自闭症样疾病的小鼠的双歧杆菌和布劳蒂亚肠道细菌水平较低时,它们的肠道产生的色氨酸和胆汁酸减少,影响 5-羟色胺的合成,从而影响大脑功能。研究人员还观察到,一些自闭症患者可能有异常多孔的血脑屏障,使得一些有毒的细菌代谢产物进入血液,到达大脑。

动物实验发现,肠道细菌发生改变时,小鼠就会出现类似自闭症的症状。研究人员将自闭症患者的微生物移植到无菌小鼠体内,发现这些小鼠后代社交困难,出现重复刻板行为。然而,肠道微生物疗法可以帮助自闭症患者的证据也是喜忧参半,有些研究并没有明确的结论,还需要等待后续更深入的研究。

---

①　Critchfield JW, van Hemert S, Ash M, Mulder L, et al. The potential role of probiotics in the management of childhood autism spectrum disorders[J]. Gastroenterol Res Pract, 2011(2011): 1-8.

②　Berding K, Donovan SM. Microbiome and nutrition in autism spectrum disorder: current knowledge and research needs[J]. Nutr Reviews, 2016, 74(12): 723-736.

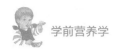

自闭症儿童膳食建议

1. 改善消化

服用益生菌:消化的关键是拥有平衡的肠道生态。这意味着大量有益的肠道菌群和较低水平的非有益菌株。通常需要补充益生菌以增加有益肠道细菌的存在。最重要的菌株是嗜酸乳杆菌和双歧杆菌。

补充消化酶:消化酶通过帮助分解食物,使营养物质更容易被吸收,减轻消化系统的压力,同时帮助消化系统恢复,从而提供帮助。

2. 平衡血糖

减少糖的所有来源。只吃未精加工的碳水化合物,如新鲜蔬菜和水果,并确保它们与蛋白质、单不饱和脂肪和多不饱和脂肪结合食用,以进一步减缓糖分的释放。避免兴奋剂的摄入,如咖啡因。

3. 增加 Omega-3 的摄入

每周至少吃两次鱼类,如鲑鱼、鲭鱼和沙丁鱼,并在大多数日子里吃亚麻籽和奇亚籽。此外,也可以通过鱼油补充 Omega-3,选择同时包含 EPA 和 DHA 的补充剂。

富含 EPA 的鱼类有鲭鱼、鲱鱼/腌鱼、沙丁鱼、新鲜(非罐装)金枪鱼、鳗鱼、鲑鱼、鳟鱼。考虑到重金属,金枪鱼汞含量高,自闭症患者最好避免食用。

4. 增加维生素与矿物质

吃富含多种维生素与矿物质的食物,如新鲜水果和蔬菜以及种子、坚果和全谷物,维生素和矿物质含量较高,避免食用去除许多营养成分的加工食品。

5. 避免食物过敏

进行食物过敏测试,并避免食用过敏的食物,或者考虑食用不含小麦和奶制品的食物,这对一些(但不是全部)自闭症患者有帮助。

(四) 注意缺陷多动障碍

注意缺陷多动障碍是发育行为儿科常见的神经精神障碍性疾病,主要表现为注意力不集中、冲动和(或)多动,常合并学习障碍、抽动障碍和对立违抗等疾病,疾病损害涉及全生命周期,对患者的学习、工作和社会生活产生巨大的负面影响。儿童注意缺陷多动障碍的病因尚不清楚,目前普遍认为是由遗传、环境及其交互作用共同导致。

肠道微生物可能作为独立危险因素参与了儿童注意缺陷多动障碍的发病。围生期是婴儿建立肠道菌群的重要时期,也是肠道菌群影响脑发育的关键时期。分娩方式、孕周、孕期饮食结构以及孕期健康状况等围生期因素可能与该病的发生风险密切关联。胎儿经不同分娩方式(剖宫产或阴道分娩)与婴儿早期肠道微生物的构成有极大关联性。目前已发现剖宫产所致的早期肠道菌群多样性下降与儿童注意缺陷多动障碍的发病密切相关。孕周也是新生儿肠道菌群的一个重要影响因素,早产儿具有较高的儿童注意缺陷多动障碍的发病风险,且被认为有更严重的注意缺陷多动障碍症状,而早产本身可能使神经系统感染风险大,又会进一步影响脑发育。另外,母亲孕期的慢性压力也会对儿童的脑发育产生深远影响,扰乱肠道菌群的平衡,对新生儿的肠道菌群定殖产生影响,从而增加儿童注意缺陷多动障碍的发病率。此外,不合理的孕期饮食也可以通过表观遗传改变增加儿童注意缺陷多动障碍的发病率。下丘脑-垂体-肾上腺轴的适当激活是保证肠脑轴平衡所必需的,而下丘脑-垂体-肾上腺轴失调被认为是炎症和精神疾病的特征之一。皮质醇是下丘脑-垂体-肾上腺轴的产物,对大脑的正常发育必不可少。注意缺陷多动障碍儿童的皮质醇水平被指出显著降低,提示可能因下丘脑-垂体-肾上腺轴失调引起皮质醇释放减少,从而导致注意缺陷多动障碍的发病率上升。

（五）儿童焦虑

新型冠状病毒肺炎（Corona Virus Disease 2019，COVID-19）大流行带来了很多混乱、恐惧和焦虑，尤其是受到学校停课、社交距离和新生活习惯影响的儿童。因此，许多孩子感到更加焦虑或表现出焦虑迹象也就不足为奇。强迫症、社交焦虑和饮食失调等相关疾病的发生率似乎正在上升，在孩子身上看到这种情况让父母非常担忧。

如何缓解儿童焦虑？鉴于越来越多的证据将饮食与心理健康联系起来，不健康的饮食模式与儿童和青少年较差的心理健康有关。此外，2018年发表在 *Public Health Nutrition* 上的一篇论文发现，英国拥有欧洲最多的"过度加工"饮食。英国儿童被发现食用异常高比例的超加工食品，这可能会导致健康问题[1]。

有一些特定的营养素在心理健康中发挥作用，确保这些营养素的良好水平可以支持儿童的大脑和心理健康。

1. 锌

锌是一种矿物质，在海鲜、内脏、鹰嘴豆、小扁豆和南瓜子中含量较高。锌也可以在其他食物中找到，如鸡肉、酸奶、杏仁和豌豆，但很难从这些食物来源中获得儿童所需的量。

锌被认为与一种重要的抗焦虑的大脑化学物质 γ-氨基丁酸相互作用。γ-氨基丁酸是人体主要的抑制性神经递质，这意味着它可以防止多巴胺和去甲肾上腺素等兴奋性神经递质过度刺激大脑。这使个体放松、平静，并有助于减慢心率和呼吸。在那些缺乏 γ-氨基丁酸的人群中，焦虑和压力感可能是常见的症状。

如果儿童不吃海鲜、鹰嘴豆或鸡肉，可以鼓励他们多吃杏仁、腰果和南瓜子，以弥补潜在的锌不足。

2. 维生素 B_6

维生素 B_6 对人们的心理健康非常重要，因为身体利用它来制造大脑化学物质，如 γ-氨基丁酸和血清素，让人们感到平静、专注和快乐。这种维生素存在于多种食物中，如肉类、鱼类、鹰嘴豆、蔬菜和全麦。但是，如果儿童的饮食主要是精加工的白色食物，如面包和意大利面，那么他们很难充分摄取这种维生素。

3. 铁

世界卫生组织指出，缺铁是最普遍的营养缺乏症。众所周知，儿童缺铁会影响行为和学习，并且还与焦虑和社会问题的增加有关[2]。铁的最佳来源是红肉、海鲜和鸡肉。植物性食物也含有大量的铁，如豆类、扁豆、羽衣甘蓝、卷心菜和西蓝花。鸡蛋和奶制品含有少量的铁，如果儿童不吃植物或肉类来源的食物，鸡蛋和奶制品也是很好的选择。然而，为了儿童的健康，应始终强调绿色蔬菜的摄入。

那么如果儿童不喜欢这些食物怎么办？父母面临的最大挑战往往是儿童挑食。挑食者可能会排除整个食物组，如动物蛋白或植物性食物，又如豆类或蔬菜。这可能会导致儿童难以获得维持良好心理健康所需的营养。哄一个挑食的孩子吃他们不喜欢的东西并不容易，但是用他们喜欢的东西来掩饰不喜欢的食物可能是一个好办法。例如，使用鹰嘴豆制作调味良好的素食汉堡，或者是奶油汤，混入混合蔬菜，然后搅拌至光滑，适合不喜欢结块食物的孩子。

四、有益于大脑健康的食物

1. 油性鱼类

尤其是鲑鱼、鲭鱼、凤尾鱼、沙丁鱼和鲱鱼，提供 DHA 和 EPA，是大脑功能所必需的 Omega-3 脂肪

---

① Monteiro CA，Moubarac JC，Levy RB，et al. Household availability of ultra-processed foods and obesity in nineteen European countries[J]. Public Health Nutrition，2017，21(1)：1-9.

② Kim J，Wessling-Resnick M. Iron and mechanisms of emotional behavior[J]. J Nutr Biochem，2014，25(11)：1101-1107.

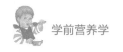

酸类型。

2. 单不饱和脂肪

如鳄梨和特级初榨橄榄油,增加神经递质乙酰胆碱的产生和释放,乙酰胆碱在学习和记忆中起重要作用。

3. 全谷物

全谷物包括燕麦、藜麦和荞麦,有益于肠道微生物,制造短链脂肪酸和重要的神经递质。

4. 优质的肉和鱼

肉和鱼能提供甲基化所需的 B_{12}(参与神经递质产生的过程)和将氧气输送到大脑所需的铁。

5. 奇亚籽、亚麻籽和核桃

它们是 Omega-3 的良好素食来源。

6. 绿色蔬菜

绿色蔬菜包括菠菜、瑞士甜菜、西蓝花和羽衣甘蓝,是镁的极佳来源。镁是一种重要的矿物质,可以保护大脑免受压力并帮助放松以准备睡眠。

7. 发酵食品

发酵食品如酸菜、泡菜、茶,支持人体的微生物组,加强肠道与大脑间的连接。

8. 黑巧克力(可可含量＞85%)

黑巧克力含有黄酮醇,可增加脑源性神经营养因子。

巧克力中的类黄酮聚集在大脑中处理学习和记忆的区域,研究指出,这些化合物可以增强记忆力。一项针对 900 多人的研究指出,与很少吃巧克力的人相比,经常吃巧克力的人在一系列心理任务中表现更好,包括一些涉及记忆的任务。

巧克力也是一种合适的情绪助推器,一项研究发现,与吃饼干的人相比,吃巧克力的参与者体验到的积极情绪增加。然而,尚不清楚这是因为巧克力中的化合物,还是仅仅因为美味的味道让人开心。

9. 豆类和扁豆

富含叶酸、甲基化所需的重要 B 族维生素和纤维。

10. 蛋类

鸡蛋是与大脑健康相关的多种营养素的良好来源,包括维生素 B_6 和 B_{12}、叶酸和胆碱。胆碱是一种重要的微量营养素,人体会使用它来制造乙酰胆碱,这是一种有助于调节情绪和记忆的神经递质。两项较早的研究发现,较高的胆碱摄入量与更好的记忆力和心理功能有关。然而,很多人的饮食中没有得到足够的胆碱。吃鸡蛋是获取胆碱的一种简单方法,因为蛋黄是这种营养素最集中的来源之一。

11. 杏仁和葵花籽

杏仁和葵花籽是丰富的抗氧化维生素 E 的来源。

12. 甜椒和其他丰富的维生素 C 来源

能有效帮助对抗可能损害脑细胞的自由基。

13. 南瓜和芝麻

南瓜和芝麻锌含量高,有助于调节脑细胞之间的交流。

14. 浆果

浆果包括蓝莓、覆盆子、草莓和黑莓,丰富的抗氧化剂来源,有助于保护脑细胞免受损害。

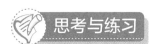 本章小结

　　肠道和大脑之间存在"双向"交流,因此,肠道被称为"第二大脑"。肠道中有数十万亿微生物,包括至少1 000种不同的细菌。这些细菌有助于制造神经递质,保护人体免受毒素和有害细菌的侵害,限制炎症并帮助人们从食物中吸收营养。

　　食物可以通过脑肠轴来维持人们良好的精神、心理健康,这类饮食包括大量的蔬菜、水果、未加工的谷物、鱼、海鲜和适量的瘦肉和奶制品,还包括富含益生菌的食物(即味噌、豆豉、酸奶),它们有助于为肠道接种有益细菌。

思考与练习

一、单选题

1. 人体中负责调节食欲的脑区是哪个?(　　)
    A. 垂体　　　　　　　B. 下丘脑　　　　　　C. 前扣带回皮层　　　D. 海马

2. 肠道微生物群可分为哪些?(　　)
    A. 益生菌　　　　　　B. 中性菌　　　　　　C. 有害菌　　　　　　D. 以上都是

3. 血清素主要在哪里产生?(　　)
    A. 胃肠道　　　　　　B. 肝脏　　　　　　　C. 肾脏　　　　　　　D. 大脑

4. (　　)主要与高糖类饮食有关。
    A. 肠道以拟杆菌　　　B. 普氏杆菌　　　　　C. 普里沃菌属　　　　D. 肠道梭菌

5. 人体肠道微生态系统生物群数量占人体总细菌量的多少?(　　)
    A. 50%　　　　　　　B. 60%　　　　　　　C. 70%　　　　　　　D. 80%

6. 人类胚胎发育的什么时候是神经元增殖的主要时期?(　　)
    A. 第1至2个月　　　B. 第2至3个月　　　C. 第3至4个月　　　D. 第4至5个月

7. 中枢神经系统的先天免疫细胞是什么?(　　)
    A. 小胶质细胞　　　　B. 星形胶质细胞　　　C. 少突胶质细胞　　　D. 神经元

8. 新生儿脑的重量已达成人脑重的百分之多少?(　　)
    A. 15%左右　　　　　B. 25%左右　　　　　C. 35%左右　　　　　D. 45%左右

9. 我国自闭症发病率达到了多少?(　　)
    A. 1/59　　　　　　　B. 1/100　　　　　　C. 3/100　　　　　　D. 4/100

10. 肠道微生物与哪些疾病相关?(　　)
    A. 抑郁症　　　　　　B. 营养性疾病　　　　C. 自闭症　　　　　　D. 以上都是

二、简答题

1. 人体肠道菌群的主要构成是什么?

2. 人体肠道细菌的定殖过程及影响因素是什么?

3. 缺铁可能造成怎样的认知影响? 如何通过膳食补充铁的摄入?

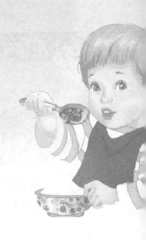

第五章
学前儿童常见营养性疾病

 章节导读

　　学前儿童常见营养性疾病主要包括儿童肥胖症、营养性贫血、蛋白质-能量营养不良和维生素 D 缺乏性佝偻病。本章将详细介绍各营养性疾病的定义、病理生理、临床表现、诊断标准、治疗方法和预防。在学习过程中，要能够熟悉并掌握常见营养性疾病的常规诊疗、预防等，以促进儿童健康成长。

学习目标

1. 熟悉学前儿童常见营养性疾病的防治；
2. 掌握儿童肥胖症、营养性贫血的病因、表现和常规诊治；
3. 掌握蛋白质-能量营养不良的原因、对策及处理方针；
4. 掌握维生素 D 缺乏性佝偻病的常见原因及诊治处理。

内容结构

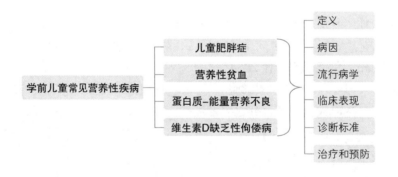

第一节 儿童肥胖症

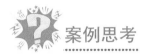

球球今年3岁,是刚刚上幼儿园小班的小朋友,因为从小长得"人高马大",所以深受周围大人喜爱。但是上了幼儿园以后,老师慢慢发现,球球食量惊人、吃饭速度飞快,但运动明显落后于其他人,没跑几步就小脸通红、气喘吁吁,于是建议家长带球球至医院就诊。医生完善病史询问和相关检查后,明确球球患有肥胖症,在排除病理性因素后,诊断单纯性肥胖症。进一步完善检查,明确球球尚未有肥胖相关并发症发生。故医生建议家长对球球进行饮食调整(减少高脂高糖食物摄入)、增加球球的运动量,并建议减慢进食速度,同时提醒家长不能过度限制球球饮食,以免影响其正常生长发育,最后告知家长需注意定期医院随访,观察体重控制情况。

请思考:什么是单纯性肥胖? 肥胖儿童如何减重?

一、定义

肥胖症是长期能量摄入超过消耗,导致过多能量以脂肪形式在体内储存,最终体重超过一定范围并危害健康的一种营养障碍性疾病。

根据疾病原因分类,肥胖可分为单纯性肥胖及病理性肥胖。儿童单纯性肥胖症与生活方式密切相关,病理性肥胖是指由某些先天遗传性或代谢性疾病及神经和内分泌疾病引起的继发性肥胖[①]。

根据脂肪在体内堆积部位分类,肥胖可分为周围性肥胖和中心性肥胖。周围性肥胖儿童体内脂肪沉积基本上呈匀称性分布,而中心性肥胖儿童脂肪组织则更多地堆积在腹腔内部,即内脏组织周围,故又称为腹型肥胖[②]。

二、病因

肥胖是长期的能量摄入超过能量消耗,具体发生病因和病理生理机制并不明确。儿童肥胖的病因主要包括生活环境因素、遗传因素和病理性因素[③]。

(一)生活环境因素

1. 家庭环境

部分家长,对肥胖的认识存在误区,认为孩子越胖就是发育得越好。家长对肥胖的错误认知,在一

---

① 陈津津. 儿童期单纯性肥胖症的研究进展[J]. 上海医药,2013(2):10—12.

② Yuan S, Bruzelius M, Xiong Y, et al. Overall and abdominal obesity in relation to venous thromboembolism[J]. Journal of Thrombosis and Haemostasis, 2021, 19(2):460-469.

③ Weihrauch-Bluher S, Wiegand S. Risk factors and implications of childhood obesity[J]. Curr Obes Rep, 2018, 7(4):254-259.

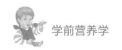

定程度上助长了孩子饮食行为的偏差,包括多饮多食以及喜食高热量食物。在父母肥胖的家庭,可能已经存在饮食方面的问题,这导致子女发生肥胖的概率也大大增加。

2. 饮食环境

现代社会随着人们生活水平提高,儿童的膳食结构、饮食行为也发生着巨大改变,例如,高脂、高糖食品供应增加,水果、蔬菜摄入过少,以及进食速度过快、进食频率增加等。以上因素均可能使儿童能量摄入过多、能量过度堆积,使儿童发生肥胖的风险增高。

3. 身体活动量

现代儿童多以室内活动为主,室外和体力活动的减少,久坐时间,尤其是学习、看电视、玩平板、玩手机等静态生活时间延长,导致儿童在摄食并没有明显增加情况下,由于机体能量消耗明显减少,同样可以导致能量积聚,使儿童发生肥胖的风险系数增高。

4. 早期营养

生命早期营养环境与成年期疾病发生密切相关。目前认为,胎儿期、婴幼儿期甚至是青春期都是发育的关键时期,在此期间,若遭遇不良的营养环境(包括营养不良和营养过剩),均有可能增加随后生命进程中肥胖和代谢综合征等慢性疾病的发生风险。

5. 睡眠时间

良好的睡眠是机体正常生长发育的必要保障,长期睡眠不足会影响儿童的生长发育,甚至引起各种身心疾病的发生。当今社会,由于网络发展、电子产品普及、学业负担过重等因素,睡眠时间不足在当下我国儿童群体中普遍存在,睡眠时间过短、夜间入睡时间过晚都有可能增加儿童肥胖的发生风险。

(二)遗传因素

肥胖是一种复杂的可遗传疾病,它具有明显的家族聚集性,在影响儿童身体质量指数(Body Mass Index,BMI)的因素中,遗传占40%～75%。早发过度肥胖通常要警惕有遗传因素存在。父母超重肥胖,子女肥胖发病率高达70%。遗传性肥胖分为3类:单基因非综合征肥胖、单基因综合征肥胖及多基因肥胖。前两者统称为单基因肥胖,如肌张力低下-智能障碍-性腺发育滞后-肥胖综合征、肥胖-视网膜变性-糖尿病综合征等,而多基因肥胖则是有多个基因变异的效应叠加在一起,并且和环境因素相互作用[1]。

(三)病理性因素

病理性肥胖又称为继发性肥胖,是由内分泌紊乱或代谢障碍引起的一类疾病,下丘脑/垂体疾病、甲状腺功能减退、肾上腺功能减退、性功能减退、肠道微生态失衡、服用精神疾病药物以及外源性使用糖皮质激素等均有可能引起肥胖。因此肥胖儿童须及时就医,以排除存在病理因素的可能,以便及早获得正确处理。

三、流行病学

流行病学调查显示,虽然我国目前仍处于发展中国家行列,但是随着人民生活水平的提高和居民生活方式的转变,我国儿童青少年超重肥胖症患病率呈现快速上升趋势。自1985年至2016年,我国

---

① Pigeyre M, Yazdi FT, Kaur Y, et al. Recent progress in genetics, epigenetics and metagenomics unveils the pathophysiology of human obesity[J]. Clin Sci (Lond), 2016, 130(12): 943-986.

大城市 7 岁以下儿童肥胖检出率增长至 4.2%[①]。2017 年首次发布的《中国儿童肥胖报告》指出,截至 2014 年,我国 7 岁以上学龄儿童的超重率为 12.2%,肥胖率为 7.3%。

四、临床表现

(一)单纯性肥胖

单纯性肥胖儿童一般身材较高大,食欲亢进,进食量大,懒于活动,皮下脂肪分布均匀,整体来说,以面颊、肩部、胸乳部及腹壁脂肪积累为显著,大腿、上臂粗壮而肢端较细。男孩可能因为会阴部脂肪堆积,阴茎被埋入而被误认为外生殖器发育不良。一般来说,单纯性肥胖儿童性发育大多正常,骨龄正常或略提前,智能正常。但是随着肥胖的逐渐加重,儿童除了在外表上比同龄儿童更高更胖以外,严重肥胖儿童腹部、臀部外侧及大腿部皮肤可表现出紫色条纹,甚至在头颈部、腋下、腹股沟等处皮肤发黑变粗,用肥皂等也不能擦洗干净,又称黑棘皮。严重肥胖儿童多因为体态臃肿不愿运动,但进食无明显减少,从而导致进一步的能量储积,最后出现恶性循环。

(二)病理性肥胖

对病理性肥胖患者来说,脂肪堆积、体重增加可能只是一种早期的临床表现,他们通常在婴幼儿期就会出现严重的肥胖,并且不能用简单的摄入增加或消耗减少来解释。当然对于不同的疾病诱发因素会有不同的特征性临床表现,例如:下丘脑性肥胖儿童可能会出现嗜睡、疲倦等表现;垂体性肥胖儿童可能出现骨头、软组织、内脏等增生和肥大;甲状腺功能减退性肥胖儿童可能会出现黏液型水肿。

(三)肥胖相关并发症

肥胖是全身性疾病,且是脂肪组织本身功能紊乱,而脂肪组织在全身各个部位累积,因此将导致其他器官组织功能异常。

1. 代谢综合征

代谢综合征是多种代谢异常聚集的病理状态,肥胖(尤其是中心性肥胖)是代谢综合征的重要组分和危险因素。2012 年中华医学会儿科学分会制定了适用于我国儿童的代谢综合征的诊断标准,包括以下四个方面[②]。

(1)肥胖

① 16 岁≤年龄<10 岁儿童 BMI≥同年龄同性别儿童 BMI 的 P95 或腰围≥同年龄同性别儿童腰围的 P95。

② 年龄≥10 岁儿童青少年腰围≥同年龄同性别儿童腰围的 P90。

(2)高血糖

① 空腹血糖受损:空腹血糖≥5.6 mmol/L。

② 糖耐量受损:口服葡萄糖耐量试验 2 小时血糖≥7.8 mmol/L,但<11.1 mmol/L。

③ 2 型糖尿病。

(3)高血压

收缩压和(或)舒张压≥同年龄同性别儿童血压的 P95。

---

① 首都儿科研究所,九市儿童体格发育调查协作组. 2016 年中国九城市七岁以下儿童单纯性肥胖流行病学调查[J]. 中华儿科杂志,2018,56(10):745—752.

② 中华医学会儿科学分会内分泌遗传代谢学组,中华医学会儿科学分会心血管学组,中华医学会儿科学分会儿童保健学组. 中国儿童青少年代谢综合征定义和防治建议[J]. 中华儿科杂志,2012,50(6):420—422.

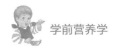

（4）脂代谢紊乱

低高密度脂蛋白胆固醇（<1.03 mmol/L）或高非高密度脂蛋白胆固醇（≥3.76 mmol/L）或高甘油三酯（≥1.47 mmol/L）。

2. 脂肪肝

大部分儿童脂肪肝症状不明显，早期可能被忽视。B超被认为是诊断脂肪肝的首选方法。肥胖引起脂肪肝占肥胖儿童的70%～80%，严重脂肪肝已成为儿童青少年肝酶升高的重要原因之一。要警惕的是，若任由脂肪肝发展，则单纯的脂肪肝可能向脂肪性肝炎转化，甚至是脂肪性肝纤维化、肝硬化，直至肝衰竭，因此脂肪肝的早期处理非常重要。

3. 阻塞性睡眠呼吸暂停综合征（Obstructive Sleep apnea Hypopnea Syndrome，OSAHS）

表现为睡眠过程中频繁发生部分或全部上气道阻塞，扰乱儿童正常通气和睡眠结构，出现夜间打鼾、睡眠紊乱、白天神经行为异常等，严重的可产生认知功能损坏、发育停滞等并发症。肥胖儿童患阻塞性睡眠呼吸暂停综合征的可能性较正常儿童明显升高，长期阻塞性睡眠呼吸暂停综合征造成的持续低氧血症则会引起或加重包括高血压、左心室肥大及心功能受损等一系列心血管功能障碍。部分肥胖合并阻塞性睡眠呼吸暂停综合征的儿童易出现颅面部发育异常。

五、诊断标准

诊断单纯性肥胖症，首先要排除内分泌、遗传、代谢等疾病或药物引起的病理性肥胖。

（一）体重/身长（高）

体重/身长（高）是判定5岁以内儿童超重肥胖最常用的指标之一。目前定义体重超过同性别同身高参照人群均值10%～19%为超重，20%～29%为轻度肥胖，30%～49%为中度肥胖，超过50%为重度肥胖。

（二）身高质量指数（BMI）

身高质量指数（BMI）计算公式为体重（kg）/身高^2（m^2），它是目前全球应用最广泛的评价儿童超重和肥胖状态的测量指标。目前多将儿童青少年（≥2岁）BMI位于同年龄同性别儿童第85百分位数至第95百分位数之间（P85～P95）定义为超重，BMI≥同年龄同性别儿童P95定义为肥胖。2010年，我国研究者建立了"中国2～18岁儿童青少年超重和肥胖筛查BMI界限值"[1]（见表5-1-1）。

表5-1-1 我国筛查儿童超重和肥胖的标准（BMI界值点）（kg/m^2）

年龄（岁）	超重		肥胖	
	男	女	男	女
2	17.5	17.5	18.9	18.9
3	16.8	16.9	18.1	18.3
4	16.5	16.7	17.8	18.1
5	16.5	16.6	17.9	18.2
6	16.8	16.7	18.4	18.4

---

[1] 李辉，宗心南，季成叶，等. 中国2～18岁儿童青少年超重和肥胖筛查体重指数界值点的研究[J]. 中华流行病学杂志，2010，31(6)：616—620.

（续表）

年龄(岁)	超重		肥胖	
	男	女	男	女
7	17.2	16.9	19.2	18.8
8	17.8	17.3	20.1	19.5
9	18.5	17.9	21.1	20.4
10	19.3	18.7	22.2	21.5
11	20.1	19.6	23.2	22.7
12	20.8	20.5	24.2	23.9
13	21.5	21.4	25.1	25.0
14	22.1	22.2	25.8	25.9
15	22.7	22.8	26.5	26.7
16	23.2	23.3	27.0	27.2
17	23.6	23.8	27.5	27.6
18	24.0	24.0	28.0	28.0

（三）腰围身高比

男童＞0.48，或女童＞0.4，可诊断为中心性肥胖。

六、治疗和预防

（一）治疗

基于中国儿童青少年肥胖率的迅速增长，2017年我国发布了《中国儿童肥胖报告》。报告中提示，推动儿童肥胖的三级预防，将饮食调整、身体活动指导和行为矫正作为儿童肥胖干预的综合防治方法[①]。

1. 饮食调整方法

（1）交通灯法

交通灯法即限制热量摄入，依据能量密度对食物进行分类——低热量食物贴上绿色标签，提示可以自由摄入；中等热量的食物贴上黄色标签，提示须谨慎摄入；高热量食物贴上红色标签，提示应该尽量少吃。例如，应减少西式快餐、高糖食物的摄入；减少高脂肪、高钠盐或加工食物摄入；推荐增加粗粮、膳食纤维、蔬菜饮食等。

（2）宏量营养素分配法

通过改变宏量营养素(蛋白质、脂肪、碳水化合物)的能量分配比例或提高碳水化合物质量等可以达到限制能量摄入。比如将蛋白质的每日供能从传统的10%～20%增加至20%～40%，主要原因是增加蛋白质摄入，提高了饱腹感，减少饥饿感，从而导致较低的能量摄入，以达到减肥的目的。

（3）极低能量膳食法

这是一种强化的饮食方案，要求能量摄入少于800 kcal/d，并且少于50 g/d的碳水化合物。由于这是严格的卡路里处方，只能短期使用，并且需要医学专家的严密监测，以免影响儿童的正常生长发育。

---

① 张丹，李晓南. 儿童青少年肥胖干预方法研究新进展[J]. 中国儿童保健杂志，2020，28(2)：156—160.

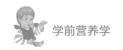
2. 身体活动指导

身体活动按强度分为低、中和高强度,按类型分为有氧运动、无氧运动和抗阻训练。中等强度运动时能说话但不能唱歌,高强度运动时不仅不能唱歌,而且说话困难。减重时期,儿童应减少静止时间(每日屏幕时间不应超过 1～2 小时),每天至少 2 分钟的中等至高强度的体育运动,目标是 60 分钟,同时保证睡眠时间和质量。

3. 行为矫正

行为干预的策略通常包括控制饮食摄入量、提高体育活动水平和减少久坐行为等综合措施。行为改变的基础就是自我监管饮食和能量摄入,记录身体活动和体重变化。针对儿童肥胖症,由于儿童的自我监管能力欠缺,故行为矫正需要家庭和学校的参与,若父母、学校未能有效参与,对肥胖的影响并不显著。

4. 特殊治疗

对于非单纯性肥胖症的儿童青少年,如肌张力低下-智能障碍-性腺发育滞后-肥胖综合征、下丘脑性肥胖等,传统的减肥方法效果较差,须明确病因,以治疗原发疾病为主,配合饮食和运动治疗。

(二) 预防

儿童肥胖症是遗传、环境、家庭、饮食、运动等多方面因素导致的,因此儿童肥胖的预防应由学校、社区、家庭多方参与,制订整体计划,应用综合性的行为改变干预。

1. 定期筛查

预防儿童和青少年肥胖,首先应做的就是危险因素评估,包括父母肥胖、家族三代人中肥胖、高血压、动脉粥样硬化、高血脂、2 型糖尿病等发生情况,并且定期体检,定期测量和计算 BMI、血压、血糖、血脂等,并根据高危因素和体格检查结果决定下一步检查,必要时及时转诊。

2. 健康教育

以家庭为单位,以改善家庭饮食行为习惯为目标,应做到家庭、学校营养教育和体育运动相结合,尽量选择低脂低热量食物,多吃新鲜蔬菜和水果,同时减少静态活动时间,配合足够的运动。有条件者应由儿童保健医生定期进行膳食分析,并开出运动处方,同时对家庭、学校、社区做好健康宣教,四者相互配合,为学前儿童肥胖的防治共同努力[1](见图 5-1-1)。

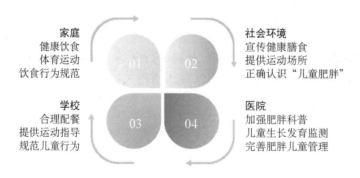

图 5-1-1　家庭、学校、社会、医院"四位一体"应对学前儿童肥胖

---

① Dabas A, Seth A. Prevention and management of childhood obesity[J]. Indian J Pediatr, 2018, 85(7): 546-553.

第二节 营养性贫血

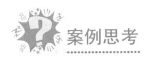

案例思考

　　阳阳是个 10 月龄的男孩,爸爸妈妈发现 4 个月前阳阳开始逐渐出现面色苍白,于是爸爸妈妈带阳阳来到儿童医院就诊。医生详细询问了阳阳的情况,除了面色苍白以外,阳阳无发热、无晕厥、无抽搐、无咳嗽、无咯血、无吐泻、无便血等现象。此外,阳阳足月出生,出生体重 2 800 g,出生没有窒息抢救。出生后母乳喂养至今,6 月龄起逐渐添加米汤、粥作为辅食,偶进食少量蛋黄,未添加猪肉、猪肝等食物。目前能翻身,能独坐,会手膝爬行,逗引时能笑出声,可无意识发"baba""mama"。6 月龄后有呼吸道感染 2 次,按时按序预防接种。母亲孕期有贫血病史,父亲无贫血病史。医生进行了体格检查,完善血常规提示红细胞计数和血红蛋白明显降低,呈现小细胞低色素性,铁蛋白降低,初步诊断为营养性缺铁性贫血。医生嘱咐爸爸妈妈给阳阳增加猪肝、猪肉、牛肉等富含铁的食物,多吃蔬菜、水果等富含维生素 C 的食物促进铁吸收,同时口服右旋糖酐铁补铁,2 周后来医院复查。

　　请思考:营养性贫血的类别及表现是什么?

一、定义

　　贫血是指外周血单位容积内的红细胞数或血红蛋白低于正常值。血红蛋白是最常用的贫血诊断指标,不同年龄段儿童贫血标准不一样。中华儿科学血液学组规定血红蛋白低于以下数值者为贫血:新生儿期,<145 g/L;1～4 月龄,<90 g/L;4～6 月龄,<100 g/L[①]。根据世界卫生组织规定,血红蛋白低于以下数值者为贫血:6 月龄至 6 岁,<110 g/L;6～14 岁,<120 g/L[②]。由于海拔高度会对血红蛋白产生影响,海拔每升高 1 000 米,血红蛋白上升 4%。

　　贫血的严重程度可以根据红细胞和(或)血红蛋白的数量分为 4 度。轻度:血红蛋白从正常下限到 90 g/L,红细胞为 $(3.00\sim4.00)\times10^9$/L。中度:血红蛋白 $(60\sim90)$ g/L,红细胞为 $(2.00\sim3.00)\times10^9$/L。重度:血红蛋白为 $(30\sim60)$ g/L,红细胞为 $(1.00\sim2.00)\times10^9$/L。极重度:血红蛋白 <30 g/L,红细胞为 $<1.0\times10^9$/L[③]。

　　营养性贫血是一组由于各种原因导致造血原料供应不足,红细胞和血红蛋白低于正常值的血液系统疾病。根据所缺乏营养素的不同,营养性贫血可分为缺铁性贫血和巨幼红细胞性贫血。

　　① 王卫平.儿科学(第 8 版)[M].北京:人民卫生出版社,2013:351—352.
　　② WHO. Hemoglobin concentration for the diagnosis of anemia and assessment of severity[EB/OL]. (2011-11-01)[2022-08-01]. http://www. who. int/vmnis/indicators/haemoglobin/en/.
　　③ 中华医学会儿科学分会.儿科血液系统疾病诊疗规范[M].北京:人民卫生出版社,2014:2.

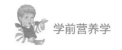

二、缺铁性贫血

（一）缺铁性贫血的定义

缺铁性贫血是指因为体内铁缺乏导致血红蛋白合成减少的贫血，临床上以小细胞低色素性贫血、血清铁蛋白减少和铁剂治疗有效为特点[①]。缺铁性贫血是最常见的贫血类型。

（二）缺铁性贫血的病因

每一个健康足月的儿童都会从母亲那里继承到一座"铁仓库"。这"座仓库"里的铁通常够用到出生以后的4～6个月，之后就需要儿童通过外部摄入。因此发生缺铁性贫血主要有以下五个原因：先天性储铁不足，铁摄入不足，生长发育过快，铁吸收障碍，铁丢失过多。

1. 先天性储铁不足

母亲孕期患有缺铁性贫血、双胎或多胎、早产、胎儿失血等都会使胎儿储铁减少。

2. 铁摄入不足

膳食营养缺乏是引起儿童尤其是婴幼儿缺铁性贫血发生的最常见原因，摄入不足的主要原因有喂养不当、饮食结构不合理及食物供应不足。

3. 生长发育过快

婴幼儿和青少年生长发育快，对铁的需求量大，未及时添加富含铁的食物容易引起缺铁性贫血。

4. 铁吸收障碍

食物中的铁主要以二价的形式在十二指肠和空肠上段被吸收。胃酸有助于三价铁离子转化为二价铁离子，经历胃肠道手术特别是胃大部分切除术或十二指肠切除术，或者使用影响胃酸分泌的药物，均会导致铁吸收减少。

5. 铁丢失过多

慢性失血可导致铁丢失，其致病常较为隐匿，其中以消化道慢性失血最常见，原因包括牛奶过敏、消化道畸形、胃肠道疾病、寄生虫感染等。

（三）缺铁性贫血的流行病学

不同地区、不同年龄组儿童缺铁性贫血的患病率存在显著差异。发达国家学龄前儿童缺铁性贫血的患病率为17％，发展中国家为42％；发达国家学龄儿童缺铁性贫血患病率为9％，发展中国家为33％[②]。2000—2001年"中国7个月～7岁儿童铁缺乏症流行病学的调查研究"发现，我国7个月～7岁儿童缺铁性贫血的患病率为7.8％，其中婴儿为20.5％，显著高于幼儿和学龄前儿童，而农村儿童缺铁性贫血患病率为12.3％，显著高于城市儿童（5.6％）[③]。随着生活水平的改善，各种营养缺乏症都已经明显减少，但是缺铁性贫血仍然是常见的威胁小儿健康的营养缺乏症。

（四）缺铁性贫血的临床表现

任何年龄均可发生缺铁性贫血，以6月龄～3岁最多见。主要是由于这个年龄段的儿童生长发育

---

① 中华医学会儿科学分会血液学组. 儿童缺铁和缺铁性贫血防治建议[J]. 中国儿童保健杂志，2010，18(8)：724—726.
② 陈荣华，赵正言. 儿童保健学[M]. 南京：江苏科学技术出版社，2017：261.
③ 中国儿童铁缺乏症流行病学调查协作组. 中国7个月～7岁儿童铁缺乏症流行病学的调查研究[J]. 中华儿科杂志，2004(12)：10—15.

迅速,对铁的需求量增加,当内源性或外源性铁吸收不足使得血红蛋白合成不足时,便会引起缺铁性贫血。

1. 一般表现

血红蛋白减少使得人体内氧气量减少,出现疲倦乏力、虚弱气短,严重时会出现一过性的晕厥。毛发生长的细胞获得的氧气量减少,表现为皮肤干燥、毛发枯黄、容易脱发。皮肤苍白可以出现在全身,也可以局限于一个区域,包括颜面部、眼睑、嘴唇、牙龈、指甲。指甲变得脆弱,容易破裂,严重的可出现匙状甲。

2. 消化系统

厌食、舌乳头萎缩、胃肠功能减弱,严重的时候会出现吸收不良综合征和异食癖(表现出对奇怪的食物或非食物的渴望,比如泥土、粉笔、纸张、毛发、冰等)。

3. 神经系统

烦躁不安或萎靡不振、精神不集中、记忆力减退,智力多数低于同龄儿。

4. 心血管系统

明显贫血的时候心率增快,严重者心脏扩大,甚至发生心力衰竭。

5. 免疫系统

免疫功能下降,常常发生各种感染,并且迁延难愈,还可反复感染。

(五) 缺铁性贫血的诊断标准

根据病史,特别是喂养史、临床表现和血象特点,一般可以作出初步诊断。进一步进行有关铁代谢的生化检查有确诊意义,必要时可进行骨髓检查。用铁剂治疗有效可证实诊断。

血液检查将会有以下表现:血常规检查报告中血红蛋白下降,平均红细胞血红蛋白浓度、平均红细胞体积以及平均红细胞血红蛋白含量也会出现不同程度的降低,所以缺铁性贫血也被称为"小细胞低色素性贫血"。铁代谢检查中血清铁蛋白、血清铁以及转铁蛋白饱和度下降,总铁结合力上升(见表5-2-1)。

表 5-2-1　缺铁性贫血的实验室检查标准[①]

实验室检查	指标	标准
血常规	血红蛋白	新生儿期:<145 g/L 1～4 月龄:<90 g/L 4～6 月龄:<100 g/L
	平均红细胞血红蛋白浓度	<310 g/L
	平均红细胞体积	<80 fl
	平均红细胞血红蛋白含量	<27 pg
血清铁蛋白		<15 μg/L
血清铁		<10.7 μmol/L(60 μg/dL)
总铁结合力		>62.7 μmol/L(350 μg/dL)
转铁蛋白饱和度		$<15\%$

有些医院因为化验条件的限制,无法做铁代谢等检查。通过病史及血常规作出缺铁性贫血的初步诊断之后,可进行铁剂治疗,如果治疗有效,可进一步证实最初的诊断正确,这种方法称为"诊断性治

---

① 王卫平. 儿科学(第 8 版)[M]. 北京:人民卫生出版社,2013:357.

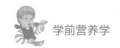

疗"。诊断性治疗之后如果儿童的血红蛋白水平无明显改善,或者贫血进一步加重,那么就需要对儿童进行更加全面的检查,需要警惕其他疾病,如轻型地中海贫血、维生素 B_6 缺乏、慢性贫血。

(六) 缺铁性贫血的治疗和预防

1. 缺铁性贫血的治疗

缺铁性贫血的主要治疗原则是去除病因和补充铁剂。

（1）一般治疗

加强护理,保证休息和充足睡眠;避免感染,如果伴有感染应积极控制感染;重度贫血者注意保护心脏功能。

（2）去除病因

尽可能查找导致缺铁的原因和基础疾病,并采取相应措施祛除病因。

（3）饮食治疗

轻度缺铁性贫血可以通过食补来改善。

6 月龄以内的孩子,如果是母乳喂养,母亲可以在医生的指导下服用补铁药物。如果是混合喂养或配方奶喂养的孩子,可以选择铁强化的配方奶粉(营养成分表上含铁量≥6.7 mg/L 或 5 mg/100 g)。

对于 6 个月以上已经添加辅食的孩子,可以通过添加高铁辅食来改善孩子机体铁缺乏状况(见表 5-2-2)。食物当中的铁主要有两种形式:一种是非血红素铁,另一种是血红素铁。非血红素铁主要存在于植物性食物中。由于受到其他食物成分的干扰,植物性食物的铁吸收效果比较差,吸收率在 $1.7\%\sim7.9\%$。血红素铁主要存在于动物性食物中。富含血红素铁的食物吸收率要明显高于非血红素铁,可达 $10\%\sim25\%$[1]。所以,缺铁性贫血以补充富含血红素铁的食物为宜。

表 5-2-2 常见食物中铁元素的含量[2]

血红素铁	铁含量(mg/100 g)	非血红素铁	铁含量(mg/100 g)
鸭血	30.5	黑木耳(干)	97.4
蛏子	33.6	紫菜(干)	54.9
鸡血	25	芝麻(黑)	22.7
鸭肝	23	口蘑(白蘑)	19.4
猪肝	22.6	扁豆(干)	19.2
海参	13.2	豆腐皮	13.9
海虾米(虾仁)	11(0.6)	香菇(干)	10.5
猪血	8.7	芝麻酱	9.8
鹅肝	7.8	葡萄干	9.1
蛋黄	6.1	酱油	8.6
猪肾	6.1	黄豆	8.2
羊肉	3.9	山核桃	6.8
牛肉	3.4	香大米	5.1

① 王卫平.儿科学(第 8 版)[M].北京:人民卫生出版社,2013:355.
② 杨月欣,王光亚,潘兴昌.中国食物成分表(第 2 版)[M].北京:北京大学医学出版社,2009:25—126.

（续表）

血红素铁	铁含量(mg/100 g)	非血红素铁	铁含量(mg/100 g)
猪肉	3	花生	3.4
鲈鱼	2	菠菜	2.9

有效补充维生素 C 可以提高对铁的吸收率。每天摄入一定数量的蔬菜和水果，可以较大程度地提高维生素 C 水平，从而促进铁的吸收。而植物纤维、茶、咖啡、蛋、牛奶、谷物麸皮、高精面粉等可抑制铁的吸收。

（4）药物治疗

中、重度缺铁性贫血在食补的基础上还要遵照医嘱通过铁剂进行补铁。目前临床上治疗性铁剂有口服铁和静脉铁两种。口服铁剂给药方便，价格低廉，相对安全，但存在胃肠道不良反应，且纠正贫血速度慢（见表5-2-3）。注射铁剂容易引起不良反应，故应谨慎使用。

表 5-2-3　口服铁剂的优点和缺点[①]

铁剂	代表	优点	缺点
第一代铁剂	硫酸亚铁、氯化亚铁、碳酸亚铁、焦磷酸铁、焦磷酸亚铁、焦磷酸铁钠、磷酸铁钠	含铁量高，有一定疗效，价格低廉	明显铁锈味，性质不稳定，生物利用度差，刺激上消化道容易出现呕吐、腹痛、腹泻等，无法坚持服用，铁在肠道残留容易引起便秘
第二代铁剂	葡萄糖酸亚铁、乳酸亚铁、富马酸亚铁、琥珀酸亚铁	对胃的刺激反应明显减少，患儿易接受	性质不稳定，生产和储存困难，易产生异味
第三代铁剂	多肽铁螯合物、血红素铁、多糖铁、富铁酵母	吸收效果好，胃肠道不良反应小，口感好	制造成本高，价格昂贵

口服补铁的注意事项：

① 铁剂一般有片剂和口服液两种类型。液体类型的铁剂容易让牙齿暂时性变成灰黑色，因此对于已经长牙的孩子，建议使用吸管，或者在喝完药以后喝点水或者漱口。服用片剂类型的铁剂时，直接用水送服，避免咀嚼。

② 铁剂会对胃肠道产生刺激引起恶心呕吐，所以避免在空腹的情况下服用铁剂，要在吃饭以后或者两餐之间服用，以减轻不良反应。

③ 维生素 C 可以促进铁的吸收，服用铁剂的同时可以服用维生素 C 或者果汁。

④ 在服用铁剂时，避免同时服用含钙类的食物，比如母乳、配方奶、豆制品等，以及锌、碱性类食物和四环素类抗生素，这些都会妨碍铁的吸收。如果两者必须要服用，建议之间要间隔 3 个小时以上。

⑤ 在口服铁剂治疗期间，大便的颜色会变成黑褐色，就像消化道出血一样，这是铁和大肠内的硫化氢发生反应的结果，等停用铁剂后就会恢复正常。

⑥ 铁剂一般需要服用到血红蛋白和红细胞达到正常水平后至少 6~8 周，以增加体内的储存铁，防止贫血再次发生。

⑦ 补铁要坚持"少量、长期"的原则。要严格按照医嘱服药，切勿为了能早点纠正贫血擅自加大用药剂量，以免发生铁中毒。铁中毒的表现为：头晕、恶心、呕吐、腹痛、腹泻等，严重者可导致昏迷、惊厥，甚至死亡。

在补铁的同时也需要注意定期复查血常规，一般需要在确诊之后复查三次血常规：

① 高慧婷，郝良纯. 儿童营养性缺铁性贫血治疗中铁剂的选择[J]. 中国实用儿科杂志，2018，33(2)：148—151.

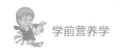

① 第一次:确诊 2 周左右。补铁之后,最初上升的血液学指标并不是血红蛋白,而是网织红细胞。网织红细胞是红细胞未成熟的阶段,是反映骨髓红系造血功能以及判断贫血治疗疗效的重要指标。补铁 3～4 天网织红细胞开始升高,7～10 天达到高峰,2～3 周降至正常[①]。而补铁 2 周之后,血红蛋白才开始上升。因此,口服治疗铁剂的初期判断补铁治疗是否有效,需要检测网织红细胞。

② 第二次:确诊 1 个月后。经过规范的补铁治疗,一个月后血红蛋白应当能上升 10 g/L 以上,如果没有达到既定的目标,需要仔细寻找潜在的原因,及时完善各项化验检查,寻找可能遗漏的病因。

③ 第三次:确诊 3 个月后。确诊 3 个月后复诊主要是为了看贫血是否完全纠正,红细胞的大小是否恢复正常。在血红蛋白恢复正常后,需要继续补铁 6～8 周,这样做的目的是增加体内的储备铁。

(5) 输注红细胞

一般不需要输红细胞,输注红细胞的适应症包括:①贫血严重,尤其是发生心力衰竭者;②合并感染者;③急需外科手术者[②]。贫血越严重,每次输注的量应越少。

2. 缺铁性贫血的预防

研究发现,即使体内储存的铁以后得到恢复,早期损伤仍然无法逆转,因此进行预防也就非常重要。做好卫生宣传工作,使全社会尤其是家长认识到缺铁对孩子的危害性及做好预防工作的重要性,使之成为儿童保健工作中的重要内容。

① 母亲孕期膳食中应当要有足够的铁,不足时要及时补充,特别最后 3 个月,以防止母亲严重缺铁。鼓励母亲在孕期多吃富含铁的食物,每餐应当有鱼、肉等动物性食物,饭后适当摄入富含维生素 C 的水果或服用维生素 C 片 100～200 mg,以促进铁的吸收。必要的时候可以适当补充铁剂,以给胎儿提供充足的铁储存。

② 大力提倡母乳喂养至少 4 个月,最好能够延长至 6～9 个月,因为母乳中的铁最容易被吸收。如果不能母乳喂养的时候,尽量选择富含铁的婴儿配方奶粉(营养成分表上含铁量≥6.7 mg/L 或 5 mg/100 g)。

③ 4～6 月龄时要适时适量添加辅食。添加辅食的时候,可以选择含铁比较多的食物。

④ 1 岁之内避免喝纯牛奶。普通牛奶中铁的含量是很低的,而且不容易被吸收。同时,普通牛奶还会抑制其他食物中铁的吸收。因此 1 岁以内避免母乳和婴儿配方奶以外的其他牛奶喂养。此外,1～5 岁的儿童每日饮用超过 700 mL 的奶会增加铁缺乏的风险。

⑤ 幼儿要注意食物的均衡和营养,纠正挑食、偏食等不良习惯,多食用含铁量多、吸收率高的食物,保证足够的动物性食物和豆类制品。维生素 C 可以促进铁的吸收,在食用富含铁的食物的同时,还可以准备一些富含维生素 C 的蔬菜和水果。

⑥ 及时发现会引起缺铁的病因。

⑦ 定期进行健康检查,尤其是缺铁的高危儿童。

三、巨幼红细胞性贫血

(一) 巨幼红细胞性贫血的定义

巨幼红细胞性贫血是由于叶酸、维生素 B_{12} 缺乏或某些影响核苷酸代谢药物的作用,导致细胞核脱氧核糖核酸(DNA)合成障碍所导致的贫血,主要临床特点是贫血、神经精神症状、红细胞的胞体增大、骨髓中出现巨幼红细胞、用叶酸和(或)维生素 B_{12} 治疗有效[③]。

① 郑杰,吴润晖. 儿童营养性贫血的诊断与治疗[J]. 中国社区医师,2010,26(7):3—5.
② 王卫平. 儿科学(第 8 版)[M]. 北京:人民卫生出版社,2013:358.
③ 王卫平. 儿科学(第 8 版)[M]. 北京:人民卫生出版社,2013:358—359.

（二）巨幼红细胞性贫血的病因

1. 摄入量不足

母亲在孕期或哺乳时体内缺乏叶酸,那么孩子就会有叶酸缺乏的风险。绿叶蔬菜和新鲜水果摄入不足,或者摄入过多加工食物也会导致叶酸缺乏。此外,叶酸缺乏也见于单纯羊奶喂养者,羊奶中叶酸含量很低,约为母乳和牛奶的十分之一,如果不另外补充叶酸,容易发生巨幼红细胞性贫血,也称为"山羊乳贫血"。

母亲怀孕期间体内缺乏维生素 B_{12},母亲长期素食或者患有维生素吸收障碍性疾病,均可导致单纯母乳喂养者维生素 B_{12} 储存不足。如果长期严重偏食,仅进食植物性食物,也会出现维生素 B_{12} 缺乏。

2. 肠道吸收障碍

叶酸的吸收部位主要在人体的十二指肠及近端空肠。消化道疾病,比如慢性腹泻、慢性感染性肠炎、炎症性肠病等,都可导致叶酸吸收不良。

维生素 B_{12} 必须与胃底部壁细胞分泌的糖蛋白结合成复合物才能在末端回肠黏膜吸收。辅助因子的异常或吸收部位的改变都会影响维生素 B_{12} 的吸收,比如胃大部切除、萎缩性胃炎、长期腹泻、肠道菌群失调、寄生虫的感染为维生素 B_{12} 吸收不良的常见原因。

3. 需求量增加

婴幼儿和青春期儿童生长发育快,对叶酸、维生素 B_{12} 的需要量增加。患有肿瘤、严重感染等消耗性疾病的儿童体内叶酸消耗量增加,需要量也相应增加。严重感染者体内的维生素 B_{12} 消耗量增加,需要量也相应增加。

4. 药物

甲氨蝶呤和磺胺为叶酸类似物,会影响叶酸代谢,是导致叶酸缺乏最常见的药物。长期使用广谱抗生素如青霉素、头孢菌素,会将正常肠道内部分含有叶酸的细菌清除,叶酸的供应减少,肠道对叶酸吸收也相应减少。长期服用抗癫痫药物也可导致叶酸缺乏。

影响胃酸分泌的药物如质子泵抑制剂、降血糖药物,可引起维生素 B_{12} 的缺乏。不适当地补给叶酸可能诱导或加重维生素 B_{12} 缺乏。

（三）巨幼红细胞性贫血的流行病学

维生素 B_{12} 缺乏是巨幼红细胞性贫血最常见的原因,单纯叶酸缺乏仅占 6%,叶酸和维生素 B_{12} 同时缺乏占 12%。欧美发达国家普遍对食物进行叶酸强化和均衡膳食,巨幼红细胞性贫血已经非常少见。随着生活水平的改善,我国儿童巨幼红细胞性贫血的发病率也已显著降低。

（四）巨幼红细胞性贫血的临床表现

巨幼红细胞性贫血起病多缓慢,以 6 个月至 2 岁多见。

1. 一般表现

多呈虚胖或颜面轻度水肿,皮肤常呈蜡黄色,毛发纤细、稀疏、黄色,口唇、指甲等苍白,疲乏无力。儿童常常因为贫血和无效造血出现而肝脾肿大和轻度黄疸,严重的可因为血小板减少出现皮肤出血点或瘀斑。

2. 消化系统

早期累及胃肠道黏膜可引起食欲不振、厌食、恶心、腹胀、腹泻、便秘等,此外,还会因为发生口角炎、舌炎而出现局部溃烂、疼痛,舌乳头萎缩而光滑呈现"牛肉样舌"。

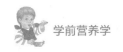

3. 神经系统

神经系统症状是维生素 B_{12} 缺乏所导致的巨幼红细胞性贫血突出的临床表现,表现为表情呆滞、目光发直、少哭或不哭、对外界反应迟钝、智力发育和动作发育落后甚至倒退,比如原来已经会认人、会爬等,生病之后又都不会。严重者会出肢体、头、舌甚至全身震颤;深感觉障碍,可表现为站立不稳,容易跌倒,迈步的远近无法控制,落脚不知深浅;共济失调,可表现为走路时无法掌握平衡,走路摇晃。维生素 B_{12} 缺乏首先出现的症状常为神经系统的改变,而血液系统改变并不典型。

叶酸缺乏不会发生神经系统症状,但可导致神经精神异常,如易怒、妄想等。

(五) 巨幼红细胞性贫血的诊断标准

根据临床表现和血象可诊断巨幼红细胞性贫血,在此基础上,如神经精神症状明显,则考虑维生素 B_{12} 缺乏,可以测定血清维生素 B_{12} 或叶酸水平进一步协助确诊。

血液检查会有以下表现:血常规检查报告中血红蛋白下降,平均红细胞体积增大,平均红细胞血红蛋白量增加,网织红细胞计数降低。血清维生素 B_{12} 含量的正常值为 $200 \sim 800$ pg/mL,< 100 pg/mL 为维生素 B_{12} 缺乏。血清叶酸含量的正常值为 $5 \sim 6$ ng/mL,< 3 ng/mL 为叶酸缺乏(见表 5-2-4)。

表 5-2-4　巨幼红细胞性贫血的实验室检查标准[①]

实验室检查	指标	标准
血常规	血红蛋白	新生儿期:< 145 g/L $1 \sim 4$ 月龄:< 90 g/L $4 \sim 6$ 月龄:< 100 g/L
	平均红细胞血红蛋白浓度	$32 \sim 38$ pg
	平均红细胞体积	> 94 fl
	平均红细胞血红蛋白含量	> 32 pg
维生素 B_{12}	—	< 100 pg/mL
叶酸	—	< 3 ng/mL

根据病史和血常规检查结果,高度怀疑叶酸或维生素 B_{12} 缺乏,但因为临床条件的限制无法进行叶酸或维生素 B_{12} 检查时,可以先予以一定量的叶酸或维生素 B_{12} 进行治疗,称为"诊断性治疗"。如果予以叶酸或维生素 B_{12} 治疗后症状改善,血液相关指标改善或恢复,就可进一步证实最初的诊断。如果予以叶酸或维生素 B_{12} 治疗后症状或血红蛋白水平无明显改善,甚至出现进一步加重,需警惕其他疾病,如轻型地中海贫血、维生素 B_6 缺乏、慢性贫血。

(六) 巨幼红细胞性贫血的治疗和预防

1. 巨幼红细胞性贫血的治疗

巨幼红细胞性贫血的主要治疗原则是去除病因和补充叶酸或维生素 B_{12}。

(1) 一般治疗

加强护理,保证休息和充足睡眠,防止感染;及时添加辅食,注意营养均衡以及良好的荤素搭配。

(2) 去除病因

对引起叶酸和维生素 B_{12} 缺乏的因素应当予以去除。

---

① 王卫平. 儿科学(第 8 版)[M]. 北京:人民卫生出版社,2013:359—360.

（3）饮食治疗

天然叶酸广泛存在于动物性和植物性食物中，如果是叶酸缺乏导致巨幼红细胞性贫血，要多吃富含叶酸的食物（见表 5-2-5）。维生素 B_{12} 存在于动物性食物中，如果是维生素 B_{12} 缺乏导致巨幼红细胞性贫血，要多吃富含维生素 B_{12} 的食物（见表 5-2-6）。

表 5-2-5　常见食物叶酸的含量（µg/100 mg）[1]

食物	含量	食物	含量	食物	含量
酵母粉	1607.1	鸡肝	1172.2	苋菜（紫）	419.8
绿豆	393.0	黄豆粉	392.2	猪肝	335.2
苋菜（绿）	330.6	葵花子（熟）	304.5	葵花子	238.4
羊肝	226.5	西瓜子（熟）	223.4	鸡毛菜	165.8
芦笋（紫）	150.9	香菜	148.8	腐竹	147.6
芦笋（绿）	145.5	南瓜子（熟）	143.8	奶油五香豆	141
香菇（干）	135	黄豆	130.2	鸭蛋	125.4
樱桃萝卜缨	122.2	茴香	120.9	榴莲	116.9
奶白菜	116.8	紫菜（干）	116.7	番杏	116.7
茼蒿	114.3	豌豆（花）	113.7	羽衣甘蓝	113.4
鸡蛋	113.3	蘑菇（干）	110	花生仁（干）	107.5
核桃（鲜）	102.6	盖菜	101	乌塌菜	96.8
接球菊苣	95.9	白笋（干）	95.8	豆奶粉	92.2
蒜苗	90.9	莲子（干）	88.4	菠菜	87.9
赤豆	87	豆奶粉	86.5	娃娃菜	86.4
豌豆	82.6	怪味胡豆	81.9	山核桃（熟）	69.8
辣椒（青、尖）	69.4	油菜心	66.6		

表 5-2-6　常见食物维生素 B_{12} 的含量（µg/100 g）[2]

食物	含量	食物	含量	食物	含量
牛排	2.7	鸭肝	54	龙虾	1.43
牛肩胛肉	3.6	鹅肉	0.49	虾	1.87
牛肚	1.39	鹅肝	54	扇贝	2.15
猪肉	0.7	鳕鱼	10	牡蛎	28.8
猪脑	2.19	鲈鱼	3.82	蛤	98.89
猪皮	4.53	带鱼	2.02	奶酪	1.68
猪舌	2.84	金枪鱼	2	酸奶	0.5

[1][2]　杨月欣,中国疾病预防控制中心营养与健康所.中国食物成分表标准版(第 6 版/第一册)[M].北京:北京大学医学出版社,2018:28—125.

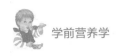

（续表）

食物	含量	食物	含量	食物	含量
羊肉	2.6	三文鱼	4.48	奶粉	4
鸡胸	0.36	鱿鱼	1.3	羊奶	0.71
鸡腿	0.53	墨鱼	5.4	鸡蛋	1.1
鸡肝	16.58	沙丁鱼	9	鸭蛋	5.4
鸡胗	1.21	蟹	9	鹅蛋	5.1
鸭肉	0.4	小龙虾	3.1	鹌鹑蛋	1.58

（4）药物治疗

合成叶酸稳定性好，不易被分解破坏，与膳食混合生物利用度高达85%，是良好的叶酸补充剂。口服叶酸治疗的数周时间内，1～2天后食欲好转，2～4天网织红细胞增加，4～7天达高峰，2～6周红细胞和血红蛋白恢复正常，此时可停止服用叶酸[①]。因使用抗叶酸代谢药物而致病者，可用亚叶酸钙治疗。

补充叶酸需要适度，过量的叶酸干扰抗惊厥药物的作用，诱发惊厥发作；干扰锌的吸收；掩盖维生素 B_{12} 缺乏的早期表现，延误对神经系统的诊断和治疗；增加胃肠道反应。

存在神经精神症状而高度怀疑维生素 B_{12} 缺乏时，应以补充维生素 B_{12} 为主，单用叶酸不能改善，甚至会加重神经精神症状。维生素 B_{12} 治疗2～4天后一般精神症状好转，网织红细胞增加，6～7天可达到高峰，约2周以后血液学的指标可恢复正常，神经精神症状恢复较慢。

如果难以明确缺的是叶酸还是维生素 B_{12}，需要同时补充两种维生素。目前也主张联合补充叶酸和维生素 B_{12}，同时加服维生素C，提高治疗的疗效。

在治疗初期，由于大量红细胞生成，细胞外钾离子转移至细胞内，可引起低钾血症，甚至发生低钾性婴儿猝死，因此需要预防性补钾。

2. 巨幼红细胞性贫血的预防

① 营养状况良好的母亲母乳中叶酸和维生素 B_{12} 含量充足，婴儿配方奶中也含有足量的叶酸和维生素 B_{12}，因此乳类喂养可避免叶酸和维生素 B_{12} 缺乏。实行严格素食的妊娠和哺乳的母亲，如果母乳喂养孩子，需要预防性补充维生素 B_{12}。

② 婴幼儿生长发育快，叶酸和维生素 B_{12} 需要量增加，注意及时添加辅食，可以选择含叶酸和维生素 B_{12} 丰富的食物。

③ 叶酸广泛存在于植物性食物和动物性食物中，维生素 B_{12} 存在于动物性食物中，因此饮食要注意营养均衡，饮食种类应当多种多样。对于蔬菜、肉类及水果均应当进食，不挑食，不偏食，不长期素食，从食物中摄取必需的营养物质。

④ 食物烹调过程、腌制以及储存均会破坏叶酸，加水煮沸更容易损失，因此新鲜蔬菜不宜久放。制作时应当先洗后切，限时炒制，炒菜时应急火快炒。煮菜时放水量要少，且等水开了之后再放菜，可以减少叶酸的丢失。

⑤ 维生素C可以促进叶酸的吸收。在食用富含叶酸的食物的同时，还可以准备富含维生素C的蔬菜和水果。

⑥ 及时发现会引起叶酸和维生素 B_{12} 缺乏的病因。

⑦ 定期进行健康检查，尤其是缺叶酸和维生素 B_{12} 的高危儿童。

---

① 王卫平. 儿科学（第8版）[M]. 北京：人民卫生出版社，2013：360.

第三节　蛋白质-能量营养不良

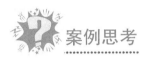
案例思考

　　寒假过去,幼儿园的小朋友们又回到了幼儿园,一个春节没见,班主任陶老师惊喜地发现很多小朋友都长高了,也长壮了。但其中也有例外,一直很漂亮的女生晶晶较之前瘦了很多,食欲也不好。于是,陶老师将晶晶带到了学校卫生室,通过测量身高、体重发现,晶晶的体重明显偏低,遂通知晶晶妈妈。晶晶妈妈正为女儿食欲不佳发愁,听陶老师说体重已经不达标了,立马带晶晶到了医院,在医生的仔细询问和检查下,医生并未发现晶晶生病,但存在明显的饮食行为偏差,包括喜欢零食、一日三餐需要哄喂、严重偏食,最终结果显示晶晶是因为营养摄入不足而引起的低体重,所幸尚未影响身高。医生建议晶晶妈妈应开始注意纠正晶晶的不良饮食行为,增加能量摄入,并做好体重、身高监测,及时就诊。

　　请思考: 如何应对儿童营养不良问题?

一、定义

　　蛋白质-能量营养不良(Protein-Energy Malnutrition,PEM)是指由于各种原因引起蛋白质和(或)热量摄入不足而造成的营养缺乏性疾病,简称"营养不良",常伴有各种器官功能紊乱和其他营养素缺乏。

　　蛋白质-能量营养不良在临床上可以分为蛋白质缺乏为主和能量不足为主两种类型。能量不足为主者,多表现为皮下脂肪减少,伴体重明显减轻,故称为消瘦型;蛋白质缺乏为主者,多有水肿表现,故称为水肿型;介于两者之间者为消瘦-水肿型。

二、病因

(一)喂养不当

　　儿童处于快速生长发育阶段,对能量尤其是蛋白质需求量相对较多,喂养不当是导致能量摄入不足的重要原因,如母乳供给不足同时未能及时补充人工喂养、配方奶冲调过稀、辅食添加不顺伴奶类摄入少等不能满足婴儿正常生理需要,以及挑食、偏食等不良饮食行为等也可导致大年龄儿童能量、蛋白质摄入不足。早产儿、低出生体重儿更易发生营养不良,这类营养不良属于原发性营养不良。

(二)疾病因素

　　胎儿生长迟缓,如早产儿、低出生体重儿;先天性疾病因素,如先天性食道狭窄、先天性心脏病、先

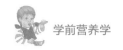

天性幽门狭窄;慢性疾病,如结核、迁延性腹泻、肿瘤、炎症性肠病、艾滋病等;反复感染、烧伤等疾病,均有可能引起儿童食物摄入困难、吸收减少和(或)体内消耗增多,最终引起营养不良、生长发育迟缓。因疾病引起的营养不良也称继发性营养不良。

(三)社会环境因素

研究表明,父母文化程度、家庭经济状况、居住环境、战争、饥荒等均与儿童营养不良有密切的联系。研究显示,贫穷是造成我国5岁以下儿童营养不良的重要因素,母亲文化水平与儿童生长迟缓和低体重发生呈负相关,农村生长迟缓发生率远高于城市[1]。

三、流行病学

研究显示,发展中国家蛋白质热能营养不良发生率较发达国家偏高,低收入和受教育程度低的贫困人群中营养不良患病状况更为突出[2]。WHO发布的2017年度《全球儿童营养不良水平和趋势》报告显示,2000—2016年全球儿童营养不良患病率从32.7%下降到22.9%,状况得到了明显改善,但绝大部分营养不良儿童仍居住在亚非地区。儿童营养不良是全球5岁以下儿童死亡的最重要原因,2000年我国5岁以下儿童死亡归因于营养不良的比例为22%[3]。

四、临床表现

营养不良常以热量不足或蛋白质缺乏为主,因病情轻重和发病年龄不同,以及疾病初期、晚期和并发症是否发生而出现不同的临床表现。

(一)消瘦型营养不良

消瘦型营养不良多为慢性的营养不足过程,起初因摄食少、热量摄入不足而导致体重不增,随着脂肪逐渐减少,出现体重下降,生长发育落后。若随后继续存在摄食不足,则可导致皮肤脂肪完全消失,呈干瘦老人样,皮肤松弛,毛发变黄。早期食欲尚正常,但不爱活动,加重后可出现反应迟钝,精神萎靡,易有消化功能紊乱,可出现脂肪泻,伴有电解质紊乱和脱水,免疫功能低下,易并发感染,但血浆总蛋白、前白蛋白等尚正常,故不伴有水肿。

(二)水肿型营养不良

蛋白摄入不足导致的水肿是本病的主要症状,最突出的是凹陷性水肿,轻的表现为脚踝部按之下陷,进一步发展水肿部位可扩大至腹壁、会阴部、双眼睑水肿,若此时仍不能有效纠正蛋白摄入不足,则可能出现腹水、胸腔积液、肌肉萎缩,心音低钝、心率慢甚至心衰竭,以及肾血流减少、肾功能下降,故又称为恶性营养不良,其热量供给尚可维持。常伴有毛发干枯、发色变浅、免疫力下降,易并发感染,导致消耗增多,引发恶性循环。

(三)消瘦-水肿型营养不良

即蛋白质和能量摄取两者同时存在不足而引起的营养不良,为混合型,其临床表现可兼具上述两

---

① 杨晓光,翟凤英,朴建华,等.中国居民营养状况调查[J].中国预防医学杂志,2010,11(1):5—7.
② Grover Z, Ee LC. Protein energy malnutrition[J]. Pediatr Clin North Am, 2009, 56(5): 1055-1068.
③ 中华人民共和国卫生部.中国0～6岁儿童营养发展报告(节录)[J].营养学报,2013,35(1):1—4.

种类型。营养不良不论轻重,都可伴有其他营养素的缺失,如缺铁性贫血、维生素 A 缺乏等。

(四) 代谢紊乱

1. 水、电解质紊乱

细胞外液钠潴留和细胞内钙、磷、钾缺乏。

2. 负氮平衡

蛋白质长期摄入不足导致,血浆总蛋白下降,以白蛋白降低为主。氨基酸总量减少,其中必需氨基酸下降最为明显。

3. 糖代谢异常

营养不良引起肠黏膜绒毛萎缩,乳糖酶下降,引起乳糖不耐受,可能出现腹泻。

4. 脂肪代谢改变

肠黏膜上皮细胞萎缩,脂肪消化吸收功能差,易发生腹泻,脂溶性维生素 A、D、E 等吸收减少。

(五) 并发症

1. 中枢神经系统

营养不良初发不严重时,中枢神经系统影响不明显,随着疾病进一步紧张,脑细胞类脂质(鞘磷脂、卵磷脂、胆固醇)减少,脑体积缩小。尤其是 2 岁以下处于脑发育高峰的婴幼儿,营养不良可致永久智力发育障碍。

2. 消化系统

消化系统在营养不良发生时最早受累,胃肠黏膜萎缩,消化腺退化,消化酶能力减弱,可能引起肠道菌群紊乱、腹泻等表现。

3. 心血管系统

严重营养不良可导致心肌收缩力减弱,排血量减少,循环血量减少,可能发生心力衰竭。

4. 生长发育

短期营养不良主要引起体重不增甚至减轻,长期慢性营养不良则可导致身高增长缓慢,身材矮小。

5. 免疫系统

严重营养不良时,机体免疫功能下降明显,导致反复发生感染,消耗增多,加重营养不良。

五、诊断标准

对于营养不良的诊断,首先应仔细询问病史,包括儿童喂养史、疾病史和生长发育史,同时应完善膳食调查、生长发育评价、体格检查、实验室检查等,综合分析,确定是否存在营养不良,判断原发或继发以及营养不良的严重程度。WHO 采用基于 Z 值评估儿童营养不良情况的方式[1],包括低体重、消瘦、生长迟缓三种情况,三者可不一致,但达到其中一项标准则提示营养不良,但不能确定病因。

1. 低体重

体重与同年龄同性别参照人群标准相比,低于中位数减 2 个标准差。

2. 生长迟缓

身高与同年龄同性别参照人群标准相比,低于中位数减 2 个标准差。

---

① Wong HJ, Moy FM. Nair S: Risk factors of malnutrition among preschool children in Terengganu, Malaysia: a case control study[J]. BMC Public Health, 2014(14): 785.

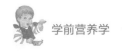

3．消瘦

体重/身长(高)与同年龄同性别参照人群标准相比,低于中位数减2个标准差。

4．营养不良严重程度

中度为上述测量值小于-2SD～-3SD,重度为小于-3SD。

对单纯性肥胖症的诊断,首先要排除内分泌、遗传、代谢等疾病或药物引起的病理性肥胖。

消瘦型和水肿型营养不良除可通过病史、临床表现区分外,还可通过实验室检查结果区分,具体如表5-3-1所示[①]。

表 5-3-1　消瘦型和水肿型营养不良的实验室检查区别

实验室检查	消瘦型	水肿型
血清白蛋白	接近正常	极度降低
血清免疫球蛋白	正常或升高	降低
脂肪酶	正常	极度降低
淀粉酶	正常	降低
脂酶	略降低	降低
甘油三酯	正常	正常
胆固醇	正常	降低
游离脂肪酸	增加	增加
尿肌酐-身长指数	降低	明显降低
尿酸/肌酐比值	降低	明显降低

六、治疗和预防

营养不良治疗以预防为主,治疗包括原发病、并发症等对症治疗,补充富含营养素食物,同时检测恢复情况,避免营养不良再次发生。

(一) 治疗

1．原发疾病

深入了解患儿身体情况,明确原发疾病因素,针对性处理,如腹泻者补充液体、止泻,感染者进行抗感染治疗,先天性幽门狭窄手术处理等。

2．喂养指导

根据疾病轻重、消化系统功能好坏,循序渐进增加蛋白质、热量、营养元素等摄入,及时纠正水、电解质紊乱。

(1) 能量摄入

中重度营养不良,消化功能大多低下,WHO建议小于5岁重度营养不良儿童能量补充分三步进行[②]:①早期治疗,即维持现有体重,提供的食物能量应达到现有体重的能量需求;②稳定期治疗,即逐

[①②]　黎海芘.实用儿童保健学[M].北京:人民卫生出版社,2016.

步增加能量,使体重恢复至体重/身长(高)的均值,能量较正常儿童增加 8 kcal/(kg·d);③恢复期治疗,即儿童的能量摄入按实际年龄的体重均值计算。一般来说,每日可按身高/理想体重给予 40～60 kcal/kg,并逐步增加至 120～150 kcal/kg,蛋白质从 1 g/kg 缓慢增加至 3～4 g/kg。当营养状况好转,体重接近正常时,可恢复至推荐摄入量水平。

(2)水、电解质紊乱

治疗过程中,应注意是否存在水电解质紊乱,及时纠正。

(3)营养元素

在增加能量和蛋白质摄入的同时,也应注意增加丢失的其他营养素摄入,如维生素 A、维生素 B_1 等。

3. 效果监测

有效治疗表现为体重增加,约 5.5 g/(kg·d),身高增长较体重增长更能反映营养不良儿童是否治疗有效。与此同时,也需警惕是否存在补充过度,导致体重过度增长,引起超重和肥胖发生。

(二)预防

1. 定期筛查

定期监测儿童身高、体重,及早发现不足,预防营养不良发生。

2. 健康教育

开展健康教育,让家庭、社会了解不同时期喂养的原则和注意事项,培养儿童健康饮食行为,平衡膳食,平时注意个人卫生,饮用安全干净的水,预防疾病发生。发生战争、自然灾害等时需及时提供食物等短期帮助,长期可发展农业、改善食物供给和加强供给卫生项目,减少营养不良发生。

第四节 维生素 D 缺乏性佝偻病

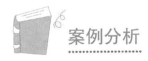

案例分析

童童现在 3 个月,是一个早产的宝宝,最近 1 个月,童童不喜欢喝奶,晚上总是哭闹,妈妈好不容易哄睡,没过多久童童就又哭醒了,白天也睡不好,妈妈带着童童来到医院,医生完善病史询问和相关检查后发现,童童是一个早产的宝宝,妈妈在童童出生后不久就给童童开始补充维生素 D,但口服很不规律,经常漏服,而且童童出生后几乎没有出过门,天气好的时候会在家里阳台晒晒太阳,妈妈怕孩子着凉,晒太阳时窗户都是关着的,最近 1 个月童童的奶量也减少了,医生体检时发现童童的头颅骨有些软化,就像按压乒乓球的感觉,结合一些血液化验的结果,医生考虑童童患有维生素 D 缺乏性佝偻病,故医生建议家长开始给童童规律补充维生素 D,另外嘱咐晒太阳时要适当打开窗户,如果童童每日目标奶量无法完成,要适当补充钙剂。最后告知家长要定期医院随访,观察童童症状的改善情况。

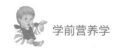

一、定义

维生素 D 缺乏性佝偻病通常是由于儿童维生素 D 不足和(或)钙摄入量过低导致机体钙磷代谢紊乱,产生的一种以骨骼病变为特征的慢性营养性疾病。

二、病因

维生素 D 缺乏性佝偻病可以看成是人体为维持血钙水平稳定而对骨骼造成了损害。人体维生素 D 不足和(或)钙摄入量过低导致机体钙磷代谢紊乱,儿童也不例外,围生期维生素 D 缺乏致使儿童贮存不足,有效日光暴露少,致使皮肤合成内源性维生素 D 不足,食物中未及时补充维生素 D、平素乳类食物摄入不足、肠道钙吸收不良、维生素 D 或钙的需求量高但未及时补充、出现胃肠道疾病或肝胆疾病等,都会造成儿童体内维生素 D 缺乏和或钙水平偏低,进而激发机体一系列调节机制[①]。

首先,儿童体内长期维生素 D 缺乏会造成肠道吸收钙、磷减少,机体低钙血症会导致甲状旁腺功能代偿性亢进,甲状旁腺激素(PTH)分泌会增加。

其次,甲状旁腺激素(PTH)分泌增加一方面会动员骨钙释放入血,破骨细胞作用加强、骨重吸收增加;另一方面甲状旁腺激素(PTH)分泌增加会抑制肾小管对磷的重吸收,导致机体钙磷代谢失调,造成低磷血症。

血磷降低使得细胞外液钙、磷的浓度不足导致骨矿化受阻,破坏软骨细胞的正常增殖、分化和凋亡,钙化管排列紊乱,长骨骺线失去正常形态,钙化带消失;骨基质也不能正常矿化,成骨细胞代偿增生,骨样组织堆积在干骺端,使得干骺端增厚,向两侧膨出,形成"串珠""手足镯",骨膜下骨矿化不全,导致成骨异常,骨皮质被骨样组织替代,骨膜增厚,当颅骨出现骨化障碍会造成颅骨软化,当颅骨出现骨样组织堆积会出现"方颅"。

值得注意的是,当儿童持续维生素 D 缺乏,甲状旁腺功能反应过度会出现疲惫,使得甲状旁腺激素(PTH)的分泌不足以维持身体血钙水平时,儿童会出现手足搐搦,这是低钙导致的。

维生素 D 缺乏性佝偻病通常是由于儿童维生素 D 不足和(或)钙摄入量过低导致,故凡是导致儿童体内维生素 D 和(或)钙不足的因素均是佝偻病的高危因素。

(一) 维生素 D 不足的高危因素

1. 围生期维生素 D 不足

胎儿可通过胎盘从母亲体内获得维生素 D,若母亲在怀孕期间,特别是妊娠后期维生素 D 营养不足,如母亲在孕后期患有严重的营养不良、肝肾疾病、慢性腹泻等,以及双胎、多胎或各种原因导致的早产,均可使得婴儿体内贮存的维生素 D 不足,生后又未及时补充,从而导致佝偻病的发生。

2. 日光照射不足

因为紫外线不能透过玻璃,若婴幼儿长期居家又不开窗,幼儿室外活动少,使得日光暴露不足导致皮肤合成维生素 D 减少。此外,大气污染、户外活动时过度的阳光隔离、滥用高指数的防晒霜也是影响维生素 D 合成的因素。

3. 食物中补充维生素 D 不足

因天然食物中含维生素 D 少,若在儿童生长发育阶段未及时补充维生素 D 使得体内维生素 D 不

---

① 黎海芪.实用儿童保健学[M].北京:人民卫生出版社,2016.

足,则可能导致佝偻病的发生。早产、双胎或多胎婴儿生后生长发育快,维生素 D 的需要量增加,且体内贮存的维生素 D 不足,生后若不及时强化补充,容易发生佝偻病。

4．疾病因素影响

胃肠道疾病或肝胆疾病会影响维生素 D 的吸收,如婴儿肝炎综合征、慢病腹泻、炎症性肠病等,严重肝肾损害会导致维生素 D 羟化障碍,致使活性维生素 D 合成不足从而引起佝偻病。超重或肥胖的儿童虽然皮肤合成维生素 D 的能力正常,但大量皮下脂肪贮存维生素 D 使得循环中的维生素 D 含量下降,某些药物,如抗惊厥药物(苯巴比妥)可刺激肝细胞微粒体的氧化酶系统活性增加,促进肝脏维生素 D 分解[1]。

（二）钙不足的高危因素

1．乳类食物摄入不足

乳制品是钙营养的主要来源,儿童、青少年膳食中缺乏高钙食物,是导致钙营养慢性缺乏的重要原因。

2．肠道钙吸收不良

儿童体内维生素 D 不足、腹泻等消化道疾病会影响肠道钙的吸收,导致体内钙贮存不足。

3．钙的需求量高

当身体对钙的需求量增加时钙缺乏或钙营养不足的风险增加,如早产儿、低出生体重儿生后追赶生长的过程中对钙的需求量增加。

4．其他

母亲妊娠期间钙和(或)维生素 D 摄入不足会使胎儿期钙贮存不足,这也是导致婴儿早期钙营养不足的重要因素之一。

三、流行病学

流行病学资料显示,12 世纪的罗马已有关于佝偻病的描述,现今估计全世界约有 10 亿人维生素 D 缺乏或不足,涉及不同年龄段的人群,营养性维生素 D 缺乏性佝偻病多见于 3 岁以内的婴幼儿[2]。

四、临床表现

儿童的生长发育具有阶段性,不同年龄儿童的骨骼生长速度也不一样,所以营养性维生素 D 缺乏性佝偻病的临床表现和儿童的年龄有关。

佝偻病的骨骼改变在维生素 D 缺乏后数月出现,如果母亲围产期维生素 D 缺乏致使婴儿维生素 D 贮存不足,则其佝偻病症状出现会更早。临床上医生会结合儿童年龄、详尽的病史采集、体格检查以及实验室检查等将佝偻病分为 4 期,分别是初期(也称早期)、活动期(也称激期)、恢复期和后遗症期。

（一）佝偻病初期(早期)

多见于 6 月龄内婴儿,特别是 3 个月内婴儿,此期多无特异性的临床症状和体征,多为神经兴奋性

① 王卫平,孙锟,常立文．儿科学[M]．北京:人民卫生出版社,2018.

② Creo AL, Thacher TD, Pettifor JM, et al. Nutritional rickets around the world: an update[J]. Paediatr Int Child Health, 2017, 37(2): 84-98.

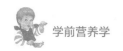

增高的表现,比如孩子比较容易激惹、烦恼哭吵、出汗多刺激局部头皮而摇头,这些并非佝偻病的特异症状,仅仅作为早期诊断的参考。这时的血生化会显示血清 25-羟基维生素 D 下降,血钙、血磷下降,甲状旁腺激素(PTH)升高,碱性磷酸酶正常或者稍微偏高,在佝偻病的初期(早期)常无骨骼改变,骨骼的 X 线片可正常或者钙化带稍模糊。

(二)佝偻病活动期(也称激期)

如果婴儿早期维生素 D 缺乏未经治疗或者治疗不规律,儿童的临床症状会加重,出现甲状旁腺激素(PTH)功能亢进和钙磷代谢紊乱,从而出现典型的骨骼改变,且骨骼改变的部位与儿童不同年龄骨骼生长速度较快的部位一致。此外,除骨骼改变外儿童也会出现生长落后、精神差、肌肉无力等一般症状。

不同年龄儿童佝偻病活动期的骨骼改变可以概括如下:

1. 6 月龄以内

婴儿以颅骨改变为主,前囟边缘较软,颅骨薄,用手固定婴儿的头部,然后用手指尖稍微用力压迫儿童的顶骨后和枕骨,可有按压乒乓球样的感觉,称之为颅骨软化。值得注意的是正常婴儿的骨缝周围也会有按压乒乓球样的感觉,注意与之加以区别。当此阶段的婴儿持续维生素 D 缺乏,甲状旁腺功能反应过度会使甲状旁腺激素(PTH)不足以维持血钙平衡,儿童会因低钙出现手足搐搦。

2. 6 月龄以上

婴儿颅骨软化会逐渐消失,但额骨和顶骨中心逐渐增厚,至 7～8 个月时,头型变成方盒样头型即方头,头围也相对较大,体检时自上向下观察,可看到孩子前额突出,呈现方颅。

3. 12 月龄以上

佝偻病儿童的骨骺端也会因骨样组织堆积而膨大,在肋骨与肋软骨交界的地方可摸到圆形的隆起,从上至下像串珠一样,在第 7 至 10 肋骨最明显,一般被形象地称为佝偻病串珠;有些儿童手腕和足踝处的骨样组织堆积在干骺端,使得干骺端增厚,向两侧膨出,形成钝圆形环状隆起,被形象地称为手、足镯。严重佝偻病儿童在膈肌附着处的肋骨会受到膈肌的牵拉而内陷,在胸廓下缘会形成一个水平凹陷,被称为肋膈沟。此外还有被熟知的鸡胸,多见于 1 岁左右的儿童,表现为胸骨及胸骨周围的软骨向前突出,形似鸡胸样,称为鸡胸。

4. 站立和行走后

由于双下肢开始负重,孩子体内由于钙磷代谢紊乱导致骨质软化和肌肉关节松弛,下肢负重时形成下肢弯曲,可出现股骨、胫骨、腓骨弯曲,形成膝内翻或膝外翻,也就是俗称的 O 型腿、X 型腿。

值得注意的是,膝内翻或膝外翻的成因有生理性和病理性两类。简单来说,并不是所有 O 型腿或 X 型腿都是疾病所致,1～2 岁的幼儿可出现生理性的膝内翻,大多是因为胎儿在子宫内的姿势受限使得股骨和胫骨弯曲,2 岁后的儿童可出现生理性的膝外翻,以 2～4 岁最明显,有时会持续到 7 岁。

一般来说,可以通过测量儿童站立时的踝距和膝距简单评估膝内翻或膝外翻的程度。正常情况下站立位,儿童的踝距和膝距均小于 3 cm,当站立时膝关节并拢,踝距大于 3 cm,则存在膝外翻,即 X 型腿;当站立时足踝并拢,膝距大于 3 cm,则存在膝内翻,即 O 型腿。

佝偻病活动期也会伴有血生化指标和骨骼 X 线的改变,此期血清钙稍低,其他指标改变更加显著,表现为血磷进一步下降,甲状旁腺激素(PTH)进一步升高,碱性磷酸酶升高,骨骼的 X 线片可显示长骨干骺端临时钙化带模糊或消失,呈毛刷样或杯口状改变;骨骺软骨盘增宽,骨质疏松,骨皮质变薄,有时会有骨干弯曲畸形或青枝骨折,青枝骨折可无临床症状。

(三)佝偻病恢复期

佝偻病早期或活动期(也称激期)经规律治疗及日光照射后,佝偻病的症状和体征逐渐减轻或消失,此时血钙、血磷逐渐恢复正常,碱性磷酸酶约需 1～2 个月降至正常,治疗 2～3 周骨骼 X 线会出现不规则的钙化线,之后钙化带致密增厚,骨骺软骨盘恢复正常。

(四)佝偻病后遗症期

佝偻病后遗症期多见于 2 岁以后的儿童。因婴幼儿阶段严重佝偻病,残留不同程度的骨骼畸形,此时血生化指标大多恢复正常,骨骼 X 线提示干骺端病变消失,有些重度佝偻病儿童会存在一定程度的骨骼畸形。

五、诊断标准

维生素 D 缺乏性佝偻病的发生发展是一个连续过程,通常是由于儿童维生素 D 不足和(或)钙摄入量过低导致机体钙磷代谢紊乱,导致生长板软骨细胞分化异常、生长板和类骨质矿化障碍,典型表现为生长着的长骨干骺端生长板和骨基质矿化不全,生长板变宽和长骨的远端周长增大,在腕、踝部扩大及软骨关节处呈串珠样隆起、软化的骨干受重力作用及肌肉牵拉出现畸形等,维生素 D 缺乏性佝偻病的正确诊断必须结合高危因素、病因、临床表现、血生化以及骨骼 X 线检查结果综合分析得出。值得注意的是早期佝偻病缺乏特异性症状,如多汗、烦躁等,仅仅依靠临床表现诊断的准确率较低,血清 25 羟基维生素 D 水平是诊断营养性维生素 D 缺乏性佝偻病最可靠的诊断标准,血生化其他相关指标和骨骼 X 线检查为诊断的可靠指标。

维生素 D 缺乏性佝偻病需要与以下疾病相鉴别:

(一)不同病因佝偻病的鉴别

1.低磷性佝偻病

该病是以低磷血症及肾脏磷酸盐丢失为特征但基因型、遗传模式及病因各不相同的一组罕见病,生化提示血钙多正常、血磷明显降低、尿磷增加[①]。

2.维生素 D 依赖性佝偻病

该病多为常染色体隐性遗传,可分为两种类型,一种是肾脏 1-α 羟化酶缺陷,另一种是靶器官 1,25-二羟基维生素 D 的受体缺陷,这两种类型均会出现严重的佝偻病体征、电解质紊乱及碱性磷酸酶升高等。

3.肝性佝偻病

血液循环中的维生素 D 与血浆 α-球蛋白结合转运至肝脏,被肝细胞内质网和线粒体的 25-羟化酶作用形成 25-羟基维生素 D 再进入血循环,肝脏疾病会使得 25-羟基维生素 D 生成障碍,血液循环中的25-羟基维生素 D 减少,进而经过一系列反应出现佝偻病表现。

4.肾性佝偻病

血液循环中的维生素 D 经肝脏第一次羟化后生成 25-羟基维生素 D 再次释放入血,与血浆 α-球蛋白结合被转运到肾脏,在肾脏近端肾小管上皮细胞线粒体中的 1α 羟化酶等的作用下再次羟化转化为具有很强生物活性的 1,25-二羟基维生素 D。由于各种先天或后天原因所致的肾功能不全会导致儿童体内钙磷代谢紊乱,继发甲状旁腺功能亢进,骨质普遍脱钙,骨骼呈现佝偻病改变。

(二)与佝偻病体征相同的不同疾病之间的鉴别

1.黏多糖病

儿童体内黏多糖代谢异常时常累积多器官,出现骨发育不全,如头大、头颅形态异常、脊柱畸形等,

---

① 徐钰艳,朱柳燕,邵洁.儿童低磷性佝偻病的诊治新进展[J].中国儿童保健杂志,2021,29(11):1213—1217.

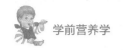

可结合骨骼 X 线改变和生化指标加以鉴别。

2. 软骨营养不良

这是一种遗传性软骨发育障碍,可出现特殊体态,即短肢型矮小,表现为儿童四肢较短、头较大、前额突出、腰椎前凸、臀部后凸,可结合骨骼 X 线改变和特殊体态加以鉴别。

六、治疗和预防

(一) 维生素 D 缺乏性佝偻病的治疗

维生素 D 缺乏性佝偻病的治疗目的是控制活动期,避免病情恶化,防止骨骼畸形。

1. 补充维生素 D

维生素 D 的制剂选择、剂量大小、疗程长短、单次或多次、给药途径是口服还是肌注,根据儿童的具体情况而定,强调个体化给药。一般不主张采用大剂量维生素 D 治疗,原则上以口服维生素 D 为主,口服剂量为每日补充 2 000～4 000 IU,1 个月后改为每日补充 400～800 IU 维持。值得注意的是用药后应及时随访,复查血清钙、磷、碱性磷酸酶、25-羟基维生素、甲状旁腺素等生化指标,如果经维生素 D 治疗后儿童的症状、体征、实验室检查未见改善时应考虑其他疾病,同时应避免维生素 D 过量、高钙血症、高钙尿症等。

2. 补充钙剂

乳类是婴幼儿钙营养的优质来源,乳量充足的儿童可不额外补充钙剂。但膳食中钙摄入不足者,可适当补充钙剂。根据中国居民膳食营养素参考摄入量,建议儿童膳食钙推荐摄入量为:0～6 月 200 mg/d,7～12 月 250 mg/d,1～3 岁 600 mg/d,4～6 岁 800 mg/d,7～10 岁 1 000 mg/d,11～13 岁 1 200 mg/d,14 岁～17 岁 1 000 mg/d,18 岁 800 mg/d。以奶制品补充为例,一般来说,每 100 mL 鲜乳钙含量约 100 mg,每 100 mL 母乳含钙含量约 30 mg。如果添加辅食后的婴儿至周岁前需要的钙完全从母乳中获得,每天母乳量能保证 700～800 mL,就能够获得足够的钙;满 1 岁后的幼儿,奶量维持在每天 400～600 mL,同时合理膳食、搭配富钙食物,也不需要额外补充钙。

总的来说,儿童生长发育的任何时期,合理膳食都很重要。在佝偻病的治疗期间应全面评估儿童的膳食结构是否合理,如果发现通过饮食摄入的钙含量无法达到每日需求量,应及时通过摄入钙剂补足。

3. 增加日光照射促进合成维生素 D

人体维生素 D 主要由皮肤光照自身合成,人体皮肤组织含有 7-脱氢胆固醇,在阳光或紫外线的光化学反应作用下产生维生素 D_3,即胆骨化醇,为内源性维生素 D_3。因此在佝偻病治疗时强调增加有效日光暴露,在日光充足、温度适宜时每天户外活动 1～2 小时并充分暴露皮肤,6 个月以内婴儿避免阳光直射。

在佝偻病治疗中除以上 3 个要点外,建议根据儿童实际情况补充微量营养素,因为营养性维生素 D 缺乏性佝偻病可能同时伴有其他营养素的不足,及时适量地补充微量营养素可利于骨骼生长。对于已有骨骼畸形的后遗症期儿童应加强体格锻炼,严重的骨骼畸形可考虑采取外科手术矫正畸形。

(二) 维生素 D 缺乏性佝偻病的预防

儿童佝偻病中以营养性维生素 D 缺乏性佝偻病最多见,而这种疾病是完全可以预防的,维生素 D 缺乏性佝偻病可以看成是儿童体内维生素 D 不足和(或)钙摄入量过低导致机体钙磷代谢紊乱,进而激发机体一系列调节机制,机体为维持血钙水平稳定而对骨骼造成了损害。也就是说只要儿童保证摄入适当量的维生素 D,维持体内钙平衡,营养性维生素 D 缺乏性佝偻病就不会发生。

儿童胎儿期可通过胎盘从母亲体内获得维生素 D,但母亲在怀孕期间,特别是妊娠后期维生素 D 营养不足,以及双胎、多胎或各种原因导致的早产,均可使得婴儿体内贮存的维生素 D 不足。可见维生素 D 缺乏及维生素 D 缺乏性佝偻病的预防应从围生期开始,并要以婴幼儿为重点,一直持续到青春期乃至成年。

1. 胎儿期的预防

母亲在怀孕期间应经常进行户外活动,多晒太阳,促进皮肤合成内源性维生素 D_3,因为人体皮肤组织含有 7-脱氢胆固醇,在阳光或紫外线的光化学反应作用下产生维生素 D_3。

母亲在怀孕期间饮食要均衡,膳食搭配中要富含维生素 D、钙、磷和蛋白质等营养物质。中国营养学会发布的中国备孕及孕期妇女平衡膳食宝塔[①],推荐母亲在孕早期每日摄入谷薯类食物 250～300 g,蔬菜类 300～500 g,水果类 200～350 g,肉禽蛋鱼类 130～180 g,大豆类 15 g,坚果类 10 g,奶类 300 g,油 25～30 g,加碘食盐不超过 6 g。母亲在孕中期每日摄入谷薯类食物 275～325 g,蔬菜类 300～500 g,水果类 200～400 g,肉禽蛋鱼类 150～200 g,大豆类 20 g,坚果类 10 g,奶类 300～500 g,油 25～30 g,加碘食盐不超过 6 g。母亲在孕晚期每日摄入谷薯类食物 300～350 g,蔬菜类 300～500 g,水果类 200～400 g,肉禽蛋鱼类 200～250 g,大豆类 20 g,坚果类 10 g,奶类 300～500 g,油 25～30 g,加碘食盐不超过 6 g。

积极防治母亲在孕期的妊娠并发症,对患有低钙血症或骨软化症的孕妇应积极治疗。在母亲怀孕后期,即妊娠后 3 个月每日补充维生素 D 800～1 000 IU,这将有利于胎儿贮存充足的维生素 D,以满足孩子生后一段时间生长发育的需要,如有条件,母亲可以监测血 25 羟基维生素 D 的浓度,当发现维生素 D 缺乏时应及时开始维生素 D 治疗,使体内维生素 D 水平保持在正常范围。

2. 高危人群的预防

早产、低出生体重、双胎或多胎的新生儿生后每日应补充维生素 D 800～1 000 IU,连用 3 个月后改为每日 400～800 IU。因为早产儿、低出生体重儿、双胎或多胎儿通过胎盘从母亲体内获得的维生素 D 不足以维持生后生长发育所需,故应强化补充。在维生素 D 补充过程中应注意定期监测血钙、血磷、25-羟基维生素 D、碱性磷酸酶水平。

3. 儿童期的预防

(1) 维生素 D 的补充

婴儿出生后应该尽早开始补充维生素 D,每日补充剂量为 400 IU,不同地区、不同季节可适当调整剂量。若婴儿母乳或配方奶喂养量充足,一般可不加服钙剂,但对有低钙抽搐史或乳及乳制品摄入不足和营养欠佳时可适当补充微量营养素和钙剂。

(2) 钙的补充

儿童生长发育阶段所需的钙主要从哪里来? 答案一定是从食物中来,6 个月以内的婴儿无论是母乳还是配方奶喂养,只要奶量充足,从乳制品中获取的钙可以满足其生长发育需要,量也足够,故不需要额外补充钙剂。添加辅食后的婴儿至周岁前,如果每天能保证 700～800 mL 奶量,也能获得足够的钙;满 1 岁后的幼儿,奶量维持在每天 400～600 mL 同时合理膳食,搭配富钙食物,也不需要额外补充钙;学前儿童和青少年如果奶量摄入不足 400 mL/d,同时又有挑食、偏食等不良饮食行为,则存在钙摄入不足的风险。

根据中国居民膳食营养素参考摄入量的推荐[②],0～6 月龄每日推荐钙摄入量为 200 mg,7～12 月龄每日推荐钙摄入量为 250 mg,1～3 岁幼儿每日推荐钙摄入量为 600 mg,4～6 岁儿童每日推荐钙摄

①　中国营养学会. 中国居民膳食指南[M]. 北京:人民卫生出版社,2016.

②　中国营养学会. 中国居民膳食营养素参考摄入量(2013 版)[M]. 北京:科学出版社,2014.

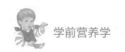
入量为 800 mg,7～10 岁每日推荐钙摄入量为 1 000 mg,11～13 岁每日推荐钙摄入量为 1 200 mg, 14～17 岁每日推荐钙摄入量为 1 000 mg,18 岁每日推荐钙摄入量为 800 mg。

（3）户外活动

多晒太阳是预防维生素 D 缺乏和维生素 D 缺乏性佝偻病最简便有效的措施,对于夏季户外活动比较频繁、皮肤暴露面积大和较少使用防晒用品的人群,由皮肤组织在阳光或紫外线的光化学反应作用下可产生供机体所需的内源性维生素 D_3,即使其膳食维生素 D 的摄入量未达到推荐摄入量,机体的维生素 D 的营养状况仍可能维持正常。但值得注意的是婴儿皮肤娇嫩,过度日常照射可能会对皮肤造成损伤,且阳光中的高能蓝光对婴儿的视觉不利,应避免阳光直射,特别是 6 月龄以内的婴儿,日常户外晒太阳也应循序渐进,户外活动要考虑到不同季节、不同气候、不同地区特点进行,逐渐增加接受阳光的皮肤面积,如面部、手臂、腿、臀部等,面部照射时避免阳光直接晒到眼睛,并注意逐渐延长晒太阳的时间,每日平均户外活动应保持在 1～2 小时。

本章小结

本章详细描述了学前儿童常见营养性疾病(包括肥胖症、营养性贫血、蛋白质-能量营养不良和维生素 D 缺乏性佝偻病)的定义、病因、流行病学、临床表现、诊断标准、治疗和预防。早期发现营养性疾病可明显减少这类疾病对儿童身心健康的影响。学前教育教师与儿童朝夕相处,对疾病的深入了解将有助于该类疾病的早期发现和诊断。不仅如此,营养性疾病的康复往往需要比较长的时间,过程中需要医、家、校联合的精心呵护。因此,这一章旨在帮助教师能够在日常教学与生活中,尽早发现儿童的一些异常营养行为和身体状况,提醒家长及时到医院就诊,配合医生、家长做好必要的防范措施,保障儿童健康快乐地成长。

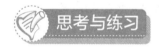 思考与练习

一、选择题

1. 父母超重肥胖,子女肥胖发病率高达(　　)。

　　A. 30%　　　　　　　B. 40%　　　　　　　C. 50%　　　　　　　D. 70%

2. 全球应用最广泛的评价儿童超重和肥胖状态的测量指标是(　　)。

　　A. 体重/身长(高)　　B. BMI　　　　　　　C. 腰围身高比　　　　D. 皮褶厚度

3. BMI 位于同年龄同性别儿童(　　)百分位为超重。

　　A. 65～75　　　　　　B. 75～85　　　　　　C. 85～95　　　　　　D. >95

4. 营养不良有效治疗表现为体重增加,约(　　)g/(kg・d)。

　　A. 3.5　　　　　　　　B. 4.5　　　　　　　C. 5.5　　　　　　　D. >6.5

5. 营养不良的表现包括(　　)。(多选题)

　　A. 体重轻　　　　　　B. 消瘦　　　　　　C. 生长迟缓　　　　　D. 佝偻病

6. 缺铁性贫血是(　　)性质的贫血。

　　A. 小细胞低色素贫血　　　　　　　　　　　B. 正细胞性贫血

　　C. 大细胞低色素贫血　　　　　　　　　　　D. 小细胞正色素贫血

7. 治疗缺铁性贫血最重要的措施是（　　）。

    A. 口服铁剂　　　　　　　　　　　B. 输注红细胞

    C. 治疗病因　　　　　　　　　　　D. 进食富含铁的食物

8. 儿童营养性巨幼红细胞性贫血应补充（　　）。

    A. 叶酸　　　　　　B. 硫酸亚铁　　　　C. 维生素 C　　　　D. 甲酰四氢叶酸钙

9. 有效日光照射可以预防（　　）。

    A. 佝偻病　　　　　B. 贫血　　　　　　C. 皮肤病　　　　　D. 夜盲症

10. 佝偻病的治疗要点包括（　　）。

    A. 补充维生素 D　　　　　　　　　B. 合理膳食、保证钙营养

    C. 有效日光照射　　　　　　　　　D. 手术治疗

二、简答题

1. 肥胖症的病因、分类有哪些？

2. 肥胖有哪些危害？如何治疗和预防？

3. 简述缺铁性贫血的概念。

4. 简述巨幼红细胞性贫血的概念。

5. 蛋白质-能量营养不良的病因、分类有哪些？

6. 蛋白质-能量营养不良如何治疗和预防？

7. 维生素 D 缺乏性佝偻病的病因有哪些？

8. 如何预防维生素 D 缺乏性佝偻病？

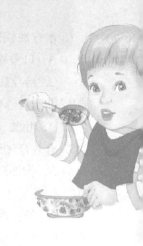

第六章
学前儿童营养状况评估

教学课件

章节导读

　　学前儿童常见营养状况评估包括体格测量和评价、膳食调查和评价以及临床评估。本章将介绍各评估的测量方法和评价标准。在学习过程中，应掌握常见测量方法、熟悉评价标准，以用于儿童常规体检，及时发现儿童常见营养问题，确保儿童有良好的健康开端。

学习目标

1. 熟悉学前儿童常见体格测量和评价方法。
2. 掌握学前儿童膳食调查和评价方法。
3. 掌握临床评估的方法。

内容结构

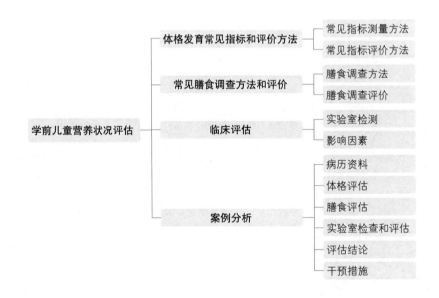

第一节 体格发育常见指标和评价方法

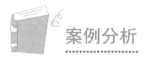

案例分析

萌萌现在3岁半,女孩,今年下半年就要进入幼儿园学习。在进入幼儿园之前,老师提示萌萌家长,要带萌萌到医院完成入园体检。第二天一大早,爸爸妈妈就带着萌萌来到儿童保健科门诊,完善入园检查。医生给萌萌做完了体格检查,并详细询问了萌萌的出生史、发育史、流行病学史、既往史和过敏史,随后进行了身高、体重、头围、胸围、视力、听力、发育评估、血常规、尿常规等检查。通过对相关检查结果分析,医生判断萌萌生长速度、体型匀称度等均达到同年龄同性别儿童正常标准,且没有明显贫血表现,明确萌萌可以入园。但在病史询问中,爸爸妈妈提示萌萌存在花生过敏,医生在体检本上记录的同时提醒家长,一定要和幼儿园老师交代萌萌过敏的病史,以免摄入不恰当的食物,家长表示理解。

请思考:学前儿童体格发育常用的评价方法有哪些?

儿童生长发育是指从胚胎期至成年期,体格、精神和功能发展的成熟。生长是量变,是体型的增大,发育是质变。生长受控于遗传、营养、内分泌和环境四大因素,儿童2岁以内体格发育受营养控制为主,2岁以后促生长以激素调控为主,青春期受性腺和生长激素轴协同调控。儿童生长发育过程对营养变化极为敏感,能动态反映总体营养情况。

一、常见指标测量方法

(一) 体重

体重是指各组织、器官系统、体液的综合,骨骼、内脏、体脂、体液是体重的主要成分。体重是反映儿童近期营养状况的重要指标,出生体重与胎龄、性别和母亲妊娠期营养状况有关。体重测量应在空腹、排空大小便后,脱去鞋帽、外衣,仅穿背心和短裤,去除尿布。如果衣服不能脱成单衣单裤,则应扣除衣服重量。称重时,婴儿应取卧位,1~3岁应取坐位,3岁以上取站位,两手自然下垂。体重记录以千克(kg)为单位,有效数字取至小数点后二位。

(二) 身长(高)

身长(高)是头、脊柱和下肢的总长度。仰卧位测量为身长,立位测量为身高。3岁以下测量身长,3岁以上测量身高。身长(高)的增长直接反应身体非脂肪组织的增长,其生长潜能受遗传决定,正常儿童如获得足够营养,生长潜能应得到发挥。身长(高)与长期营养状况有关。

3岁以内测量身长,应脱去帽、鞋、袜,穿单衣仰卧于床底板中线上,将儿童手扶正,头顶接触头板,面部向上。测量者位于儿童右侧,左手握住儿童双膝,让腿伸直,右手移动足板使其接触儿童两侧足

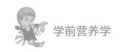

跟。3岁以上测量身高时应取立正姿势,脱去帽、鞋、袜,穿单衣,两眼正视前方,胸部挺起,腹部稍后收,双臂自然下垂,手指并拢,脚跟靠拢,两脚尖分开约60°,脚跟、臀部、两肩胛间同时靠近立柱,随后将顶板与颅顶点接触,同时观察被测者姿势是否正确。身长(高)记录以厘米(cm)为单位,有效数字取至小数点后一位。

(三)顶臀长(坐高)

顶臀长(坐高)是头顶到坐骨结节的长度。与身长(高)测量一样,3岁以下儿童仰卧位测量为顶臀长,3岁以上坐位测量为坐高。

3岁以内测量取卧位,测量者左手提起儿童下肢,膝关节弯曲,同时使骶骨紧贴底板,大腿与底板垂直,移动底板,使其压紧臀部,读刻度。3岁以上测量取坐位,脱去帽、裤,坐时两大腿伸直面与躯干呈直角,与地面平行,头、肩部位置与身高要求相同。顶臀长(坐高)记录以厘米(cm)为单位,有效数字取至小数点后一位。

(四)头围

头围是头的最大围径,是以眉间点为起点经枕后至起点的长度。头围反映2岁内儿童脑发育和颅骨生长的程度。出生时头围小于32 cm,3岁后头围小于45 cm,为小头畸形。

头围测量时,被测儿童取坐位或立位,测量者立于被测儿童的前方或后方,用软尺从头部经右侧眉弓上缘过枕骨粗隆,再从左侧眉弓上缘回至零点。头围以厘米(cm)为单位,有效数字取至小数点后一位。

(五)胸围

胸围为平乳头下缘经双侧肩胛骨下绕胸一周的长度,反映胸廓、胸背部肌肉、皮下脂肪和肺的发育程度,与上肢运动和肌肉发育相关。

胸围测量时,3岁以下取卧位,3岁取立位,测量时被测儿童两手自然平放或下垂,两眼平视。测量者立于前方或后方,用左手拇指将软尺零点固定于被测者胸前乳头下缘,右手将软尺经右侧绕背部(以两肩胛下角下缘为准),经左侧面回至零点,取平静呼吸时的中间读数,有效数字取至小数点后一位。

(六)上臂围

臂围是骨骼、肌肉、皮肤和皮下组织的综合测量,反映儿童的营养状况。在无条件测量体重和身高的情况下,上臂围可用来估算5岁以下儿童的营养状况。

上臂围测量时被测儿童取仰卧位、坐位或立位,双手自然平放或下垂,取儿童左上臂自肩峰至鹰嘴连线中点为测量点,以软尺绕该点水平上臂测量一周,有效数字取至小数点后一位。

二、常见指标评价方法

体格评价是儿童生长发育监测的重要内容,包括生长水平、生长速度及匀称程度三个方面。

(一)生长水平

将某一年龄所获得的某一项体格测量值与参考人群值比较,得到该儿童在同性别、同年龄人群中所处的位置,即为该体格生长指标在此年龄的生长水平,临床上多采用百分位数法。将参照人群的相关指标测量数值按年龄分别从小到大排序,列出不同百分位值。P3以下属于生长异常,P3~P25为中等偏下,P25~P75为中等,P75~P90为中等偏上,P97以上为超常(见表6-1-1)。

表 6-1-1 0~7 岁儿童体重、身高百分位表[①]

| 年龄（岁） | 男 | | | | | | 女 | | | | | |
| | 体重(kg) | | | 身高(cm) | | | 体重(kg) | | | 身高(cm) | | |
	P3	P50	P97	P3	P50	P97	P3	P50	P97	P3	P50	P97
0.0	2.62	3.32	4.12	47.1	50.4	53.8	2.57	3.21	4.04	46.6	49.7	53.0
0.5	6.80	8.41	10.37	64.0	68.4	73.0	6.34	7.77	9.59	62.5	66.8	71.2
1.0	8.16	10.05	12.37	71.5	76.5	81.8	7.70	9.40	11.57	70.0	75.0	80.2
1.5	9.19	11.29	13.90	76.9	82.7	88.7	8.73	10.65	13.11	76.0	81.5	87.4
2.0	10.22	12.54	15.46	82.1	88.5	95.3	9.76	11.92	14.71	80.9	87.2	93.9
2.5	11.11	13.64	16.83	86.4	93.3	100.5	10.65	13.05	16.16	85.2	92.1	99.3
3.0	11.94	14.65	18.12	89.7	96.8	104.1	11.50	14.13	17.55	88.6	95.6	102.9
3.5	12.73	15.63	19.38	93.4	100.6	108.1	12.32	15.16	18.89	92.4	99.4	106.8
4.0	13.52	16.64	20.71	96.7	104.1	111.8	13.10	16.17	20.24	95.8	103.1	110.6
4.5	14.37	17.75	22.24	100.0	107.7	115.7	13.89	17.22	21.67	99.2	106.7	114.7
5.0	15.26	18.98	24.00	103.3	111.3	119.6	14.64	18.26	23.14	120.3	110.2	118.4
5.5	16.09	20.18	25.81	106.4	114.7	123.3	15.39	19.33	24.72	105.4	113.5	122.0
6.0	16.80	21.26	27.55	111.7	117.7	126.6	16.10	20.37	26.30	108.1	116.6	125.4
6.5	17.53	22.45	29.57	114.6	120.7	129.9	16.80	21.44	27.96	110.6	119.4	128.6
7.0	18.48	24.06	32.41	117.4	124.0	133.7	17.58	22.64	29.89	113.3	122.5	132.1

（二）生长速度

对某一体格监测指标定期纵向观察，该指标在某一年龄段的增长值即为该指标的速度值，与参考人群的生长速度相比较，可反映儿童的生长轨道和趋势，体现生长个体差异（见图 6-1-1 和图 6-1-2）。

（三）匀称程度

用多项指标对个体进行综合评价，反映体型和身材的匀称度。

1. 身体上部（坐高）与身长（高）

以身体上部（坐高）（见表 6-1-2）与身长（高）比值表示身材匀称度，反映下肢生长情况。2 岁以内坐高/身长应≤0.6，若>0.6，即显示身材发育不匀称，应排除下肢疾病。

2. 体重/身长（身高）

表示一定身高相应体重增长，间接反映身体的密度，与年龄无关，可用于消瘦、超重、肥胖的评估。

① 李辉，季成叶，宗心南，等. 中国 0~18 岁儿童、青少年身高、体重的标准化生长曲线[J]. 中华儿科杂志，2009，47（7）：487—492.

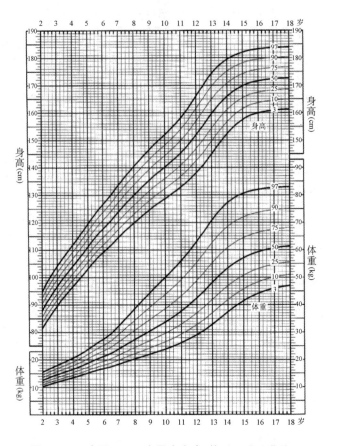

图 6-1-1　中国 2～18 岁男童身高、体重百分位曲线图

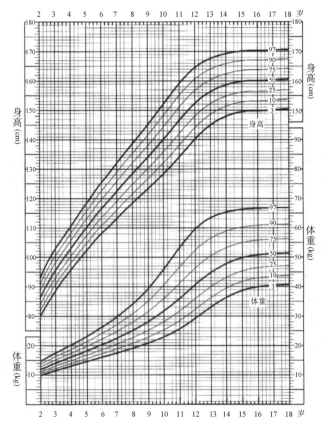

图 6-1-2　中国 2～18 岁女童身高、体重百分位曲线图

表 6-1-2 0～7 岁儿童坐高的百分位参照标准值①

年龄（岁）	男（cm）			女（cm）		
	坐高（cm）			坐高（cm）		
	P3	P50	P97	P3	P50	P97
0.0	30.5	33.5	36.6	30.1	33.2	36.3
0.5	40.7	44.2	47.8	39.8	43.2	46.7
1.0	44.2	48.0	51.9	43.3	46.9	50.8
2.0	49.2	53.5	57.9	48.6	52.7	57.0
3.0	52.8	57.1	61.5	52.5	56.6	61.1
4.0	55.6	59.9	64.4	55.0	59.1	63.5
5.0	58.5	62.9	67.5	57.9	62.1	66.7
6.0	60.9	65.6	70.5	60.3	64.8	69.6
7.0	63.0	68.1	73.3	62.4	67.2	72.4

第二节 常见膳食调查方法和评价

膳食是儿童获得营养的基本途径,膳食调查的目的是了解儿童膳食摄入情况,寻找儿童营养问题的高危因素。无论是社会或家庭因素导致的食物短缺,或饮食行为问题导致的营养问题,大多可以从膳食情况中找到原因和防治方法。

膳食调查是通过了解被调查对象一定时间内通过膳食摄入的能量、营养素、食物的量,评价其能量和营养素需求满足程度的调查方法。常用的膳食调查方法包括 24 小时膳食回顾法、称重法和记账法。

一、膳食调查方法

(一) 24 小时膳食回顾法

多用于个人膳食调查,但需儿童代理人可较准确描述儿童 24 小时内(前一日的午夜至次日午夜)所有食物的摄入情况,包括进食时间、食物准备方法、饮料、商品食物等,各种食物由代理人确定。一般需连续 3 日进行 24 小时膳食调查回顾,可更准确获得食物消耗量,调查时需准备表格、食物图谱、食物成分表、计算器等资料与工具。

---

① 张亚钦,李辉,宗心南. 中国 0～18 岁儿童青少年坐高和下肢长生长参照标准值及生长曲线[J]. 中国循证儿科杂志,2021,16(3):197—203.

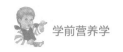

24 小时膳食回顾法不会影响儿童的饮食,省力、简单,调查结果客观,可反映连续多日不同时间的膳食情况,但依赖被调查对象对膳食内容的记忆及对食物分量的评估能力。

(二)称重法

多应用于集体儿童膳食调查,采用日常称量工具,在一定时间称量被调查儿童各餐进食的食量,是比较准确的膳食调查方法,但比较费时。摄入食物的营养素需查"食物成分表"以获得儿童调查日主要营养素摄入。通常应按季节、食物供给不同分别进行,每季度约 1 次。调查时需要准备表格、食物图谱、食物成分表、计算器、秤等资料与工具。

称重法不依赖被调查儿童代理人的记忆,获得的食物摄入量数据较可靠、准确度高,持续多日的数据可提供儿童膳食波动情况,低频食物也可评估,但称重法较复杂,费时费力。

(三)记账法

多用于儿童膳食调查,以一定时间内食物的出入库量计算,或者利用家庭、单位已有的膳食账目,研究者用膳食账目计算同期进食的每名儿童日平均食物摄入量。可调查较长时期的膳食情况。调查需记录每日食物采购量、废弃量,确定同时段进餐人数,同时儿童能量推荐量需按不同年龄段折算。

记账法操作简单,适用于大样本调查,遗漏食品少,经过短期培训即可掌握该方法,适用于全年不同季节调查,但记账法只能反映集体某阶段的人均摄入量。

二、膳食调查评价

膳食调查评价包括食物消费量和相关推荐量比较,以及膳食营养素摄入量与相应人群膳食营养素参考摄入量对比。

(一)食物消费量

将调查获得的食物消费量按规则分类,共包括蔬菜、谷薯、杂豆、水果、禽畜肉类、鱼虾贝类、乳制品、蛋类、豆制品、坚果及烹调油脂类在内 11 类,获得平均每日摄入量,与各类食物推荐每日适宜摄入量比较。如食物摄入量普遍偏低,则存在膳食营养摄入不足风险。

(二)营养素摄入评估

营养素摄入评估是将膳食调查获得的儿童每日摄入总能量和营养素摄入量与中国居民膳食营养素参考量(Dietary Reference Intakes,DRIs)推荐值比较,对儿童膳食营养状况作出评价。

1. 能量评估

个体与群体儿童总能量水平越接近推荐值,总能量水平适当的可能性越大;反之,则存在问题的可能性越大。膳食宏量营养素恰当比例应为:蛋白质供能占总能量的 10%～15%,脂类占 20%～25%,碳水化合物占 50%～60%。

2. 营养素摄入评估

DRIs 主要包括 4 项指标:平均需要量(Estimated Average Requirement,EAR)、推荐摄入量(Recommended Nutrient Intakes,RNI)、可耐受最高摄入量(Tolerable Upper Intakes Level,UL)和适宜摄入量(Adequate Intakes,AI)。个体儿童平均每日膳食营养素摄入与 DRIs 比较(见表 6-2-1),群体儿童膳食资料只需与 EAR 比较,不需要与 RNI 比较。

表 6-2-1　个体膳食营养状况判断标准

平均摄入量与之比较	结论	不足风险概率
EAR	营养素摄入不足	＞50％
＞EAR,但≤RNI	营养素摄入不足	2.5％～50％
≥RNI	营养素摄入充足	—
＞UL	警惕过量	—

第三节　临床评估

营养相关的临床检查,主要是针对营养缺乏病的临床表现检查与观察以及实验室检查。临床检查与观察包括上述体格测量和评价、膳食调查和评价,同时,血、尿的实验室检查也是身体营养状况的重要参考因素。

一、实验室检测

根据营养素缺乏的不同病理生理反应,将营养素分为Ⅰ类营养素和Ⅱ类营养素,两者又分别被称为保护性营养素和生长营养素。

(一)Ⅰ类营养素

Ⅰ类营养素包括碘、钙、铁、铜、氟、锰、硒和所有维生素。此类营养素缺乏到出现临床表现有三个阶段:①当食物供给不足时,身体内发生适应性改变以保证重要的生理功能,即组织储存先被利用;②身体适应性失调出现功能异常或临床症状;③生长发育受损,甚至危及生命。Ⅰ类营养素缺乏多为单一营养素缺乏,最常见的包括缺铁性贫血、碘缺乏性甲状腺功能减退、维生素 D 及干眼症等。

Ⅰ类营养素营养缺乏有各自特征性的临床表现,目前实验室检查可以检测大部分Ⅰ类营养素,但个别仍难以界定,如钙营养不良状态。

(二)Ⅱ类营养素

Ⅱ类营养素包括必需氨基酸、脂肪、碳水化合物以及锌、氮、钾、磷、硫、镁。Ⅱ类营养素缺乏互相关联,常常同时伴发多种营养素缺乏,如食物中蛋白质缺乏同时伴有锌缺乏,但组织中锌浓度正常,无特殊临床症状和体征,却会引起体重、身长(高)生长速度下降。

Ⅱ类营养素缺乏时组织含量正常,出现生长迟缓需要时间,且各种营养素相互关联,临床难有单一缺乏情况。判断Ⅱ类营养素缺乏主要依据临床资料和高危因素分析。

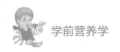

二、影响因素

理论上说,可通过检测血、尿中某营养素在机体内独特的、有生物学特性的生化代谢产物,作为该营养素的正常生理过程、病理改变和药物反应指标。但目前全球统一可靠的微量营养素检测方法尚未确定,营养素检测结果受多因素影响。

(一)标本来源

临床上多用血、尿标本评估营养状况,也有使用毛发、唾液等的。但毛发、唾液受环境因素影响较大,结果并不可靠。

(二)疾病

多种疾病可以影响血液、尿液中营养素水平,例如,甲状腺功能亢进、胆汁性肝硬化等可出现高血铜。

(三)药物

皮质类固醇、甲状旁腺激素等可使尿钙减少,雌激素摄入可引起尿铜升高。

(四)感染

多种营养素标记物水平与感染相关,如维生素 D、血清铁、锌、维生素 C 等。因此,营养素检测结果异常需与儿童是否处于感染阶段相鉴别。

第四节 案 例 分 析

一、病历资料

(一)病史

肉肉是一个 3 岁 6 个月的小男孩,今年刚上幼儿园,上学后老师发现肉肉"名不副实",入学体检提示体重偏轻、身高偏矮,遂提醒肉肉的父母带其至儿童保健科就诊。就诊时医生询问后发现,肉肉现在三餐上食欲差,零食多,吃饭仍需哄喂,且需看电视才吃饭,平时奶量摄入少,维生素 D 未规律每日补充。追问病史,肉肉生后 7 月纯母乳喂养,8 月龄时改为人工喂养,但拒绝奶瓶,转奶困难,辅食添加亦不顺,1 岁后才添加鱼、肉、动物肝脏。随后多次体检均提示营养不良,但家长未重视。发病以来,肉肉精神可,小便量无明显减少,夜眠安。

肉肉为 G2P2,足月顺产,出生体重 3.5 kg,出生身长 50 cm。否认母孕期疾病史,否认出生时窒息史,否认消化道畸形、代谢性疾病家族史,否认食物、药物过敏史。按时接种疫苗。肉肉 3 月抬头,6 月独坐,1 岁能独走,1 岁 3 个月喊"爸爸妈妈"。目前能快跑、单脚跳,会说句子,能提问。

（二）生活习惯询问

1. 饮食

每日摄入奶 200 mL,饮水量 500 mL,经常吃的零食有膨化类、水果类、甜食,就餐时仍需哄喂,每顿正餐就餐时间 1 小时,存在严重挑食,不喜肉类、蔬菜,喜软食。

2. 睡眠

平均睡眠时间 10 小时(21:00—07:00),周末睡眠时间 10 小时(22:00—08:00)。

3. 屏幕时间

目前接触最多的电子屏幕产品是电视,平均每天接触电子屏幕的总时间为 2 小时,其中用于学习的时间为 1 小时。

（三）体格检查

心率 102 次/分,呼吸 30 次/分,血压 92/56 mmHg,体温 36.5℃,身高 95.4 cm,体重 11.8 kg,头围 49.5 cm。

神志清,精神反应可;消瘦,口唇稍苍,皮下脂肪少,皮肤弹性差、无水肿;前囟已闭;浅表淋巴结未及;口腔黏膜完整,无鹅口疮;双肺呼吸音清,未及明显干湿啰音;心音有力、律齐,未及杂音;腹软,肝脏肋下 1 cm 可及,质软,脾脏肋下未及;肠鸣音稍弱;腹壁皮下脂肪 0.3 cm;四肢肌张力正常,活动可。

二、体格评估

（一）生长水平

肉肉目前 3 岁 6 个月,身高 95.4 cm,位于全国同年龄同性别儿童 P3～P10 水平;体重 12.10 kg,小于全国同年龄同性别儿童 P3 水平。

根据儿童家长提供的体检数据:

1 岁体检,身长(高)75.2 cm,位于全国同年龄同性别儿童 P25～P50 水平;体重 8.84 kg,位于全国同年龄同性别儿童 P10～25 水平。

2 岁体检,身长(高)84.9 cm,位于全国同年龄同性别儿童 P10～P25 水平;体重 10.82 kg,位于全国同年龄同性别儿童 P3～P10 水平。

3 岁体检,身高 92.3 cm,位于全国同年龄同性别儿童 P10～P25 水平;体重 11.32 kg,小于全国同年龄同性别儿童 P3 水平。

（二）生长速度

肉肉 0～1 岁身长(高)增长 25.2 cm,1～2 岁增长 9.7 cm,2～3 岁增长 7.4 cm,3 岁至 3 岁 6 个月增长 3.1 cm。通过生长曲线发现,肉肉身高增长速度逐渐变慢。

肉肉 0～1 岁体重增长 5.34 kg,1～2 岁增长 1.98 kg,2～3 岁增长 0.5 kg,3 岁至 3 岁 6 个月增长 0.48 kg。通过生长曲线发现,肉肉体重增长速度逐渐变慢。

（三）匀称程度

肉肉现在身高 95.4 cm,体重 11.8 kg,按照 WHO 体重/身长(身高)水平线参考已低于 2 个标准差,达到消瘦水平。

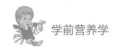

三、膳食评估

肉肉目前体重已达消瘦标准,通过了解肉肉家庭环境和社会环境,明确不存在食物短缺、家庭社会情况骤变等外界干扰因素,故需进一步通过膳食调查了解肉肉食物摄入情况。医生交代肉肉妈妈,从就诊当天午夜开始连续3日记录肉肉所有饮食,表6-4-1是其中24小时膳食调查表。

表6-4-1 儿童膳食调查24小时回顾调查表

姓名 __肉肉__ 性别 __男__ 年龄 __3岁6个月__ 调查日期 2021.12.2 调查地点 ____上海____ 调查者 __肉肉妈妈__

进餐时间	食物名称a	原料名称b	原料重量c(g)	进餐时长
09:00 早餐	白煮蛋 牛奶	鸡蛋 牛奶	鸡蛋30 g 牛奶100 g	45分钟
10:30 加餐d	香蕉	香蕉	香蕉100 g	10分钟
12:00 午餐	面条	猪肉丝 面条 青菜	猪肉丝10 g 面条50 g 青菜30 g	1小时
16:00 加餐d	面包/饮料	小麦 黄油 牛奶 糖 鸡蛋	小麦40 g 黄油1 g 牛奶10 g 糖3 g 鸡蛋5 g	10分钟
18:00 晚餐	米饭 红烧鸡肉 清炒西蓝花	大米 鸡肉 西蓝花 油	大米30 g 鸡肉15 g 西蓝花50 g 油5 g	1小时
20:00 零食	饼干	小麦粉 糖 鸡蛋	小麦粉30 g 糖6 g 鸡蛋3 g	10分钟
21:00 加餐d	牛奶	牛奶	牛奶100 g	30分钟
进餐时间:早餐、午餐、晚餐、零食				

注:a. 食物在即食状态的通俗名称,如蛋炒饭;b. 烹制食品时使用的原料,采用食物成分表中的名称,如蛋炒饭的原料是鸡蛋、米饭;c. 各种食物原料市品质量;d. 注明各主餐间进食的各种食物和饮料(不包括白开水)。

四、实验室检查和评估

(一)血常规

白细胞计数 7.2×10^9/L,血红蛋白 88 g/L,中性粒细胞数 40%,淋巴细胞计数 57%。

(二)尿常规

比重,1.015;pH 值,7.5;白细胞酯酶,—;潜血,—;红细胞(镜检),0;白细胞(镜检),0。

(三)粪常规

颜色,黄色;硬度,糊;黏液,未见;红细胞,未见;白细胞,未见;脂肪球,未见;虫卵,未见;隐血,阴性。

（四）血生化

直接胆红素 2.8 μmol/L，总胆红素 8.33 μmol/L，谷丙转氨酶 7 U/L，谷草转氨酶 20 U/L，白蛋白 39 g/L。

（五）微量元素

钙 1.82 mmol/L，铜 18.61 μmol/L，铁 7.23 mmol/L，镁 1.47 mmol/L，锌 40.31 μmol/L，铅 36.21 μg/L，镉 0.01 μg/L。

（六）铁代谢指标

血清铁 7.2 μmol/L，转铁蛋白饱和度 8%，红细胞游离原卟啉 1.4 μmol/L。

（七）维生素水平

血清维生素 A 350 μg/L，维生素 E 8.5 mg/dl，25 羟维生素 D_3 43 ng/mL。

（八）发育测评

粗大动作——高于界值，精细动作——高于界值，社交——高于界值，语言——高于界值，沟通——高于界值。

五、评估结论

① 根据肉肉既往病史调查，排除肉肉有慢性疾病导致消瘦发生疾病因素。

② 通过对肉肉体重和身高的评估，发现肉肉自 1 岁时身高、体重增长均明显偏离原有生长曲线，至 3 岁 6 个月时，根据体重/身高水平，肉肉已达消瘦水平。

③ 根据肉肉的膳食调查，发现肉肉进食时间不合理，零食进食过多，且零食多为不健康的高油高糖食品，三餐进食少，且进食时间过长，仍需哄喂。

④ 通过医学检查和评估，肉肉语言、动作、社交等未出现落后，肝肾功能基本正常，微量元素水平提示锌缺乏。

⑤ 肉肉周末入睡时间过晚，每日看电子屏幕时间过长。

六、干预措施

① 肉肉血色素偏低，已存在贫血表现，根据其铁代谢指标和膳食调查情况，首先考虑缺铁性贫血，予铁剂口服，并嘱补充高铁食物。

② 肉肉微量元素提示锌缺乏，医生予以药物补充，并嘱增加海产品、动物内脏摄入。

③ 肉肉进食行为和时间均存在明显不妥，建议家长减少高脂高油零食供给，增加食物种类，应尽量保证每天 12 种食物、每周 25 种食物，以达到平衡膳食，同时训练肉肉自主进食，不要哄喂，缩短进食时间，并提供 24 小时膳食建议（见表 6-4-2）[①]。

---

① 中国营养学会. 中国居民膳食指南（2016）[M]. 北京：人民卫生出版社，2016.

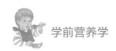

表 6-4-2 3～5 岁儿童一日三餐举例(食谱提供热量 1 200～1 300 kcal)

食物类别和摄入量	早餐	加餐	中餐	加餐	晚餐
谷类 100 g 薯类 25 g 蔬菜 250 g 水果 150 g 畜禽类 25 g 水产品 20 g 蛋类 25 g 大豆 15 g 坚果 5 g 乳制品 500 g 食用油 20 g 食盐<3 g	燕麦粥 1 碗(燕麦 10 g、大米 10 g、核桃 2～5 g),白煮蛋 1 个(鸡蛋 30 g),蔬菜奶酪沙拉(杂菜 10 g,奶酪 10 g)	香蕉(香蕉 100～150 g),牛奶 1 杯(200～250 g)	米饭(大米 25 g)、小米粥(小米 15 g)、红烧鸡肉(鸡肉 25 g、蘑菇少许)、清炒西蓝花(西蓝花 100 g)、醋溜土豆丝(土豆 50 g)	酸奶(200～250 g)	米饭(大米 40～45 g、蒸南瓜 80～100 g)、清蒸鲈鱼(鲈鱼 20～25 g)、油菜汤(油菜 60～100 g)、红烧豆腐(豆腐 100 g,肉末 20～30 g)

注:①1 200～1 300 kcal 能量需求水平一般适合 3～5 岁女童、3～4 岁男童;②培养清淡饮食;③每天饮水 1 000 mL(白开水);④吃动平衡,鼓励户外运动或游戏,每天最好进行 60 分钟活动,如游泳、骑自行车等。

④ 肉肉电子屏幕时间过长,每日电子屏幕时间应控制在 1 小时以内。吃饭时和睡觉前 1 小时,餐桌和卧室禁用电子屏幕,培养良好的饮食和睡眠习惯;同时应参加体育活动,每天应进行至少 1 小时体育活动,最好是户外游戏或运动。

⑤ 坚持每 2～3 月医院复诊,监测身高体重,必要时可复查营养元素水平。

⑥ 幼儿园可通过正确引导和进食训练,明确儿童每日食物摄入量(见表 6-4-3),帮助肉肉建立正确的进食习惯,注意幼儿园营养配餐(表)并加强日常体检,及时发现不利因素。

表 6-4-3 2～5 岁儿童各类食物建议摄入量(g/d)

食物	2～3 岁	4～5 岁
谷类	75～125	100～150
薯类	适量	适量
蔬菜	100～200	150～300
水果	100～200	150～250
畜禽肉类	50～75	50～75
蛋类	50	50
奶类	350～500	350～500
大豆	5～15	15～20
坚果	—	适量
烹调油	10～20	20～25
食盐	<2	<3
饮水量	600～700	700～800

本章小结

　　本章首先详细描述了学前儿童的身体测量指标、评价方法、膳食调查评价,通过该部分的学习,相关专业人士将对儿童体检指标的正常与否有初步的了解。随后进一步通过临床评估和案例分析,使学前教育专业人员对医生方面的诊断和治疗有更深入体会,进而对学前儿童营养状况的评估、诊断和治疗有更全面的了解,从而更好地与医生、家长配合,促进儿童身心健康发育。

思考与练习

一、单选题

1. 体格评价是儿童生长发育监测的重要内容,不包括(　　)。

   A. 生长水平　　　　　　B. 生长速度　　　　　　C. 匀称程度　　　　　　D. 生长潜力

2. 儿童(　　)岁以内体格发育受营养控制为主。

   A. 2　　　　　　　　　　B. 3　　　　　　　　　　C. 4　　　　　　　　　　D. 5

3. (　　)岁以上应站着量身高。

   A. 3　　　　　　　　　　B. 4　　　　　　　　　　C. 5　　　　　　　　　　D. 6

4. 顶臀长(坐高)是头顶到(　　)的长度。

   A. 膝盖　　　　　　　　B. 坐骨结节　　　　　　C. 脚底　　　　　　　　D. 髂前上棘

5. 3岁后头围小于(　　)cm,为小头畸形。

   A. 42　　　　　　　　　　B. 43　　　　　　　　　　C. 45　　　　　　　　　　D. 46

6. 常用的膳食调查方法不包括(　　)。

   A. 24小时膳食回顾法　　　　　　　　　　　　B. 称重法

   C. 记账法　　　　　　　　　　　　　　　　　D. 描述法

7. 身高记录以(　　)为单位。

   A. 毫米　　　　　　　　B. 厘米　　　　　　　　C. 分米　　　　　　　　D. 米

8. 头围反映(　　)岁内儿童脑发育和颅骨生长的程度。

   A. 1　　　　　　　　　　B. 2　　　　　　　　　　C. 3　　　　　　　　　　D. 4

9. 胸围测量时,(　　)岁以上取立位。

   A. 1　　　　　　　　　　B. 2　　　　　　　　　　C. 3　　　　　　　　　　D. 4

10. 生长指标在此年龄的生长水平(　　)百分位数是中等。

   A. 3～25　　　　　　　　B. 25～75　　　　　　　C. 75～90　　　　　　　D. 90以上

二、简答题

1. 儿童常见体格发育测量指标有哪些?

2. 儿童常见体格评价包括哪些方面?

3. 儿童常见膳食调查方法有哪些?

4. 儿童常见膳食评价方法有哪些?

图书在版编目（CIP）数据

学前营养学/陈津津主编. —上海：复旦大学出版社，2023.2
ISBN 978-7-309-16472-5

Ⅰ.①学… Ⅱ.①陈… Ⅲ.①儿童-营养学-教材 Ⅳ.①R153.2

中国版本图书馆 CIP 数据核字（2022）第 194505 号

学前营养学
陈津津　主编
责任编辑/赵连光

复旦大学出版社有限公司出版发行
上海市国权路 579 号　邮编：200433
网址：fupnet@ fudanpress. com　http://www.fudanpress.com
门市零售：86-21-65102580　团体订购：86-21-65104505
出版部电话：86-21-65642845
上海华业装潢印刷厂有限公司

开本 890×1240　1/16　印张 11　字数 317 千
2023 年 2 月第 1 版
2023 年 2 月第 1 版第 1 次印刷

ISBN 978-7-309-16472-5/R·1992
定价：39.00 元